MF1019_2

APOYO PSICOSOCIAL, ATENCIÓN RELACIONAL Y COMUNICATIVA EN INSTITUCIONES

MF1019_2

APOYO PSICOSOCIAL, ATENCIÓN RELACIONAL Y COMUNICATIVA EN INSTITUCIONES

BEATRIZ CORONADO GARCÍA

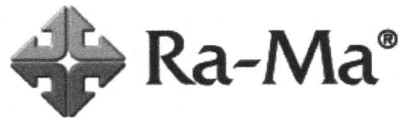

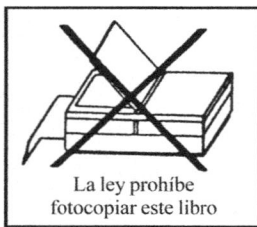

La ley prohíbe
fotocopiar este libro

MF1019_2 - Apoyo psicosocial, atención relacional y comunicativa en instituciones
Thema: MBPN Asistencia domiciliaria / Residencias de personas mayores / Residencias
Bisac: FAM017000
© Beatriz Coronado García
© De la edición: Ra-Ma 2025

Editado por:
RA-MA Editorial
Calle Jarama, 3A, Polígono Industrial Igarsa
28860 PARACUELLOS DE JARAMA, Madrid
Teléfono: 91 658 42 80
Fax: 91 662 81 39
Correo electrónico: *info@grupoeditorialrama.com*
Internet: *www.ra-ma.es* y *www.ra-ma.com*
ISBN: 979-13-8776-410-4
Depósito legal: M-8509-2025
Maquetación: Antonio García Tomé
Diseño de portada: Antonio García Tomé
Filmación e impresión: Safekat
Impreso en España en abril de 2025

A Nina, Rocío y Roci.

Índice

Acerca de la autora

Beatriz Coronado García

Máster en Prevención de Riesgos Laborales (3 especialidades) por la Universidad Francisco de Vitoria (2020-2021). Intensivo de experto en desarrollo de aplicaciones web por la Universidad San Jorge–SEAS (2021-2022). Grado en Sociología por la Universidad Rey Juan Carlos (2013-2017).

Profesional autónoma especializada en la gestión de proyectos editoriales y desarrollo de contenido formativo, con experiencia en tecnologías educativas y desarrollo web. Actualmente, trabaja con varias editoriales. Tiene experiencia en la utilización de diversas IA en el entorno laboral: ChatGPT 4.0, Copilot, Perplexity, Gemini y Midjourney, así como en el manejo de Microsoft 365 Business Standard. Además, cuenta con amplios conocimientos en lenguajes de programación como HTML5, CSS3 y JavaScript, y en sistemas de gestión de contenidos como WordPress.

Contacto

UF0129.
Animación social de personas dependientes en instituciones

Favorecer la integración y el bienestar de las personas dependientes en el entorno institucional requiere estrategias que estimulen su participación social y refuercen sus habilidades relacionales. Esta unidad formativa aborda la importancia de la adaptación a la institución, la promoción de relaciones interpersonales y el uso del ambiente como un elemento que potencia la autonomía. A través de distintas técnicas y actividades, se busca generar un entorno donde los usuarios se sientan acompañados, activos y con la posibilidad de establecer vínculos significativos, mejorando así su calidad de vida y su desarrollo social dentro de la institución.

1

Participación en la atención psicosocial de las personas dependientes en la institución sociosanitaria

La atención a las personas dependientes en España está estructurada a través de un entramado de instituciones, programas y profesionales que trabajan para garantizar el bienestar y la calidad de vida de quienes requieren ayuda en sus actividades diarias. Este modelo está regulado principalmente por la Ley 39/2006, de 14 de diciembre, de Promoción de la Autonomía Personal y Atención a las Personas en Situación de Dependencia, que constituye el marco de referencia para la organización de estos servicios.

La **Ley 39/2006, de 14 de diciembre**, de **Promoción de la Autonomía Personal y Atención a las personas en situación de dependencia**, establece un **marco legal para garantizar la protección y el apoyo a las personas dependientes** en España. Su objetivo principal es **promover la autonomía personal** y proporcionar una atención integral mediante la creación del **Sistema para la Autonomía y Atención a la Dependencia (SAAD)**, asegurando la coordinación de las administraciones públicas y la optimización de los recursos.

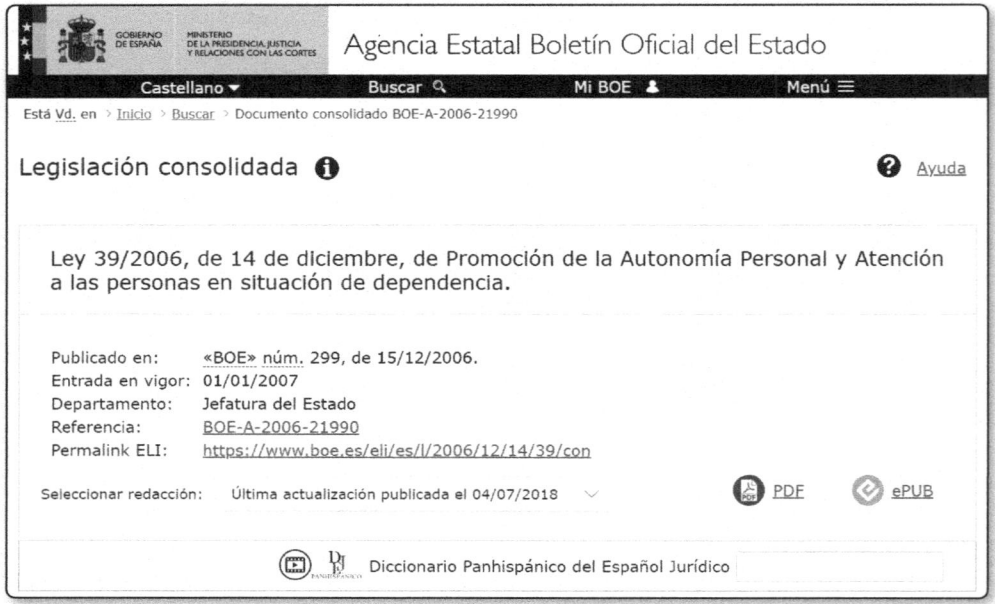

La ley responde a la creciente demanda de asistencia debido al envejecimiento de la población y la mayor esperanza de vida. Para ello, define el concepto de **dependencia** y los diferentes grados (moderada, severa y gran dependencia), estableciendo un catálogo de servicios y prestaciones económicas que pueden incluir **teleasistencia, ayuda a domicilio, centros de día y residencias**. El **financiamiento** de estos servicios recae en la Administración General del Estado, las Comunidades Autónomas y la participación económica de los beneficiarios en función de su capacidad.

Además, la ley enfatiza la **colaboración interadministrativa**, la **calidad en la prestación de los servicios**, la **formación de los profesionales y cuidadores**, y el **derecho de los beneficiarios a recibir una atención equitativa y personalizada**. También establece un sistema de infracciones y sanciones para garantizar el cumplimiento de las prestaciones. En definitiva, esta ley **consolida el derecho de las personas en situación de dependencia a recibir una atención digna y de calidad, reforzando el Estado del bienestar en España**.

Para garantizar la **universalidad y equidad** en la atención a la dependencia, la **Ley 39/2006** establece tres niveles de protección:

1. **Nivel mínimo garantizado** por la Administración General del Estado, que fija una cantidad económica para cada beneficiario según su grado de dependencia.

2. **Nivel de protección acordado** entre el Estado y las Comunidades Autónomas, financiado conjuntamente mediante convenios.

3. **Nivel adicional de protección**, que las Comunidades Autónomas pueden establecer con fondos propios para ampliar los servicios.

El **reconocimiento del derecho a la atención** se realiza mediante la **valoración del grado de dependencia**, aplicando un baremo común para todo el territorio nacional. La persona dependiente recibe un **Programa Individual de Atención (PIA)**, que define los servicios o prestaciones económicas que le corresponden.

La ley también incorpora medidas de **prevención de la dependencia y promoción de la autonomía personal**, como programas de rehabilitación, adaptación de viviendas y asistencia tecnológica. Se destaca el papel de la **teleasistencia y los cuidadores no profesionales**, a quienes se les reconoce dentro del sistema de atención con posibilidad de recibir prestaciones económicas.

En cuanto a la **calidad de los servicios**, se establecen estándares mínimos y un sistema de evaluación para garantizar la eficiencia y equidad. Se fomenta la **formación de profesionales y cuidadores** para mejorar la atención, y se impulsa la colaboración con el **tercer sector**, incluyendo organizaciones sociales que trabajan en la atención a la dependencia.

La ley establece un **sistema de financiación compartida** y un modelo progresivo de aplicación, permitiendo la implantación gradual de los derechos reconocidos. Asimismo, incorpora un **régimen sancionador** para evitar fraudes o irregularidades en la gestión de los recursos y garantizar que las prestaciones se destinen a su propósito.

La **Ley 39/2006** también regula el papel de las distintas **Administraciones Públicas** en la gestión del **Sistema para la Autonomía**

y Atención a la Dependencia (SAAD). El Estado establece el marco normativo y garantiza un **nivel mínimo de protección**, mientras que las **Comunidades Autónomas** asumen la gestión de los servicios y prestaciones en su territorio. Las **Entidades Locales** también pueden participar en la prestación de servicios de proximidad, como la ayuda a domicilio o la teleasistencia. Para coordinar estas actuaciones, la ley crea el **Consejo Territorial del SAAD**, donde las distintas administraciones acuerdan criterios comunes sobre financiación, intensidad de las prestaciones y normativa aplicable.

Además, la ley incorpora un **sistema de información y evaluación** para garantizar la transparencia y la mejora continua del sistema. Se establece un **registro de prestaciones y beneficiarios**, así como un sistema de seguimiento y control para evaluar el impacto de las políticas de atención a la dependencia.

En cuanto a la **financiación**, el modelo es mixto, combinando aportaciones del Estado, las Comunidades Autónomas y la contribución de los beneficiarios según su capacidad económica. Se establece que **ninguna persona quedará fuera del sistema por falta de recursos**, asegurando el acceso universal. Sin embargo, la participación económica del usuario varía según sus ingresos y el tipo de servicio recibido.

Otro aspecto clave es la regulación de las **infracciones y sanciones**, que establece medidas para prevenir el uso indebido de los recursos del sistema. Entre las infracciones contempladas se incluyen la **obtención fraudulenta de prestaciones, el incumplimiento de requisitos de calidad en los centros de atención y la vulneración de los derechos de las personas dependientes**. Las sanciones pueden ir desde la retirada de prestaciones hasta multas económicas y, en los casos más graves, el cierre de centros.

La implantación de la ley fue **progresiva**, estableciendo un calendario para la incorporación de los distintos grados de dependencia en el sistema. El desarrollo del SAAD ha supuesto un **cambio estructural en la protección social en España**, consolidando los **servicios sociales como el cuarto pilar del Estado del bienestar**, junto con la sanidad, la educación y la protección social.

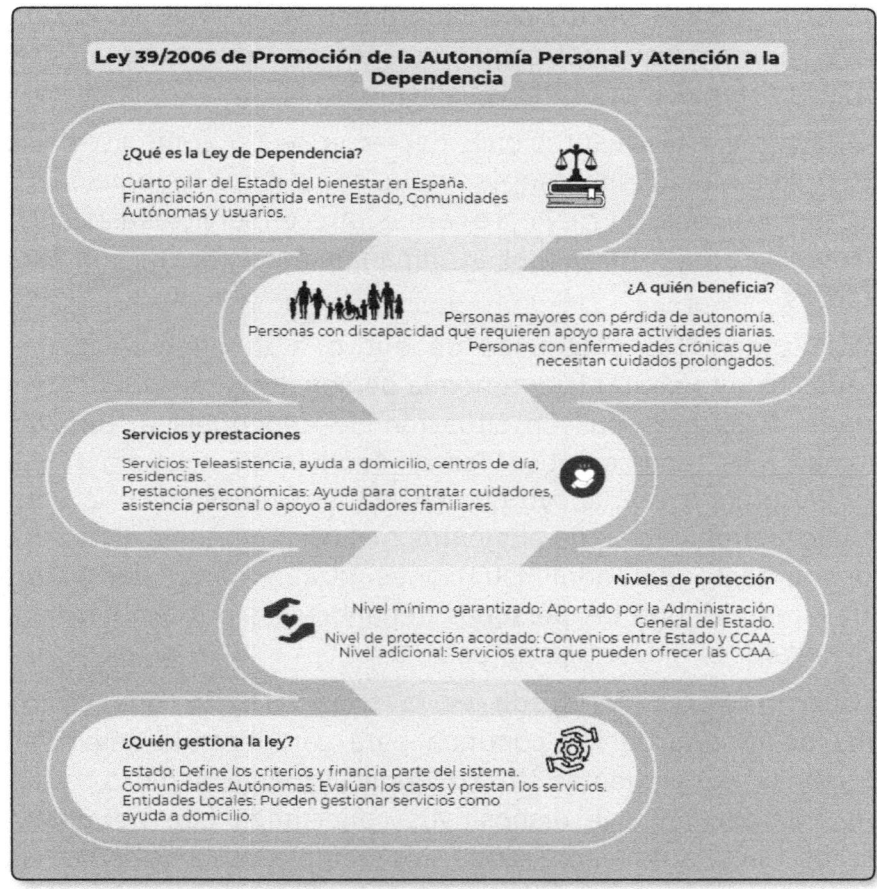

Infografía resumen de la Ley 39/2006, de 14 de diciembre, de Promoción de la Autonomía Personal y Atención a las Personas en Situación de Dependencia.

Las instituciones que intervienen en la atención a las personas dependientes se dividen principalmente en dos tipos: **públicas y privadas**. Entre las instituciones públicas, destacan los centros de día, las residencias geriátricas, los servicios de atención domiciliaria y los programas de teleasistencia. Estas instituciones dependen de las comunidades autónomas y los ayuntamientos, que son los responsables de implementar las políticas de dependencia en sus respectivas áreas.

Por otro lado, las instituciones privadas, como residencias y centros de día gestionados por empresas o fundaciones, también desempeñan un papel fundamental, especialmente en regiones donde la demanda supera la capacidad de los servicios públicos. En este contexto, ¿no es clave garantizar que estas instituciones privadas cumplan con los estándares establecidos por la legislación?

Además, existen instituciones del tercer sector, como asociaciones y ONGs, que complementan la atención pública y privada. Estas organizaciones, como la Cruz Roja o Cáritas, ofrecen servicios asistenciales, programas de apoyo emocional, acompañamiento y formación para los cuidadores.

En España, los programas de apoyo a la dependencia están diseñados para fomentar la autonomía personal y garantizar la atención adecuada a las personas en situación de dependencia. Uno de los programas más representativos es el **Servicio de Ayuda a Domicilio (SAD)**, que proporciona apoyo en actividades diarias como la limpieza del hogar, la preparación de alimentos o el aseo personal. Este servicio, gestionado tanto por administraciones locales como por empresas privadas, permite que las personas dependientes puedan permanecer en sus hogares el mayor tiempo posible.

Otro programa destacado es la **teleasistencia**, que ofrece un sistema de monitorización continua para garantizar la seguridad de las personas dependientes en su domicilio. Este servicio, cada vez más tecnológico, incluye dispositivos conectados que permiten una rápida respuesta ante emergencias. Por ejemplo, muchas comunidades autónomas ya han implementado sistemas de teleasistencia avanzada, que incluyen videollamadas y sensores de movimiento para detectar caídas o comportamientos inusuales.

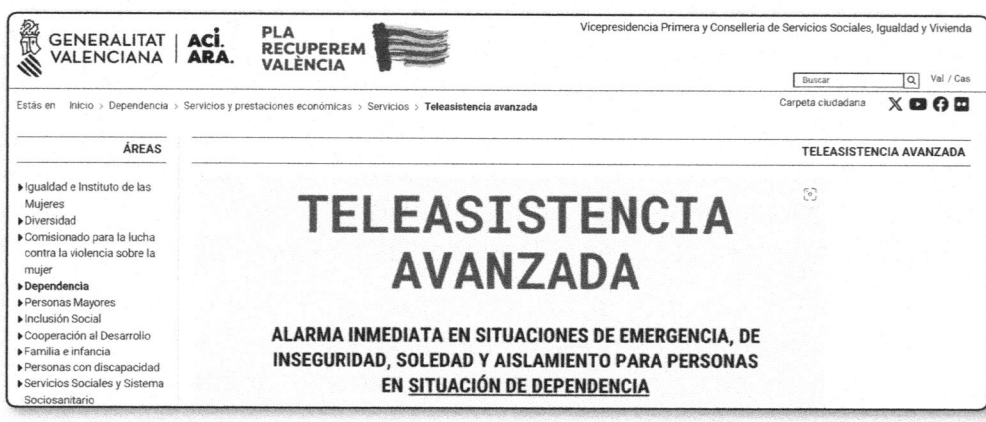

También son relevantes los **centros de día**, que ofrecen servicios diurnos de cuidado y actividades para personas mayores y personas con discapacidad. Estos centros ayudan a mantener la socialización y el bienestar mental de los usuarios, al tiempo que proporcionan un respiro para sus cuidadores.

Los profesionales que trabajan en la atención directa a personas dependientes desempeñan un papel esencial en el sistema de dependencia. Entre ellos destacan:

- ▶ **Auxiliares de ayuda a domicilio:** son responsables de proporcionar apoyo directo en actividades cotidianas como la higiene personal, la movilización o la administración de medicamentos. Su cercanía con los usuarios les convierte en un punto de referencia fundamental para su bienestar.

- ▶ **Trabajadores sociales:** se encargan de evaluar las necesidades de las personas dependientes y coordinar los recursos disponibles para satisfacerlas. Su labor incluye la elaboración de planes de atención individualizados y la tramitación de ayudas y servicios.

- ▶ **Enfermeros:** en el ámbito de la dependencia, estos profesionales aseguran que los usuarios reciban los cuidados sanitarios necesarios. Realizan tareas como la administración de tratamientos, el control de signos vitales y la educación sanitaria.

- ▶ **Terapeutas ocupacionales:** ayudan a las personas dependientes a mejorar su autonomía mediante actividades que fomenten sus habilidades motoras, cognitivas y sociales.

- ▶ **Psicólogos:** su intervención es fundamental para abordar los aspectos emocionales y psicológicos que pueden surgir en situaciones de dependencia, tanto en los usuarios como en sus familias.

A pesar de los avances, el sistema de atención a la dependencia en España enfrenta retos importantes. Uno de los principales es la **falta de recursos suficientes** para cubrir la creciente demanda, especialmente en el contexto del envejecimiento de la población. Además, la coordinación entre las diferentes administraciones y agentes implicados a menudo es un área que requiere mejoras.

Sin embargo, también existen oportunidades significativas, como el uso de tecnologías emergentes para optimizar la atención y la formación continua de los profesionales para adaptarse a las nuevas demandas del sector. Por ejemplo, la implantación de sistemas de inteligencia artificial podría mejorar la gestión de los servicios y personalizar aún más la atención a cada usuario.

ⓘ REFLEXIÓN

Las instituciones, programas y profesionales de atención directa a personas dependientes en España constituyen un sistema complejo pero indispensable para garantizar la dignidad y el bienestar de quienes más lo necesitan. ¿Cómo podemos seguir mejorando este sistema para enfrentar los desafíos del futuro?

La reflexión sobre cómo mejorar el sistema de atención a personas dependientes en España debe partir de reconocer las fortalezas existentes y los retos futuros. Este sistema ya cumple un papel vital, pero avanzar requiere un enfoque en varios frentes.

En primer lugar, es esencial fomentar la coordinación entre administraciones y sectores implicados, asegurando que los recursos se distribuyan de manera eficiente y equitativa. La comunicación efectiva entre instituciones públicas, privadas y del tercer sector puede optimizar la atención y reducir desigualdades regionales.

Además, la formación continua de los profesionales es indispensable para responder a las necesidades cambiantes de la población dependiente. Incorporar competencias digitales y conocimientos sobre nuevas tecnologías, como inteligencia artificial y teleasistencia avanzada, puede transformar la forma en que se prestan los servicios.

Otro aspecto clave es la inversión en innovación tecnológica. Los dispositivos inteligentes, sensores y sistemas de monitorización remota alivian la carga de trabajo de los profesionales.

Por último, escuchar a los usuarios y sus familias debe ser un pilar fundamental. Integrar sus opiniones en la evaluación de servicios y diseño de políticas asegura que el sistema se adapte realmente a sus necesidades y expectativas.

La **atención psicosocial** es un pilar fundamental en la intervención con personas en situación de dependencia, ya que aborda no solo sus necesidades físicas, sino también su bienestar emocional y social. Es un error frecuente considerar que la calidad de vida se mide exclusivamente en términos de salud física o autonomía funcional. En realidad, el bienestar de una persona está determinado por múltiples factores, entre los que destacan el equilibrio emocional, la capacidad de mantener vínculos sociales significativos y la posibilidad de desarrollar actividades que den sentido a su día a día.

Desde una perspectiva profesional, la atención psicosocial combina dos ámbitos interdependientes: la **dimensión psicológica**, que se centra en la salud mental, la gestión emocional y el desarrollo cognitivo, y la **dimensión social**, que engloba la interacción con el entorno, la participación en actividades comunitarias y la construcción de relaciones interpersonales. Cuando una persona ingresa en una institución sociosanitaria, su adaptación al nuevo entorno depende en gran medida del acompañamiento psicosocial que reciba. La soledad, la pérdida de autonomía y el aislamiento son factores que pueden deteriorar su estado emocional, afectando incluso su evolución física.

En este sentido, los profesionales que trabajan en el ámbito psicosocial—psicólogos, trabajadores sociales, terapeutas ocupacionales y cuidadores—desempeñan un papel clave en la creación de estrategias de intervención que favorezcan la integración y el bienestar del usuario. Algunas de las técnicas más utilizadas incluyen la **estimulación cognitiva**, el **acompañamiento emocional**, la **mediación en conflictos sociales** y la **promoción de actividades recreativas y ocupacionales**. Además, el entorno juega un papel fundamental en la intervención: un espacio acogedor, dinámico y adaptado a las necesidades individuales contribuye significativamente a la estabilidad emocional de la persona.

No podemos olvidar que la atención psicosocial debe ser personalizada y flexible. Cada usuario tiene una historia de vida, unas experiencias previas y unas necesidades particulares que requieren un enfoque adaptado. La rigidez en la intervención puede generar resistencia al cambio, mientras que un acompañamiento basado en la empatía, el respeto a la individualidad y el refuerzo positivo facilita una mejor adaptación y una mayor calidad de vida.

Por tanto, cuando hablamos de atención psicosocial, nos referimos a un enfoque integral que no solo trata de garantizar la seguridad y el confort de las personas en situación de dependencia, sino que busca preservar su dignidad, reforzar su autoestima y fomentar su participación en la sociedad. Es una labor que requiere formación, sensibilidad y, sobre todo, la capacidad de entender que el bienestar humano no se reduce a la ausencia de enfermedad, sino a la posibilidad de vivir con sentido y con el mayor grado de autonomía y satisfacción posible.

Para que las personas dependientes se sientan cómodas y seguras en una institución, es fundamental trabajar en su adaptación y en el fortalecimiento de sus relaciones sociales. Esta sección aborda cómo facilitar su integración, identificando los factores que influyen en su proceso de adaptación y aplicando estrategias de apoyo adecuadas. Además, se estudian técnicas para mejorar la interacción con otras personas y se analiza el papel del entorno físico en la promoción de la autonomía y la comunicación, creando espacios que favorezcan su bienestar emocional y social.

1.1 FOMENTO DE LA ADAPTACIÓN A LA INSTITUCIÓN DE LAS PERSONAS DEPENDIENTES

Las personas en situación de dependencia necesitan diferentes niveles de apoyo en función de sus necesidades específicas. Como ya sabemos, para garantizar su bienestar, existen distintos tipos de **instituciones sociosanitarias**, cada una diseñada para ofrecer un entorno adaptado y un conjunto de servicios específicos. Estas instituciones pueden clasificarse según el grado de asistencia que proporcionan, el perfil de los usuarios o el tipo de intervención que realizan. A continuación, se explican los principales tipos y sus características:

▾ **Residencias para personas mayores y dependientes**

Las residencias son centros diseñados para atender a personas que, debido a su edad avanzada o a una enfermedad crónica, no pueden vivir de manera autónoma. Ofrecen alojamiento, asistencia sanitaria y apoyo en las actividades diarias, como la alimentación, la higiene y la movilidad. Algunas residencias están enfocadas en **cuidados de larga duración**, mientras que otras se especializan en **estancias temporales** para recuperaciones o respiros familiares. También existen residencias con unidades especializadas en demencias, como el alzhéimer, donde se trabaja con terapias específicas para estimular la memoria y mantener la funcionalidad el mayor tiempo posible.

▼ **Centros de día**

Estos centros están pensados para personas mayores o con discapacidad que necesitan apoyo durante el día, pero que pueden regresar a su hogar por la noche. Son una excelente alternativa para quienes viven con familiares que trabajan y no pueden atenderlos durante toda la jornada. En un centro de día, los usuarios reciben atención sanitaria básica, participan en actividades de estimulación cognitiva y social y disfrutan de un entorno seguro y adaptado a sus necesidades. Su objetivo es retrasar la pérdida de autonomía y evitar el aislamiento social.

Sabías que...

En España, el coste de estas residencias ha aumentado en los últimos años, afectando especialmente a familias con presupuestos ajustados.

Los precios varían según múltiples factores, como la ubicación, el tipo de residencia y el nivel de dependencia del residente. De media, una habitación individual ronda los 2.400 euros al mes, mientras que una compartida puede costar alrededor de 1.900 euros. Sin embargo, en algunas comunidades los precios son significativamente más altos o bajos.

En cuanto a las residencias de lujo, los precios pueden oscilar entre 2.156 y 3.180 euros en función de la ciudad y los servicios adicionales ofrecidos. Madrid y Barcelona suelen tener los costes más elevados, aunque también hay opciones más económicas en municipios cercanos.

Factores que influyen en el precio:

▶ Ubicación: en grandes ciudades como Madrid o Bilbao, los precios son más altos debido a la demanda, mientras que en zonas rurales pueden ser más asequibles.

▶ Tipo de residencia:

1. Públicas: financiadas por el Estado, son más económicas, pero con listas de espera largas.

2. Privadas: ofrecen mayor variedad de servicios, pero tienen un coste más elevado.

3. Concertadas: son privadas con plazas subvencionadas, equilibrando coste y acceso.

▶ Nivel de asistencia: a mayor dependencia del residente, mayor será el coste, ya que se requieren más cuidados y atención especializada.

El precio de las residencias cambia de una comunidad a otra. Castilla-La Mancha suele tener las opciones más económicas, mientras que el País Vasco se encuentra en el otro extremo con los precios más altos. Además, el IVA aplicable varía: 10% en residencias privadas y 4% en concertadas o públicas, lo que puede generar confusión a la hora de calcular el coste real.

España tiene un problema de oferta de camas en residencias de mayores. Actualmente, el país cuenta con un ratio de cobertura del 4,1%, por debajo del nivel recomendado por la OMS. Algunas comunidades, como Andalucía y la Comunidad Valenciana, tienen menos plazas de las necesarias, mientras que regiones como Castilla y León o Aragón cuentan con una mayor disponibilidad.

Dependiendo del grado de dependencia y la comunidad autónoma, existen ayudas que pueden cubrir parte del coste de una residencia. Estas pueden incluir desde plazas subvencionadas hasta prestaciones económicas vinculadas al servicio.

▼ Centros ocupacionales

Los centros ocupacionales están dirigidos principalmente a personas con discapacidad intelectual o trastornos del desarrollo. Su función es ofrecer formación y actividades que permitan a los usuarios adquirir habilidades para la vida diaria o incluso para el ámbito laboral. Aquí, las personas desarrollan su autonomía a través de talleres de manualidades, cocina, jardinería o actividades relacionadas con la creatividad y el trabajo en equipo. En muchos casos, estos centros funcionan como un puente hacia la integración social y, en algunos casos, hacia el empleo protegido.

▼ Viviendas tuteladas

Las viviendas tuteladas son una alternativa a las residencias para aquellas personas que aún mantienen cierto grado de autonomía, pero que necesitan supervisión y apoyo en algunas tareas. Se trata de pequeños pisos o residencias con un número reducido de plazas, donde los usuarios conviven en un ambiente más familiar. En este tipo de recursos, se fomenta la independencia, pero con la tranquilidad de contar con personal de apoyo para necesidades básicas como la toma de medicación, la alimentación o la gestión de la vida cotidiana.

▼ Unidades de respiro familiar

Estas unidades están diseñadas para ofrecer **estancias temporales** a personas dependientes cuando sus cuidadores principales necesitan descansar o atender otras responsabilidades. Puede tratarse de un ingreso breve en una residencia o de la asistencia a un centro de día durante un período determinado. Son un recurso muy útil para evitar el agotamiento de los cuidadores y garantizar que la persona dependiente siga recibiendo atención adecuada.

▼ Hospitales de media y larga estancia

Algunas personas dependientes requieren atención médica especializada durante períodos prolongados, como aquellos que han sufrido accidentes cerebrovasculares, enfermedades neurodegenerativas avanzadas o convalecencias complejas. Para estos casos, existen los hospitales de media y larga estancia, donde reciben cuidados médicos intensivos, rehabilitación y apoyo en su recuperación. Aunque su enfoque es principalmente sanitario, también cuentan con programas de atención psicosocial para mejorar la calidad de vida de los pacientes y sus familias.

La acogida debe ajustarse al grado de dependencia de cada residente, ya sea moderada, severa o de gran dependencia, siguiendo principios éticos como la confidencialidad y el respeto. La comunicación con el equipo interdisciplinar asegura una atención integral, coordinando los esfuerzos para cubrir las necesidades específicas del usuario desde su llegada a la institución.

La Ley de Dependencia, implementada en España desde el año 2007, responde a la creciente necesidad de atención derivada del envejecimiento de la población y el aumento de personas en situación de dependencia. Conocida oficialmente como la Ley de Promoción de la Autonomía Personal y Atención a las Personas en Situación de Dependencia, establece un sistema integral, el Sistema para la Autonomía y Atención a la Dependencia (SAAD), diseñado para proporcionar servicios y prestaciones económicas que garanticen la atención adecuada a las personas dependientes y el apoyo necesario a sus cuidadores.

La dependencia, según esta normativa, se define como la necesidad de ayuda para realizar actividades básicas de la vida diaria debido a limitaciones físicas, mentales o sensoriales. Estas limitaciones pueden estar causadas por enfermedades crónicas, accidentes o el envejecimiento. En este contexto, la ley reconoce el derecho de las personas dependientes a recibir apoyo en condiciones de igualdad y con respeto a su dignidad personal.

La ley no solo protege a las personas dependientes, sino también a sus cuidadores, facilitando recursos y herramientas que promuevan la autonomía del usuario y mitiguen la sobrecarga que a menudo recae en sus familiares.

El grado de dependencia se clasifica en tres niveles:

1. **Dependencia moderada:** la persona requiere ayuda puntual para realizar algunas actividades diarias.

2. **Dependencia severa:** la asistencia es necesaria varias veces al día, aunque no de forma continua.

3. **Gran dependencia:** la persona necesita ayuda constante para cualquier actividad cotidiana debido a la pérdida total de su autonomía.

Cada Comunidad Autónoma, a través de sus órganos evaluadores, determina el grado de dependencia tras una valoración basada en criterios establecidos por el SAAD. Este informe es imprescindible para acceder a los servicios o prestaciones previstas por la ley.

Para beneficiarse de la Ley de Dependencia, la persona debe cumplir ciertos requisitos básicos:

- Tener la nacionalidad española.

- Residir en España durante al menos cinco años, de los cuales dos deben ser inmediatamente anteriores a la solicitud.

- Obtener el reconocimiento oficial de su grado de dependencia mediante los servicios sociales de su Comunidad Autónoma o ayuntamiento.

En el caso de los cuidadores no profesionales que deseen solicitar apoyo, deben demostrar que han prestado cuidados durante al menos un año, residir en el mismo municipio o en uno cercano, y contar con las capacidades físicas y mentales necesarias para desempeñar esta labor.

Siempre que se cumplan los requisitos establecidos, la solicitud de la Ley de Dependencia puede ser presentada por:

- La persona que requiera la ayuda.
- Un familiar cercano.
- Su representante legal, si dispone de uno.

▼ En situaciones en las que no haya nadie más que pueda gestionar la solicitud, la administración pública podrá encargarse de tramitarla en su nombre.

Existen dos modalidades principales de apoyo para atender a las personas en situación de dependencia:

1. **Acceso a servicios especializados**, como centros de día, residencias o asistencia a domicilio.

2. **Prestaciones económicas**, destinadas a cubrir los gastos asociados al cuidado de la persona dependiente.

Los dos tipos principales de ayudas se otorgan en función del grado de dependencia y la situación económica del beneficiario:

Servicios especializados:

▼ **Prevención de la dependencia y promoción de la autonomía personal:** incluyen programas de rehabilitación, estimulación cognitiva y asistencia temprana para retrasar el deterioro funcional.

▼ **Teleasistencia:** permite que las personas dependientes, especialmente aquellas que viven solas, puedan acceder a ayuda inmediata en situaciones de emergencia mediante dispositivos como pulsadores de alarma.

▼ **Ayuda a domicilio:** proporciona asistencia en tareas cotidianas como higiene personal, limpieza, alimentación y movilidad dentro del hogar.

▼ **Centros de día y de noche:** ofrecen atención especializada durante el día o la noche, permitiendo a los usuarios mantener una vida activa mientras los cuidadores descansan.

▼ **Residencias:** garantizan una atención integral y permanente a personas con gran dependencia que no pueden atenderse en su entorno familiar.

Prestaciones económicas:

▼ **Vinculada al servicio:** se concede cuando no es posible acceder a un servicio público y se opta por uno privado.

▼ **Cuidado en el entorno familiar:** ayuda económica dirigida a familiares que asumen la responsabilidad de cuidar a la persona dependiente, siempre que se cumplan ciertos requisitos.

▼ **Contratación de cuidadores profesionales:** subsidios destinados a financiar la asistencia de personal profesional dado de alta en la Seguridad Social.

La Ley de Dependencia, en su artículo 18, también ampara a los cuidadores familiares mediante ayudas económicas y la posibilidad de cotizar a la Seguridad Social bajo un convenio especial. Este apoyo está diseñado para reconocer el esfuerzo y la dedicación de los cuidadores dentro del entorno familiar, especialmente en casos donde estos deciden abandonar su trabajo para atender a un ser querido. Además del beneficio económico, esta prestación incluye la **afiliación y cotización a la Seguridad Social**, garantizando que los cuidadores no vean afectada su futura prestación por desempleo o jubilación debido a su rol de cuidado. Esta medida pretende proteger, en particular, a las mujeres, que representan la mayoría de los cuidadores familiares.

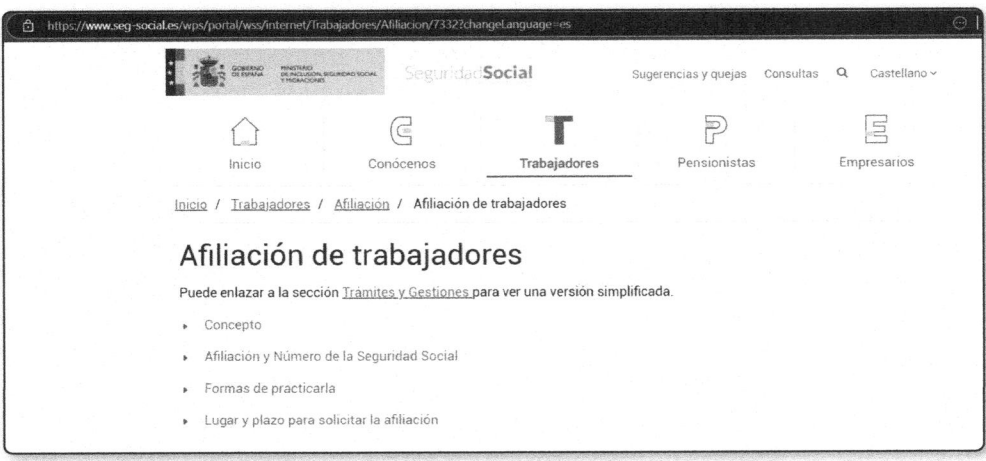

Es posible trabajar mientras se recibe una ayuda relacionada con la Ley de Dependencia, aunque es necesario considerar algunas condiciones específicas. En primer lugar, es importante entender que la prestación está destinada directamente a la persona dependiente, no al cuidador. Por lo tanto, el empleo del cuidador no debe interferir en el nivel de atención necesario para la persona beneficiaria. Además, **los ingresos del entorno familiar** deben mantenerse dentro de los límites establecidos por la normativa, los cuales varían según cada Comunidad Autónoma. Por este motivo, es recomendable consultar los requisitos específicos con un gestor o asistente social local. Si el trabajo dificulta la adecuada atención del dependiente o los ingresos superan los límites, esto podría afectar la continuidad de la ayuda.

La prestación por dependencia puede suspenderse o cancelarse por diversos motivos. Uno de los más comunes es la **mejora en la situación de salud o funcionalidad del beneficiario**, lo que reduce su necesidad de asistencia. Otra causa frecuente es **superar el umbral de ingresos permitido**, lo que indica que el beneficiario ya no cumple con los requisitos económicos establecidos. Asimismo, **cambios en el entorno familiar**, como la falta de disponibilidad de cuidadores para proporcionar la atención necesaria, pueden llevar a la pérdida de la ayuda.

Para garantizar el cumplimiento de los requisitos de la Ley de Dependencia y evitar problemas, es esencial notificar a las autoridades cualquier cambio en la situación personal, familiar o económica del beneficiario. Mantener una comunicación abierta con los servicios sociales asegura que las ayudas puedan ajustarse a las nuevas circunstancias, ya sea para continuar recibiendo el apoyo adecuado o para modificar las condiciones de la prestación de manera correcta. Este enfoque garantiza que las ayudas lleguen siempre a quienes más lo necesitan y en las condiciones adecuadas.

Para acceder a las ayudas, se debe presentar una solicitud ante los servicios sociales locales o autonómicos, acompañada de documentación como informes médicos y datos económicos del solicitante. Posteriormente, un equipo especializado realiza una evaluación domiciliaria para analizar las necesidades del solicitante y su entorno. Según los resultados, se emite un informe que establece el grado de dependencia y las ayudas aplicables.

Aunque la ley establece un plazo de seis meses para recibir la ayuda tras su aprobación, en la práctica, este proceso puede demorarse hasta un año o más debido a la carga administrativa en algunas comunidades autónomas.

> ### ⓘ NOTA
>
> A pesar de los beneficios que aporta, la Ley de Dependencia enfrenta desafíos como la falta de recursos suficientes, los retrasos en la tramitación de solicitudes y las desigualdades entre comunidades autónomas. Sin embargo, su implementación ha sido un paso significativo para garantizar la atención y el apoyo a una población en constante crecimiento.

La evaluación del grado de dependencia es un paso fundamental para acceder a los servicios y prestaciones previstos por la Ley. El artículo 27 establece un **baremo único en todo el territorio español**, aprobado mediante el Real Decreto 174/2011, que garantiza la uniformidad en los criterios de valoración.

Las Comunidades Autónomas son responsables de designar los **órganos de valoración**, que llevan a cabo las evaluaciones siguiendo los siguientes pasos:

1. **Recopilación de información:** se tienen en cuenta informes médicos, sociales y el entorno del solicitante, así como las ayudas técnicas prescritas, como prótesis u órtesis.

2. **Evaluación domiciliaria:** profesionales cualificados se trasladan al domicilio habitual del solicitante para observar y analizar directamente su entorno y capacidades. También realizan entrevistas personales con el objetivo de comprender las necesidades específicas.

3. **Informe final:** con base en los datos recopilados, se elabora un dictamen que especifica el grado de dependencia y los cuidados que la persona necesita. Este informe es esencial para determinar las ayudas o servicios que se otorgarán.

El Baremo de la Dependencia (BVD) es aplicado por profesionales especializados, quienes utilizan las directrices para determinar el grado y nivel de dependencia de cada individuo.

El BVD clasifica la dependencia en tres grados principales:

▼ Grado I–Dependencia moderada: se refiere a personas que necesitan ayuda para realizar varias actividades básicas de la vida diaria al menos una vez al día o requieren apoyo intermitente o limitado para su autonomía personal. La puntuación correspondiente a este grado en el baremo oscila entre **25 y 49 puntos**.

▼ Grado II–Dependencia severa: corresponde a personas que precisan ayuda para realizar varias actividades básicas de la vida diaria dos o tres veces al día, aunque no necesitan el apoyo permanente de un cuidador. Este grado también se aplica a quienes requieren un apoyo extenso para mantener su autonomía personal, con una puntuación final en el BVD de **50 a 74 puntos**.

▼ Grado III–Gran dependencia: este grado incluye a personas que necesitan ayuda para realizar actividades básicas de la vida diaria en múltiples momentos del día. Debido a la pérdida total de autonomía física, mental, intelectual o sensorial, requieren el apoyo continuo e indispensable de otra persona. La puntuación correspondiente en el baremo es de **75 a 100 puntos**.

Además, el BVD permite diferenciar dos niveles dentro de cada grado, basándose en la autonomía personal del individuo y en la intensidad del cuidado que necesita, conforme a lo dispuesto en el apartado 2 del artículo 26 de la Ley 39/2006. Esto garantiza una evaluación precisa que permite ajustar los servicios y prestaciones a las necesidades concretas de cada persona.

La **relación de actividades y tareas** evaluadas en el Baremo de Valoración de la Dependencia (BVD) se organiza a través de la denominada **"Tabla de aplicación"**, la cual tiene en cuenta la presencia de condiciones de salud que puedan afectar las funciones mentales. Estas condiciones incluyen discapacidad intelectual, enfermedades mentales, trastornos mentales orgánicos, daño cerebral o alteraciones perceptivo-cognitivas, como ocurre en ciertos casos de personas con sordoceguera, entre otros.

Para personas menores de 18 años, la **"Tabla de aplicación"** también considera las características propias del desarrollo evolutivo, basándose en intervalos de edad cronológica. Las actividades y tareas específicas aplicables se identifican en la tabla con un **"SÍ"**, mientras que aquellas no aplicables se marcan como **"NA"**.

Las tareas evaluadas incluyen tanto actividades realizadas dentro del hogar como fuera de él. Entre las actividades específicas que se valoran están:

- ▼ **Comer y beber:** incluye todas las acciones necesarias para la alimentación.

- ▼ **Higiene personal relacionada con micción y defecación:** abarca tareas como el uso adecuado del baño.

- ▼ **Mantenimiento de la salud y toma de decisiones:** implica aspectos relacionados con la gestión personal del bienestar y la autonomía en la toma de decisiones.

- ▼ **Tareas concretas de actividades diarias:** por ejemplo, abrir y cerrar grifos, lavarse las manos como parte de la actividad de higiene personal, o desplazarse al exterior como parte de la movilidad fuera del hogar.

El grado y nivel de dependencia se determina a partir de la puntuación final obtenida en el BVD de siguiendo esta escala:

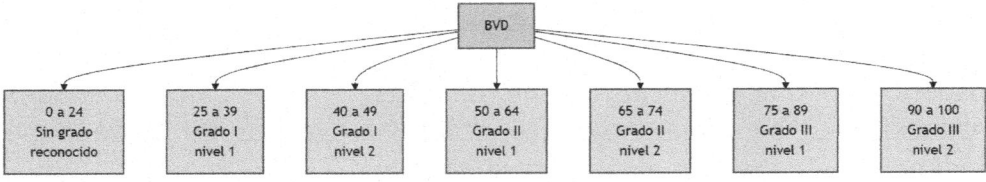

▼ De 0 a 24 puntos, sin grado reconocido.

▼ De 25 a 39 puntos, Grado I nivel 1.

▼ De 40 a 49 puntos, Grado I nivel 2.

▼ De 50 a 64 puntos, Grado II nivel 1.

▼ De 65 a 74 puntos, Grado II nivel 2.

▼ De 75 a 89 puntos, Grado III nivel 1.

▼ De 90 a 100 puntos, Grado III nivel 2.

ⓘ ENLACE

El siguiente enlace da acceso completo al Baremo de Valoración de los grados y niveles de Dependencia (BVD): https://www.carm.es/web/descarga? ARCHIVO=Baremo%20BVD.pdf&ALIAS=ARCH&IDCONTENIDO=68304&RASTRO=c735$m5886

Grado I: Dependencia moderada

Corresponde a personas que necesitan ayuda para realizar varias ABVD **al menos una vez al día** o requieren un apoyo intermitente o limitado para mantener su autonomía personal. Este grado se asocia con usuarios que, pese a conservar cierto nivel de independencia, necesitan asistencia puntual para actividades específicas, como vestirse o preparar alimentos. Este apoyo no tiene carácter continuo, pero es esencial para garantizar su bienestar.

Grado II: Dependencia severa

En este nivel, la persona necesita ayuda para realizar varias ABVD **dos o tres veces al día**, aunque no requiere el apoyo constante de un cuidador. También se aplica a quienes precisan un soporte más extenso para su autonomía personal. Este grado describe situaciones en las que el usuario depende significativamente de otras personas para actividades esenciales, pero mantiene cierta capacidad para realizar tareas de forma independiente durante algunos periodos del día.

Grado III: Gran dependencia

Este es el grado más elevado y se caracteriza porque la persona necesita ayuda para realizar varias ABVD **de forma continua y en múltiples ocasiones a lo largo del día**. En estos casos, la pérdida total de autonomía física, mental, intelectual o sensorial exige el apoyo indispensable y constante de otra persona. Quienes se encuentran en este grado requieren atención integral para tareas como alimentarse, desplazarse o realizar actividades básicas de higiene. Este reconocimiento está regulado por la Ley General de la Seguridad Social y tiene implicaciones directas para la concesión de prestaciones.

En situaciones excepcionales, las evaluaciones pueden realizarse en instalaciones distintas al domicilio del solicitante, aunque esto es menos común. Cabe destacar que si una persona tiene reconocida una **pensión de gran invalidez** o la **necesidad de ayuda de tercera persona** (ATP), automáticamente cumple los requisitos para ser considerada en situación de dependencia.

La ayuda de tercera persona se aplica a quienes necesitan el apoyo de otra persona para realizar actos básicos de la vida diaria, según lo establecido en el baremo del Real Decreto 1971/1999. Como ya sabemos, este baremo evalúa la necesidad de asistencia en actividades como el aseo, la movilidad o la alimentación, y otorga una puntuación que determina el nivel de ayuda requerida. La ATP se convierte en un recurso fundamental para personas que no pueden desenvolverse de manera autónoma, asegurando que sus necesidades más básicas sean cubiertas con dignidad.

Cuando una persona dependiente ingresa en una **institución sociosanitaria**, ya sea una residencia, un centro de día o cualquier otro recurso asistencial, se enfrenta a un cambio significativo en su vida. La adaptación a este nuevo entorno puede ser un proceso complejo, ya que implica separarse del hogar, modificar rutinas y convivir con nuevas personas. Este período de ajuste puede generar emociones como inseguridad, miedo o rechazo, por lo que es fundamental aplicar estrategias que faciliten la integración y el bienestar del usuario desde el primer momento.

El fomento de la adaptación no solo es responsabilidad de la persona dependiente, sino también del equipo profesional y del entorno institucional. Un ingreso bien planificado, con información clara y acompañamiento adecuado, puede marcar la diferencia en la experiencia del usuario. Factores como el apoyo emocional, la participación en actividades y la creación de un ambiente acogedor son determinantes para que la persona se sienta segura, comprendida y respetada.

1.1.1 Características

El proceso de adaptación a una institución sociosanitaria no es igual para todas las personas, ya que depende de factores individuales como la personalidad, la historia de vida, el estado de salud y el nivel de dependencia. Sin embargo, hay una serie de características generales que suelen estar presentes en este período de ajuste:

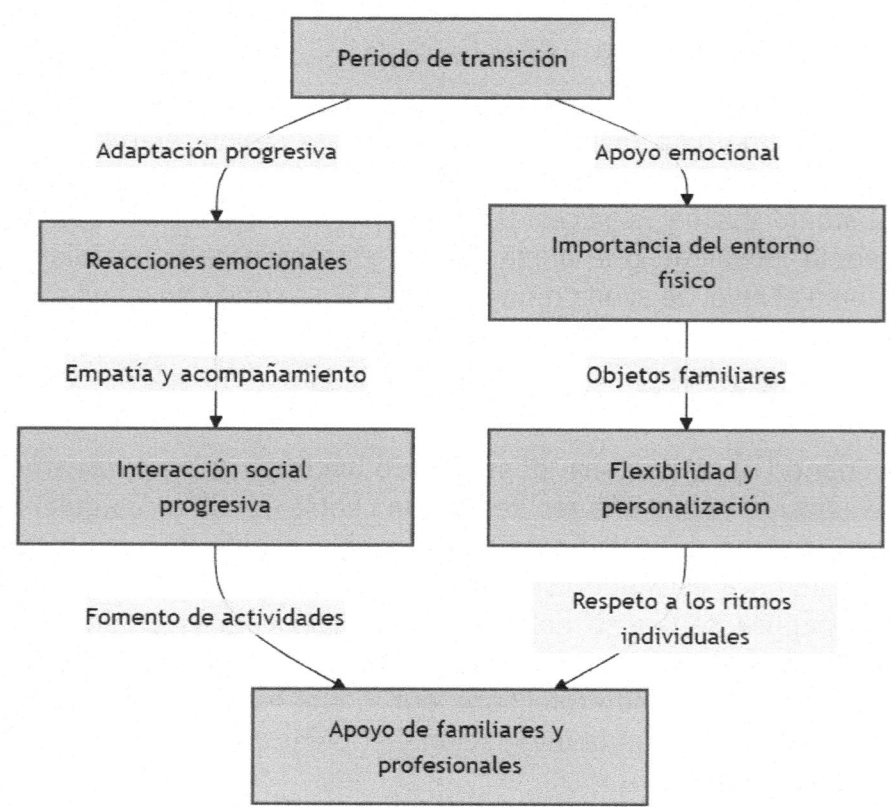

▼ **Periodo de transición**: la adaptación no ocurre de la noche a la mañana. Generalmente, los primeros días son los más difíciles, ya que la persona debe familiarizarse con el espacio, las rutinas y el personal. Durante esta etapa es clave brindar apoyo emocional y resolver cualquier duda o inquietud.

▼ **Reacciones emocionales**: es común que los usuarios experimenten una mezcla de emociones al ingresar en una institución. Algunos pueden sentir alivio al recibir atención y compañía, mientras que otros pueden experimentar tristeza, ansiedad o rechazo. Estas emociones son normales y deben abordarse con empatía y acompañamiento.

▼ **Importancia del entorno físico**: un espacio adaptado y acogedor puede facilitar el proceso de adaptación. Es recomendable que la persona pueda personalizar su habitación con objetos familiares que le transmitan seguridad, como fotografías, ropa de cama o pequeños recuerdos.

▼ **Interacción social progresiva**: la socialización es clave en el proceso de adaptación, pero no todas las personas se sienten cómodas relacionándose de inmediato. Es importante respetar los tiempos de cada usuario y fomentar su participación en actividades de manera progresiva, sin presiones.

▼ **Flexibilidad y personalización**: cada persona tiene una historia y unas necesidades diferentes. Por eso, la adaptación debe ser un proceso flexible, en el que se respeten las preferencias y ritmos individuales. Algunos usuarios pueden necesitar más tiempo para integrarse, mientras que otros se adaptan rápidamente.

▼ **Apoyo de familiares y profesionales**: la presencia de familiares en los primeros días es fundamental para que la persona se sienta acompañada. Además, el equipo de profesionales (cuidadores, trabajadores sociales, psicólogos) debe estar disponible para resolver dudas, ofrecer orientación y crear un clima de confianza.

1.1.2 Factores que favorecen o dificultan la adaptación

El proceso de adaptación de una persona dependiente a una institución sociosanitaria no ocurre de manera automática. Existen **factores que pueden facilitar esta transición** y otros que pueden hacerla más compleja. Estos factores pueden ser **personales, familiares, sociales y organizativos**, y su impacto varía según las circunstancias individuales de cada usuario. Identificarlos permite intervenir de manera más efectiva para minimizar las dificultades y potenciar aquellos aspectos que contribuyen a una mejor integración.

Factores que favorecen la adaptación:

1. **Información previa y acompañamiento en el ingreso**

   Una de las claves para una buena adaptación es que la persona y su familia reciban información detallada sobre la institución antes del ingreso. Conocer las instalaciones, los horarios, el personal y las actividades disponibles reduce la incertidumbre y ayuda a generar expectativas realistas. Además, la posibilidad de realizar **visitas previas o ingresos temporales** antes de la estancia permanente facilita el proceso de familiarización.

2. **Participación del usuario en la toma de decisiones**

   Siempre que sea posible, la persona dependiente debe participar en la elección del centro y en la planificación de su ingreso. Sentirse parte del proceso aumenta la sensación de control y reduce la resistencia al cambio. Si la decisión es impuesta sin tener en cuenta su opinión, es más probable que experimente rechazo y dificultades en la adaptación.

3. **Apoyo emocional y contacto con la familia**

   El acompañamiento de familiares y amigos en los primeros días es fundamental para que la persona no se sienta abandonada.

Las visitas regulares, las llamadas telefónicas y la posibilidad de salir del centro en determinados momentos fortalecen el vínculo emocional y generan seguridad. En algunos casos, la presencia de **voluntarios o profesionales de referencia**, como trabajadores sociales o psicólogos, también puede desempeñar un papel importante en este apoyo emocional.

4. **Integración en la vida social del centro**

   La **participación en actividades grupales** desde el principio favorece la socialización y evita el aislamiento. Talleres de estimulación cognitiva, actividades recreativas o deportivas, y eventos culturales son oportunidades para conocer a otras personas y crear nuevas rutinas. En este sentido, el papel de los animadores socioculturales y terapeutas ocupacionales es esencial para motivar a los usuarios y detectar necesidades específicas de integración.

5. **Entorno físico adaptado y acogedor**

   Un espacio bien diseñado y adaptado a las necesidades del usuario contribuye a su bienestar. Tener una habitación personalizada con objetos propios, disponer de espacios comunes confortables y accesibles, y contar con mobiliario ergonómico adecuado son factores que influyen en la percepción del entorno y en la comodidad de la persona.

6. **Actitud y formación del personal**

   La calidez en el trato por parte del personal de la institución es determinante. Un equipo profesional bien formado en técnicas de acompañamiento psicosocial, comunicación empática y gestión de emociones puede marcar la diferencia en la adaptación de un usuario. Un **trato cercano, respetuoso y personalizado** contribuye a generar confianza y reducir la ansiedad.

Por ejemplo...

Proceso de adaptación de una persona mayor a una residencia sociosanitaria

Beatriz Fernández, una mujer de 82 años con movilidad reducida y principio de deterioro cognitivo, ha vivido toda su vida en su casa de Madrid. Tras una fractura de cadera y la dificultad de su familia para atender sus necesidades diarias, decide junto con sus hijos trasladarse a la Residencia Los Olivos, un centro especializado en el cuidado de personas mayores con necesidades de apoyo moderado. La familia está preocupada por cómo será su adaptación, ya que Beatriz ha mostrado cierta resistencia al cambio y teme perder su independencia.

Antes del traslado definitivo, la trabajadora social del centro organiza una visita guiada para Beatriz y su familia. Durante esta visita, conocen las instalaciones, la habitación que ocupará y las actividades disponibles. Beatriz tiene la oportunidad de hablar con otros residentes y con el personal. Además, la residencia le ofrece la posibilidad de realizar una estancia corta de tres días para familiarizarse con la dinámica del centro antes de mudarse de forma permanente.

Para evitar que Beatriz sienta que su ingreso es una imposición, su familia y los profesionales del centro la involucran en todas las decisiones posibles. Se le consulta sobre la decoración de su habitación, la selección de horarios para ciertas actividades y la elección de los primeros talleres en los que le gustaría participar. Además, el personal adapta su rutina de comidas a sus preferencias alimenticias, dentro de las opciones disponibles en la residencia.

Durante los primeros días, Beatriz recibe visitas diarias de su hija y sus nietos, lo que le proporciona seguridad. Además, el equipo del centro facilita el uso de una tablet con videollamadas para que pueda comunicarse con su familia cuando lo desee. Para reforzar su integración, la trabajadora social coordina un grupo de bienvenida donde otros residentes que han pasado por el mismo proceso comparten sus experiencias con los nuevos ingresos.

Uno de los mayores temores de Beatriz es sentirse sola en la residencia. Para facilitar su integración, la animadora sociocultural le propone asistir a un taller de reminiscencia donde se comparten anécdotas y recuerdos de la juventud. Como a Beatriz siempre le ha gustado la música, también se le invita a participar en el coro del centro. Gracias a estas actividades, empieza a establecer vínculos con otros residentes y a sentirse parte de la comunidad.

Para que Beatriz se sienta cómoda, se le permite decorar su habitación con fotos de su familia, su manta favorita y algunos objetos personales. Además, su habitación está ubicada cerca del comedor y de la sala de actividades, facilitando su desplazamiento con el andador. Los pasillos tienen barandillas y las zonas comunes cuentan con asientos adaptados, lo que reduce su temor a caídas.

El personal del centro se ha formado en técnicas de comunicación empática y acompañamiento en la adaptación. La cuidadora asignada a Beatriz le explica pacientemente cada paso de su rutina y le pregunta sobre sus preferencias diarias. Durante las primeras semanas, el personal está atento a su estado de ánimo y a cualquier señal de incomodidad, ajustando las estrategias si es necesario. Gracias a este enfoque cálido y profesional, Beatriz se siente valorada y empieza a aceptar su nueva realidad con más tranquilidad.

Después de un mes en la residencia, Beatriz ha logrado integrarse en la dinámica del centro. Se ha hecho amiga de otras residentes con quienes comparte el desayuno y las tardes de bingo, sigue en contacto diario con su familia y participa en las actividades que más disfruta. Gracias a una planificación estructurada y personalizada, su adaptación ha sido progresiva y positiva, permitiéndole sentirse parte de su nuevo hogar sin que la experiencia le genere ansiedad o rechazo.

Adaptación de un usuario con discapacidad intelectual a un centro ocupacional

Javier tiene 37 años y un diagnóstico de discapacidad intelectual moderada. Hasta ahora ha vivido con sus padres en su casa en Valencia, donde realizaba algunas actividades básicas de forma autónoma, pero no tenía un entorno social muy activo. Debido a la edad avanzada de sus padres y la necesidad de fomentar su autonomía, su familia decide inscribirlo en el Centro Ocupacional Nueva Vida, donde podrá recibir formación y participar en talleres de integración laboral.

La familia está preocupada porque Javier nunca ha estado en una institución de forma regular y teme que pueda sentirse desorientado o rechazado. Además, Javier tiene dificultades en la comunicación verbal y tiende a frustrarse cuando no comprende bien su entorno. Para garantizar una adaptación adecuada, el centro pone en marcha una serie de estrategias específicas.

Antes de comenzar en el centro, Javier y su familia asisten a una jornada de puertas abiertas, donde conocen las instalaciones y el personal de apoyo. La directora del centro les explica detalladamente las rutinas, los horarios y las normas para que Javier sepa qué esperar. Además, se le ofrece la posibilidad de asistir dos días a la semana durante el primer mes, en lugar de empezar con jornada completa, para que su incorporación sea progresiva.

Para que Javier no sienta que el ingreso es impuesto, se le permite elegir qué talleres prefiere probar al principio. Como ha mostrado interés por la jardinería, se le asigna un grupo que cuida el huerto urbano del centro. También se le consulta sobre su horario de descanso y la forma en la que le gustaría organizar su jornada. Al darle voz en el proceso, su sensación de control sobre la situación aumenta, reduciendo su ansiedad.

Los primeros días, Javier se muestra inseguro y nervioso. Para tranquilizarlo, se permite que su madre lo acompañe durante la primera media hora del día, asegurando una transición más fluida. Además, la familia recibe un informe semanal sobre su evolución para que puedan hablar con él en casa y reforzar su confianza. Se le enseña a utilizar un pictograma con imágenes de su familia y cuidadores, facilitando la comunicación y reduciendo su estrés cuando siente que necesita apoyo emocional.

Uno de los principales objetivos del centro es que los usuarios establezcan relaciones con otras personas con intereses similares. Para ello, el terapeuta ocupacional asigna a Javier un compañero guía, otro usuario con más experiencia en el centro que lo ayuda a moverse y comprender las actividades. También se le motiva a participar en el grupo de pintura, una actividad que le permite expresarse sin necesidad de lenguaje verbal. Con el tiempo, empieza a mostrar mayor seguridad al interactuar con sus compañeros.

El centro se ha diseñado para ser accesible a personas con discapacidad intelectual. Las señalizaciones son visuales y con pictogramas, facilitando la orientación dentro del edificio. Su aula de referencia tiene colores neutros y pocos estímulos visuales, evitando la sobrecarga sensorial. Además, cuenta con una sala de relajación equipada con luces suaves y música tranquila, donde Javier puede acudir cuando se siente sobreestimulado.

El equipo de profesionales del centro se ha capacitado en técnicas de comunicación alternativa y en la gestión del estrés en personas con discapacidad intelectual. La monitora asignada a Javier utiliza frases cortas y directas, reforzadas con gestos y pictogramas para facilitar su comprensión. Además, se emplea un sistema de recompensas visuales, donde cada logro (como completar una actividad o interactuar con compañeros) se registra con pegatinas de colores que le sirven como refuerzo positivo.

Tras tres meses en el centro ocupacional, Javier ha logrado establecer una rutina estable. Ha hecho amistad con algunos compañeros con quienes comparte actividades, ha mejorado su autonomía y ha desarrollado nuevas habilidades en jardinería y pintura. Aunque al principio le costaba separarse de su familia, ahora acude al centro con confianza y se muestra más comunicativo con su entorno. Gracias a una intervención estructurada y adaptada a sus necesidades específicas, su integración ha sido progresiva y exitosa, permitiéndole mejorar su calidad de vida y ampliar su red social.

Adaptación de una persona con daño cerebral adquirido a un hospital de media estancia

Pedro, de 52 años, sufrió un ictus hace dos meses que le dejó secuelas importantes en su movilidad y en su capacidad para comunicarse. Hasta el accidente, llevaba una vida independiente y trabajaba como arquitecto en Sevilla. Tras recibir tratamiento en un hospital general, su equipo médico determina que necesita rehabilitación intensiva antes de regresar a casa. Por ello, es derivado al Hospital de Media Estancia San Juan, especializado en la recuperación funcional de personas con daño cerebral adquirido.

El cambio de entorno es difícil para Pedro, ya que pasa de un hospital de urgencias a un centro donde estará ingresado varias semanas. Siente frustración por sus dificultades para hablar y moverse, y está preocupado por cómo será su vida tras el alta. Para facilitar su adaptación, el equipo del hospital aplica un plan de intervención centrado en sus necesidades específicas.

Antes de la derivación, la trabajadora social del hospital explica a Pedro y su familia el objetivo de su estancia en el nuevo centro. Se organizan sesiones informativas sobre el proceso de rehabilitación, donde se detallan las terapias que recibirá, la duración estimada de su tratamiento y las expectativas realistas de recuperación. Además, Pedro tiene la oportunidad de visitar las instalaciones un día antes del traslado, conociendo a parte del equipo que lo atenderá.

Aunque su movilidad está reducida y su lenguaje es limitado debido a la afasia postictus, Pedro sigue siendo capaz de tomar decisiones. Se le ofrece la posibilidad de elegir el horario de algunas terapias, dentro de la disponibilidad del centro, para que pueda sentirse más cómodo con su rutina. Además, los profesionales le presentan diferentes formatos de comunicación alternativa, como una tabla de pictogramas y un cuaderno de escritura, para que pueda expresar sus preferencias de forma efectiva.

Pedro se muestra desmotivado y tiene dificultades para aceptar su nueva situación. Para evitar que caiga en un estado depresivo, la psicóloga del hospital programa sesiones semanales de apoyo emocional centradas en la aceptación de las secuelas y en estrategias de afrontamiento. Además, su esposa y sus hijos pueden visitarlo sin restricciones de horario, y tienen la opción de participar en algunas sesiones de rehabilitación, aprendiendo cómo apoyarlo cuando regrese a casa.

Uno de los temores de Pedro es sentirse aislado. Para evitarlo, el hospital organiza actividades grupales de rehabilitación, donde comparte sesiones con otros pacientes en situaciones similares. Se le anima a participar en un grupo de apoyo para personas con daño cerebral adquirido, donde puede conocer a otras personas que han pasado por experiencias similares y compartir estrategias de superación. También se le asigna un compañero de habitación con el que puede interactuar en su tiempo libre.

El hospital cuenta con habitaciones individuales y compartidas, pero Pedro y su familia deciden optar por una compartida para evitar el aislamiento. Su cama y su baño están adaptados a sus necesidades de movilidad, con barras de apoyo y un sistema de llamada al personal accesible desde su silla de ruedas. Además, en su habitación se permite colocar fotografías familiares y objetos personales, facilitando su sensación de familiaridad con el espacio.

Los profesionales del hospital están formados en el tratamiento de pacientes con ictus y en la comunicación con personas con afasia. Durante las interacciones con Pedro, los terapeutas utilizan frases cortas, pausadas y con apoyo visual para facilitar su comprensión. Además, su fisioterapeuta y su logopeda mantienen un contacto constante con su familia, proporcionándoles pautas para continuar con la rehabilitación en casa cuando Pedro reciba el alta.

Después de seis semanas en el hospital de media estancia, Pedro ha logrado recuperar parte de su movilidad y ha aprendido a comunicarse mejor con su entorno. Aunque todavía necesita apoyo para algunas actividades, ha desarrollado estrategias para manejar su afasia y ha ganado confianza en su proceso de rehabilitación. Gracias a un proceso de adaptación bien estructurado, con información clara, apoyo emocional y un equipo profesional capacitado, su estancia en el centro ha sido una experiencia positiva que lo ha preparado para su regreso a casa y para afrontar su nueva realidad con mayor seguridad.

Factores que dificultan la adaptación

1. **Ingreso no planificado o forzado**

   Cuando la persona es ingresada de manera repentina o sin haber participado en la decisión, la adaptación suele ser más difícil. Esto ocurre, por ejemplo, cuando la familia toma la decisión sin consultarle o cuando el ingreso se debe a una crisis de salud inesperada. La falta de preparación emocional genera resistencia y sensación de pérdida de control.

2. **Deterioro cognitivo avanzado o problemas de salud mental**

   Las personas con **demencia, depresión o trastornos de ansiedad** pueden presentar mayores dificultades para adaptarse. En el caso de la demencia, la desorientación y la confusión pueden generar angustia, mientras que en la depresión, la falta de motivación y el aislamiento dificultan la integración. En estos casos, se requiere una intervención especializada, con terapias adaptadas y estrategias de acompañamiento específicas.

3. **Falta de apoyo familiar**

   Si la familia se desentiende o reduce el contacto tras el ingreso, la persona puede sentirse abandonada, lo que afecta directamente su estado emocional. La ausencia de visitas o la falta de comunicación con el entorno cercano pueden generar ansiedad, tristeza y mayor dificultad para aceptar la nueva situación.

4. **Ambiente institucional poco flexible**

   Instituciones con normas demasiado rígidas, falta de espacios de privacidad o un enfoque muy hospitalario pueden dificultar la adaptación. La sensación de estar en un entorno frío e impersonal puede generar rechazo y dificultar la integración en la rutina del centro. La posibilidad de adaptar ciertos aspectos, como horarios de visitas, preferencias en la alimentación o elección de actividades, favorece una mejor aceptación del entorno.

5. **Problemas en la convivencia con otros residentes**

   La interacción con otros usuarios es un aspecto clave en la vida dentro de una institución. Si la persona tiene conflictos con compañeros de habitación o con otros residentes, puede experimentar un mayor rechazo al entorno. Para evitar estas situaciones, es importante que la institución cuente con **protocolos de mediación y resolución de conflictos**, así como estrategias para favorecer la integración en la comunidad del centro.

6. **Falta de adaptación del entorno físico**

   Si las instalaciones no están bien diseñadas o no son accesibles, la persona puede experimentar limitaciones en su movilidad y autonomía, lo que genera frustración y malestar. Barreras arquitectónicas, iluminación inadecuada o mobiliario incómodo pueden hacer que la estancia sea más incómoda y menos segura.

A continuación, se presenta una tabla con **30 situaciones que pueden dificultar el proceso de adaptación a una institución sociosanitaria**, junto con estrategias específicas para abordarlas y mejorar la experiencia de la persona dependiente en su nuevo entorno.

Situación que dificulta la adaptación	Solución propuesta
Ingreso no planificado o forzado	Realizar entrevistas previas con el usuario y la familia para explicar el proceso y reducir la incertidumbre. Implementar ingresos temporales de prueba antes de la estancia definitiva
Deterioro cognitivo avanzado o problemas de salud mental	Aplicar terapias especializadas según la condición (estimulación cognitiva en demencia, terapia ocupacional en casos de ansiedad o depresión). Crear espacios tranquilos y adaptados
Falta de apoyo familiar	Establecer programas de visitas regulares, llamadas telefónicas y actividades que incluyan a la familia. Asignar un trabajador social de referencia para el usuario

Situación que dificulta la adaptación	Solución propuesta
Ambiente institucional poco flexible	Permitir cierta flexibilidad en normas y horarios (visitas, comidas, actividades). Crear un entorno cálido con espacios personalizados y de privacidad
Problemas en la convivencia con otros residentes	Implementar un sistema de mediación y resolución de conflictos. Asignar compañeros de habitación con afinidades y realizar actividades para fortalecer la convivencia
Falta de adaptación del entorno físico	Adaptar los espacios a las necesidades del usuario (baños accesibles, barandillas en pasillos, iluminación adecuada). Realizar ajustes personalizados según el nivel de movilidad
Dificultades en la comunicación con el personal	Formar al personal en comunicación empática y adaptada a las necesidades del usuario. Usar herramientas como pictogramas o comunicación aumentativa si es necesario
Resistencia a participar en actividades del centro	Identificar intereses y habilidades del usuario para ofrecer actividades atractivas. Fomentar la participación progresiva sin presionar, con refuerzos positivos
Ansiedad o miedo al cambio	Ofrecer apoyo psicológico y sesiones de orientación. Acompañar en la adaptación con un profesional de referencia y técnicas de relajación
Pérdida de autonomía tras el ingreso	Implementar un plan de recuperación de autonomía con terapias específicas. Fomentar la independencia en actividades diarias con apoyo gradual
Desconocimiento del personal y del entorno	Organizar sesiones de bienvenida, donde el usuario conozca al personal y recorra las instalaciones con un guía de referencia
Cambio abrupto en la dieta	Adaptar el menú progresivamente, permitiendo la incorporación gradual de nuevos alimentos y respetando preferencias cuando sea posible
Falta de actividades significativas para el usuario	Personalizar las actividades según los intereses del usuario, incluyendo hobbies previos para motivarlo

Situación que dificulta la adaptación	Solución propuesta
Desorientación en la rutina diaria	Usar calendarios visuales y recordatorios personalizados para estructurar la rutina diaria
Poca comunicación entre el equipo interdisciplinar	Fomentar reuniones periódicas entre el personal para coordinar mejor la atención y evitar desinformación
Dependencia excesiva del usuario hacia su familia	Trabajar la autonomía con el usuario, estableciendo un plan progresivo para que se sienta seguro sin depender en exceso de su familia
Dificultades en la adaptación del mobiliario	Asegurar que la habitación y las áreas comunes dispongan de mobiliario cómodo y adaptado a las necesidades del usuario
Falta de accesibilidad tecnológica para la comunicación con el exterior	Proveer tablets o teléfonos con interfaces simplificadas para facilitar el contacto con la familia y reducir el aislamiento
Sensación de soledad en usuarios sin familia	Incorporar voluntarios o actividades grupales especialmente diseñadas para quienes no tienen visitas frecuentes
Confusión con los horarios de medicación	Implementar recordatorios electrónicos o pictográficos para mejorar la adherencia al tratamiento
Falta de preparación emocional del usuario antes del ingreso	Realizar sesiones de orientación y apoyo psicológico antes del ingreso, explicando el proceso de adaptación
Ritmos de adaptación distintos entre usuarios	Respetar los tiempos individuales, permitiendo una integración progresiva sin presiones innecesarias
Dificultades en la comprensión del idioma	Proporcionar asistencia lingüística o herramientas de comunicación visual para facilitar la comprensión
Falta de estimulación cognitiva en usuarios con deterioro leve	Incluir ejercicios de estimulación cognitiva en la rutina diaria para evitar la pérdida de habilidades

Situación que dificulta la adaptación	Solución propuesta
Miedo al contacto con otros residentes	Proponer dinámicas grupales que fomenten el contacto de manera natural y progresiva
Percepción de pérdida de privacidad	Permitir espacios privados dentro del centro y respetar los momentos de soledad cuando el usuario lo necesite
Dificultades en la adaptación a la higiene personal en el centro	Desarrollar un plan de higiene adaptado, respetando las costumbres y necesidades del usuario
Poca participación en la toma de decisiones sobre su cuidado	Fomentar la participación del usuario en la planificación de su atención, incluyendo sus preferencias y expectativas
Incomodidad con el uniforme o vestimenta del centro	Proporcionar opciones de vestimenta cómoda y adaptada a las preferencias del usuario
Excesiva medicalización sin enfoque psicosocial	Aplicar un enfoque integral que combine tratamientos médicos con actividades terapéuticas y sociales

1.1.3 Apoyo durante el período de adaptación

El período de adaptación a una institución sociosanitaria es un proceso que requiere una intervención específica para minimizar el impacto emocional y favorecer la integración de la persona dependiente. En esta etapa, es habitual que el usuario experimente sentimientos de incertidumbre, miedo o tristeza, especialmente si el ingreso ha sido repentino o implica una separación prolongada de su hogar y entorno habitual. Para facilitar esta transición, es fundamental un **plan de apoyo estructurado**, que contemple tanto el acompañamiento emocional como la orientación en la nueva rutina y la creación de un entorno seguro y acogedor.

El **primer contacto con la institución** juega un papel clave en la adaptación. Un ingreso bien gestionado puede reducir la ansiedad inicial y generar confianza en el usuario. En este sentido, se recomienda que el personal de referencia (trabajadores sociales, psicólogos, terapeutas ocupacionales o cuidadores asignados) se encargue de recibir al residente y su familia, explicando de manera clara cómo funcionará su día a día. También es recomendable ofrecer un **recorrido guiado por las instalaciones**, presentarle a otros residentes y responder a cualquier inquietud que pueda surgir. Este primer acercamiento no solo proporciona información práctica, sino que ayuda a generar un ambiente más familiar y menos intimidante.

El **apoyo emocional en los primeros días** es otro aspecto esencial. Muchas personas dependientes pueden experimentar síntomas de adaptación como insomnio, disminución del apetito o estado de ánimo bajo. Aquí, la intervención del personal es fundamental, promoviendo la comunicación con el usuario, validando sus emociones y fomentando la expresión de sus preocupaciones. En algunos casos, la presencia de un profesional de la psicología puede ser necesaria para ayudar a gestionar la ansiedad o el rechazo al cambio. Además, el contacto con la familia en esta etapa es fundamental. Se recomienda que los familiares mantengan visitas frecuentes y se involucren en la integración del usuario, ayudándolo a sentirse acompañado y apoyado.

Otro aspecto importante es la **personalización del espacio y la rutina**. Permitir que la persona lleve objetos personales como fotografías, libros, ropa de cama propia o algún elemento significativo de su hogar facilita su adaptación al nuevo entorno. Además, respetar sus hábitos previos en la medida de lo posible—como sus horarios de comida, sus preferencias en la vestimenta o su forma de organizar el día—contribuye a reducir la sensación de ruptura con su vida anterior. Cuando la persona siente que su individualidad es respetada, la adaptación suele ser más rápida y positiva.

El **acompañamiento en la socialización** también es una estrategia clave. Algunas personas pueden tener dificultades para relacionarse con otros residentes al principio, lo que puede generar aislamiento. Para evitarlo, es recomendable que el personal fomente la participación en actividades grupales de manera progresiva, sin forzar interacciones, pero facilitando encuentros naturales en espacios comunes. Estrategias como asignar un "compañero de referencia" entre los residentes o promover actividades de presentación pueden ayudar a que el usuario se sienta más integrado en la comunidad del centro.

Por último, el **seguimiento y evaluación del proceso de adaptación** es necesario para detectar posibles dificultades y ajustar las estrategias de apoyo. Durante las primeras semanas, el equipo interdisciplinar debe observar la evolución del usuario, prestando atención a su estado emocional, su nivel de participación en la vida del centro y cualquier señal de malestar o rechazo. Si se detectan problemas en la adaptación, se pueden aplicar estrategias complementarias, como intervenciones individuales, ajustes en la rutina o modificaciones en el entorno para mejorar su bienestar.

Por ejemplo...

A continuación, se presentan tres planes de apoyo durante el período de adaptación, cada uno en un contexto diferente, con estrategias específicas para facilitar la integración del usuario en su nuevo entorno.

Plan 1: adaptación de una persona mayor a una residencia sociosanitaria

Perfil del usuario:

- Nombre: Carmen.

- Edad: 79 años.

- Situación: ingreso en una residencia tras la pérdida de su esposo. Vive sola y tiene movilidad reducida, pero mantiene independencia en la toma de decisiones.

- Retos: resistencia al cambio, sensación de soledad, temor a perder su autonomía.

Estrategias de apoyo:

- Día 1–Recepción y bienvenida
  - Acompañamiento de un familiar en el ingreso para evitar sensación de abandono.
  - Presentación del equipo de referencia (cuidadora principal, trabajadora social, terapeuta ocupacional).
  - Recorrido guiado por la residencia, mostrando espacios comunes, comedor y zonas de recreo.
- Semana 1–Familiarización progresiva
  - Personalización de la habitación con fotos, ropa de cama y objetos personales.
  - Incorporación gradual en actividades (juegos de mesa, tertulias, talleres de lectura).
  - Revisión médica y plan de bienestar, incluyendo ajustes en dieta y movilidad.
- Mes 1–Integración y socialización
  - Creación de una rutina diaria con horarios flexibles para reducir ansiedad.
  - Asignación de un compañero de referencia entre los residentes.
  - Sesiones semanales de apoyo emocional con la psicóloga del centro.
  - Participación en grupos de actividades recreativas adaptadas a sus intereses.

Objetivo final:

Que Carmen se sienta segura y parte de la comunidad del centro, estableciendo relaciones con otros residentes y manteniendo su independencia en la medida de lo posible.

Plan 2: adaptación de una persona con discapacidad intelectual a un centro ocupacional

Perfil del usuario:

- Nombre: Andrés.

- Edad: 35 años.

- Diagnóstico: discapacidad intelectual moderada.

- Situación: primera experiencia en un centro ocupacional tras haber vivido con sus padres toda su vida.

- Retos: dificultad para comprender nuevas rutinas, ansiedad en espacios desconocidos, problemas en la socialización.

Estrategias de apoyo:

- Semana 1–Introducción progresiva
  - Asistencia parcial (dos días a la semana) durante la primera semana para evitar sobrecarga.
  - Presentación con pictogramas y apoyos visuales sobre el centro y sus actividades.
  - Acompañamiento inicial de un monitor asignado, quien le explicará el funcionamiento del centro.

- Mes 1–Desarrollo de autonomía y socialización
  - Talleres de habilidades sociales con pequeños grupos, facilitando interacciones sin presión.
  - Incorporación en actividades estructuradas (huerto urbano, manualidades, cocina).
  - Seguimiento individualizado con su familia para evaluar avances y dificultades.

- Mes 2–Integración completa y seguimiento
  - Fomento de la autonomía en pequeñas tareas, como la gestión de su material personal.

- Refuerzo positivo mediante un sistema de incentivos visuales, premiando su participación.
- Evaluación de la adaptación con el equipo interdisciplinar y ajuste del plan según necesidades.

Objetivo final:

Que Andrés se sienta cómodo en el centro ocupacional, participe en actividades de su interés y desarrolle una rutina estable con independencia progresiva.

Plan 3: adaptación de una persona con daño cerebral adquirido a un hospital de rehabilitación

Perfil del usuario:

- Nombre: Javier.
- Edad: 45 años.
- Situación: ingreso en un hospital de rehabilitación tras sufrir un accidente cerebrovascular. Ha perdido movilidad en el lado derecho y presenta dificultades en el habla (afasia leve).
- Retos: frustración por la pérdida de independencia, dificultades en la comunicación, ansiedad por su recuperación.

Estrategias de apoyo:

- Semana 1–Estabilización y confianza
  - Evaluación multidisciplinar para diseñar un plan de rehabilitación personalizado.
  - Técnicas de comunicación aumentativa (uso de tablillas con imágenes y escritura alternativa).
  - Apoyo psicológico para el manejo de la ansiedad y la frustración.

▶ Mes 1–Recuperación funcional y adaptación emocional

- Sesiones intensivas de fisioterapia y logopedia para mejorar movilidad y comunicación.

- Creación de rutinas estructuradas para fomentar la autonomía en las actividades diarias.

- Grupos de apoyo con otros pacientes en rehabilitación para compartir experiencias.

▶ Mes 2–Preparación para el alta y reintegración

- Plan de recuperación domiciliaria con sesiones de seguimiento ambulatorio.

- Capacitación de la familia para continuar la rehabilitación en casa.

- Reevaluación de avances y ajuste del tratamiento antes del alta médica.

Objetivo final:

Que Javier recupere la mayor autonomía posible, desarrolle estrategias para su comunicación y afronte el proceso de rehabilitación con seguridad y motivación.

1.1.4 Estrategias de intervención

Como sabemos, la adaptación de una persona dependiente a una institución sociosanitaria no es un proceso automático ni homogéneo. Cada usuario tiene una historia de vida, un estado de salud particular y un nivel de autonomía distinto, lo que hace necesario diseñar estrategias de intervención que respondan a sus necesidades individuales. A diferencia de los enfoques generales sobre adaptación y apoyo emocional ya tratados, en este apartado se profundiza en estrategias concretas diseñadas para mejorar la calidad de vida de los residentes a través de la estimulación psicosocial, el refuerzo de la autodeterminación y la prevención de riesgos emocionales derivados del ingreso.

Una de las estrategias más eficaces para favorecer la integración en una institución es fomentar la **autodeterminación** de los usuarios, permitiéndoles tomar decisiones sobre su vida diaria dentro del centro. En muchas ocasiones, las personas dependientes experimentan una sensación de pérdida de control al ingresar en una institución, lo que puede traducirse en desmotivación, ansiedad o rechazo al nuevo entorno.

Para contrarrestar este efecto, se debe estructurar la intervención de manera que el usuario pueda influir en aspectos clave de su vida cotidiana. Por ejemplo, en residencias de mayores o centros de día, los profesionales pueden implementar sistemas de elección en actividades recreativas, horarios de comidas o incluso en la decoración de los espacios personales. En el caso de usuarios con deterioro cognitivo leve, el uso de herramientas como **menús de opciones reducidas** o **tableros visuales** puede ayudarles a expresar sus preferencias de manera sencilla y efectiva.

El concepto de autodeterminación también se aplica en la planificación del acompañamiento psicosocial. Un residente debe tener la posibilidad de elegir si desea participar en grupos de apoyo, recibir visitas en determinados horarios o formar parte de talleres específicos según sus intereses. Permitir estas decisiones no solo fortalece su autonomía, sino que mejora su autoestima y reduce la sensación de imposición que a menudo acompaña a la institucionalización.

La permanencia en una institución sociosanitaria no debe traducirse en una pérdida de habilidades cognitivas, motoras o relacionales. Para ello, es fundamental aplicar estrategias que estimulen la actividad mental y social del usuario, evitando el deterioro por falta de estímulos.

Los programas de **estimulación psicosocial** pueden incluir técnicas como la reminiscencia, que permite a los residentes compartir experiencias del pasado para reforzar su identidad y mejorar su bienestar emocional. También se pueden aplicar metodologías como el **enfoque Montessori adaptado a personas mayores**, que utiliza materiales manipulativos y dinámicas estructuradas para fomentar la autonomía en tareas cotidianas.

Sabías que...

En España El método Montessori, desarrollado por la doctora María Montessori a principios del siglo XX, fue originalmente concebido para la educación infantil. Sin embargo, con el tiempo se ha demostrado que sus principios pueden aplicarse en diferentes etapas de la vida, incluyendo la atención a personas mayores. Su enfoque se basa en la premisa de que todas las personas, independientemente de su edad o condición, tienen la capacidad de aprender y desarrollar habilidades si se les proporciona un entorno estructurado y adaptado a sus necesidades.

Cuando hablamos de Montessori para el envejecimiento y la demencia, nos referimos a una metodología que promueve la autonomía, la autoestima y la participación activa de las personas mayores en su día a día. Este enfoque es especialmente útil en instituciones sociosanitarias, donde muchos residentes pueden experimentar una pérdida progresiva de independencia y dificultades para realizar actividades cotidianas. A través del uso de materiales manipulativos y dinámicas estructuradas, se facilita la estimulación cognitiva, la integración social y la preservación de la identidad de cada persona.

Uno de los pilares del enfoque Montessori es la creación de un ambiente predecible y organizado, que ayude a la persona mayor a orientarse y sentirse segura en su espacio. En muchos casos, la desorientación y la confusión pueden generar ansiedad, especialmente en aquellos que presentan deterioro cognitivo. Para evitarlo, se recomienda estructurar los espacios de manera clara, utilizando señales visuales, etiquetas y colores diferenciados que permitan identificar fácilmente las diferentes áreas del centro.

La autonomía es un aspecto fundamental en este modelo de intervención. En lugar de imponer rutinas rígidas o asumir que la persona no puede realizar ciertas actividades, se busca adaptar las tareas a su nivel de capacidad, permitiendo que participe activamente en su cuidado y en la organización de su entorno. Por ejemplo, en una residencia, se pueden diseñar actividades en las que los residentes puedan elegir entre diferentes opciones de comida, decidir en qué talleres participar o personalizar su habitación con objetos personales. Estos pequeños gestos refuerzan su autoestima y reducen la sensación de dependencia.

Otro aspecto importante es la estructuración de las tareas. En lugar de presentar actividades complejas o con múltiples pasos, el enfoque Montessori fragmenta las tareas en secuencias simples y guiadas, lo que facilita su comprensión y ejecución. Esto permite que la persona mayor pueda completar la actividad con éxito y sin frustración.

Un aspecto clave del método Montessori es el uso de materiales diseñados para estimular la memoria, la coordinación motriz y la percepción sensorial. Estos materiales no son aleatorios, sino que se han seleccionado específicamente para facilitar la participación y la autoexploración.

Por ejemplo, en la estimulación cognitiva, se pueden utilizar tarjetas con imágenes y palabras para reforzar el reconocimiento de objetos y conceptos. Las personas con deterioro leve pueden beneficiarse de actividades de clasificación, donde deben agrupar elementos según su color, forma o categoría. Estas tareas, aunque parecen sencillas, ayudan a ejercitar la atención, la memoria y el razonamiento lógico.

La estimulación táctil y motora también juega un papel importante en este enfoque. Materiales como bloques de madera, telas de diferentes texturas, tableros de ensamble o juegos de encaje pueden utilizarse para mejorar la coordinación mano-ojo y fortalecer la motricidad fina. Un ejemplo de actividad efectiva es el uso de cuerdas gruesas y cuentas de gran tamaño para ensartar, lo que permite trabajar la destreza manual sin generar frustración.

Además, el uso de elementos multisensoriales como la música, los aromas y las luces tenues puede favorecer un estado de relajación y bienestar. La aromaterapia, por ejemplo, puede ayudar a evocar recuerdos y generar sensaciones de calma. De la misma manera, la musicoterapia se ha utilizado con éxito en centros Montessori para personas mayores, donde las canciones de su juventud pueden servir como un puente para conectar con sus emociones y mejorar su estado de ánimo.

A diferencia de otros enfoques que pueden basarse en la corrección de errores, el método Montessori pone énfasis en el refuerzo positivo y en el reconocimiento de los pequeños logros. En lugar de señalar lo que la persona no puede hacer, se destaca lo que sí es capaz de realizar, fomentando la confianza en sí misma.

La repetición es otro elemento clave en este modelo. Muchas de las actividades Montessori están diseñadas para realizarse de manera continua, lo que ayuda a reforzar la memoria procedimental y a establecer hábitos positivos. Si una persona mayor participa en un taller de jardinería adaptada, donde cuida pequeñas plantas todos los días, poco a poco irá integrando esa actividad en su rutina de manera natural.

La socialización también ocupa un lugar central en este enfoque. Las actividades Montessori no solo están pensadas para realizarse de manera individual, sino también en grupos pequeños, donde los residentes pueden compartir experiencias, ayudarse entre sí y fortalecer sus vínculos con los demás. Talleres de pintura, juegos de memoria colaborativos o sesiones de lectura en grupo son ejemplos de cómo se puede promover la interacción y evitar el aislamiento social.

El método Montessori adaptado a personas mayores puede implementarse en distintos entornos, desde residencias y centros de día hasta el propio hogar. En residencias de larga estancia, este enfoque se ha utilizado para mejorar la calidad de vida de los residentes a través de actividades estructuradas y entornos diseñados para facilitar la orientación y la independencia.

En los centros de día, donde las personas mayores acuden durante algunas horas del día, el método Montessori puede integrarse en talleres específicos de estimulación cognitiva, motriz y social. Un ejemplo es el uso de mesas de actividades con distintos elementos táctiles, ideales para personas con alzhéimer o deterioro cognitivo leve, donde pueden experimentar con texturas y formas sin necesidad de instrucciones complejas.

Incluso en el hogar, los familiares y cuidadores pueden aplicar algunos principios Montessori para facilitar la autonomía del adulto mayor. Colocar objetos cotidianos en lugares accesibles, estructurar el día con actividades significativas y permitir la toma de pequeñas decisiones en la rutina diaria son maneras de incorporar este método sin necesidad de un entorno institucionalizado.

Otro aspecto relevante es la inclusión de **actividades intergeneracionales**, que han demostrado ser altamente beneficiosas para los residentes de instituciones sociosanitarias. Estas iniciativas pueden incluir visitas de colegios, programas de voluntariado joven o actividades conjuntas con familiares de diferentes generaciones. El contacto con personas externas al centro ayuda a romper la rutina y refuerza el sentido de conexión con la comunidad.

Para aquellas personas con dificultades de comunicación, el uso de **tecnologías adaptadas** también juega un papel importante. Sistemas de comunicación alternativa y aumentativa, como dispositivos con pictogramas o aplicaciones de texto a voz, pueden mejorar la interacción con el entorno y facilitar la expresión de necesidades y emociones, evitando el aislamiento y la frustración.

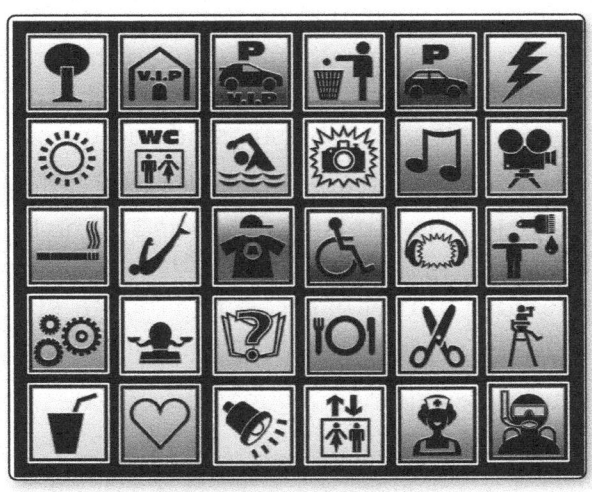

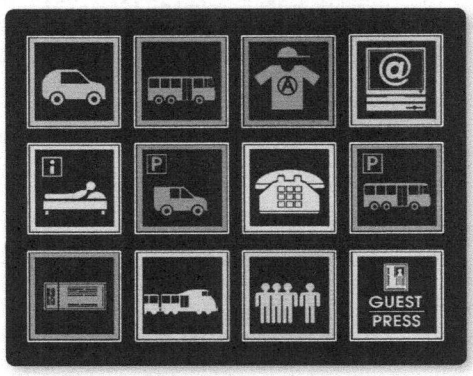

A pesar de las medidas de adaptación y personalización, algunos residentes pueden experimentar un impacto emocional negativo tras su ingreso en una institución. La depresión, la apatía y el aislamiento social son problemas frecuentes en este contexto, por lo que es imprescindible contar con estrategias para prevenir y abordar estas situaciones.

Una de las intervenciones más efectivas en la atención psicosocial es la creación de **grupos de apoyo emocionales**, donde los usuarios puedan expresar sus inquietudes, compartir experiencias y recibir orientación por parte de profesionales. Estos grupos pueden estar dirigidos por psicólogos, trabajadores sociales o terapeutas ocupacionales y deben adaptarse al perfil de los participantes.

Además, en casos de riesgo emocional, el **seguimiento individualizado** es clave. La detección temprana de síntomas de depresión o ansiedad permite intervenir antes de que el problema se agrave. Para ello, los profesionales deben realizar evaluaciones periódicas, observando cambios en la conducta del usuario, en su nivel de participación en actividades o en su estado anímico.

En algunos casos, la intervención psicosocial debe incluir técnicas específicas de relajación y control de la ansiedad, como la musicoterapia, la terapia asistida con animales o ejercicios de respiración guiada. Estas estrategias han demostrado ser eficaces para reducir el estrés y mejorar la adaptación de los residentes a su nuevo entorno.

A continuación, se exponen algunas situaciones específicas y su estrategia de implementación:

Situación	Estrategia de intervención
Ingreso involuntario y rechazo al centro	Explicación clara del proceso y acompañamiento progresivo en la integración
Ansiedad en los primeros días de adaptación	Sesiones de relajación y técnicas de reducción del estrés
Falta de interacción con otros residentes	Facilitar encuentros con residentes afines y promover actividades compartidas
Dificultad para seguir la rutina del centro	Uso de recordatorios visuales y apoyo en la estructuración del día

Situación	Estrategia de intervención
Resistencia a participar en actividades	Incentivar la participación progresiva sin imposiciones
Pérdida de autonomía tras el ingreso	Fomentar pequeñas tareas de autonomía con apoyo supervisado
Falta de personalización del entorno	Permitir la personalización del espacio con objetos personales
Sentimiento de abandono por parte de la familia	Implementar un plan de visitas regulares con la familia
Problemas en la convivencia con otros residentes	Técnicas de mediación y resolución de conflictos con el equipo psicosocial
Aislamiento social y falta de motivación	Introducir actividades motivadoras según intereses individuales
Desorientación en usuarios con demencia	Implementar señalización clara y actividades de orientación espacial
Miedo a la institucionalización y pérdida de independencia	Reforzar la autonomía con decisiones individuales dentro del centro
Negación de la necesidad de apoyo	Sesiones de orientación psicológica y validación de emociones
Falta de confianza en el personal del centro	Generar un vínculo de confianza con interacciones cercanas y respetuosas
Deterioro cognitivo que dificulta la comunicación	Uso de pictogramas o comunicación aumentativa según el nivel de deterioro
Cambio brusco en la dieta y rechazo a la alimentación	Adaptar progresivamente la dieta respetando preferencias del usuario
Falta de estimulación cognitiva y aburrimiento	Implementar juegos y ejercicios de memoria adaptados
Confusión con horarios y espacios del centro	Diseño de horarios estructurados con acompañamiento en los primeros días
Falta de habilidades sociales en algunos residentes	Talleres de habilidades sociales en pequeños grupos
Dificultad para adaptarse a los horarios de descanso	Ajuste progresivo de horarios y uso de estrategias de higiene del sueño
Desmotivación para participar en rehabilitación	Uso de incentivos y refuerzos positivos en el proceso de rehabilitación
Pérdida de referentes familiares en el centro	Asignar un profesional de referencia para establecer confianza

Situación	Estrategia de intervención
Dificultades en la adaptación a la higiene personal	Supervisión discreta y apoyo adaptado en higiene personal
Temor al contacto físico en actividades asistidas	Explicación previa y acompañamiento gradual en actividades con contacto físico
Problemas de autoestima tras la institucionalización	Terapias de refuerzo de autoestima y participación en actividades significativas
Negativa a aceptar ayuda en actividades básicas	Trabajar la aceptación progresiva con técnicas de motivación y refuerzo positivo
Sensación de sobreprotección por parte del personal	Equilibrio entre supervisión y promoción de la autonomía
Rechazo a la adaptación a un nuevo compañero de habitación	Sesiones de mediación y adaptación en la convivencia
Poca integración en actividades grupales	Talleres de integración con dinámica grupal personalizada
Problemas de orientación espacial dentro del centro	Uso de mapas visuales y recorridos guiados por el centro
Resistencia a los cambios de mobiliario adaptado	Explicación y demostración del beneficio del mobiliario adaptado
Dificultad para adaptarse a nuevas dinámicas de convivencia	Sesiones de trabajo sobre la convivencia y respeto mutuo
Poca participación de la familia en el proceso de adaptación	Facilitación del contacto familiar a través de llamadas o videollamadas
Falta de habilidades tecnológicas para la comunicación con el exterior	Capacitación tecnológica adaptada al nivel del usuario
Problemas emocionales derivados de la separación del hogar	Intervenciones terapéuticas para la gestión del duelo por la pérdida del hogar
Resistencia a utilizar dispositivos de ayuda (sillas de ruedas, audífonos)	Técnicas de adaptación progresiva al uso de dispositivos de ayuda
Dificultad para expresar emociones y necesidades	Terapias de expresión emocional mediante escritura o arteterapia
Desmotivación para el autocuidado	Estrategias de motivación y refuerzo en la higiene personal
Sensación de pérdida de privacidad en espacios compartidos	Estructuración de espacios con opciones de privacidad y descanso
Desconfianza en el equipo médico y tratamientos	Sesiones informativas sobre los tratamientos con participación del usuario

1.2 FOMENTO DE LA RELACIÓN SOCIAL DE LAS PERSONAS DEPENDIENTES

Las personas en situación de dependencia pueden enfrentar diversas barreras que dificultan su interacción con los demás, lo que puede llevar a un aislamiento progresivo. En los entornos sociosanitarios, promover la socialización requiere un enfoque activo que combine empatía, planificación y adaptación a las necesidades individuales.

1.2.1 Características

Las relaciones sociales de las personas dependientes presentan ciertas particularidades que las diferencian de las interacciones habituales. Algunas de sus características principales son:

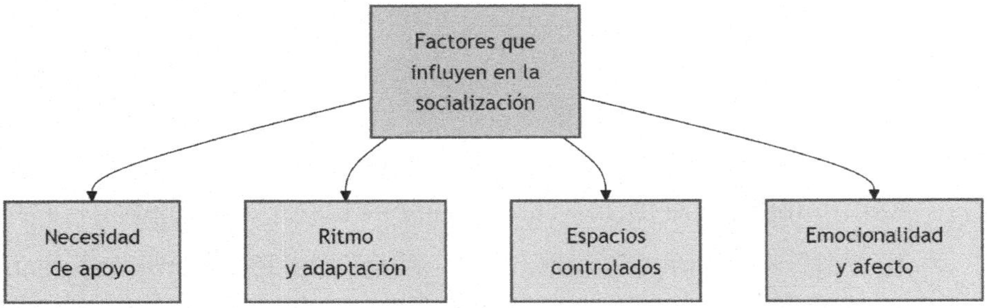

- **Necesidad de apoyo**: muchas personas dependientes requieren asistencia para desplazarse, comunicarse o participar en actividades, lo que puede hacer que dependan de terceros para relacionarse.
- **Ritmo y adaptación**: no todas las personas tienen la misma facilidad para entablar conversaciones o interactuar en grupo. Es importante respetar sus tiempos y capacidades.
- **Espacios controlados**: en muchas ocasiones, la socialización ocurre en un entorno institucionalizado, con normas y horarios que pueden limitar la espontaneidad.
- **Emocionalidad y afecto**: la interacción social no solo cumple un papel recreativo, sino también emocional, ofreciendo compañía y afecto a quienes pueden sentirse solos.

1.2.2 Habilidades sociales fundamentales

Para que la relación social sea efectiva y enriquecedora, es necesario que la persona posea o desarrolle ciertas habilidades sociales básicas. Entre ellas destacan:

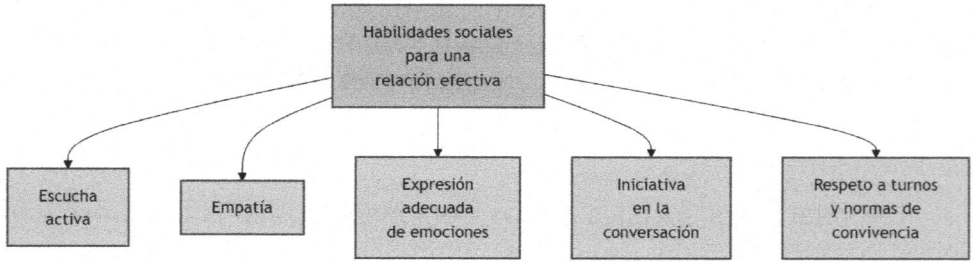

- ▸ **Escucha activa**: mostrar interés por lo que dice el otro, haciendo preguntas o asintiendo para demostrar atención.

- ▸ **Empatía**: ponerse en el lugar del otro, entendiendo sus emociones y reacciones.

- ▸ **Expresión adecuada de emociones**: aprender a comunicar sentimientos de forma clara y respetuosa.

- ▸ **Iniciativa en la conversación**: saber iniciar y mantener una conversación, aunque sea con frases sencillas o preguntas básicas.

- ▸ **Respeto a turnos y normas de convivencia**: especialmente en contextos grupales, es importante que las personas respeten turnos de palabra y normas sociales.

1.2.3 Factores

Hay distintos factores que pueden facilitar o dificultar la socialización de las personas dependientes. Entre los más importantes se encuentran:

- ▸ **Factores personales**: la personalidad, la historia de vida, el estado de ánimo y la autoestima influyen en la disposición a socializar.

- ▸ **Factores físicos**: las limitaciones motoras, sensoriales o cognitivas pueden condicionar la manera en la que la persona interactúa con los demás.

- **Factores ambientales**: un entorno accesible y adaptado puede favorecer la interacción, mientras que un espacio poco inclusivo puede limitarla.

- **Factores emocionales y psicológicos**: la depresión, la ansiedad o la falta de confianza pueden hacer que una persona evite el contacto con los demás.

- **Factores familiares y culturales**: el apoyo familiar y la educación previa también influyen en la forma en que una persona se relaciona.

ⓘ CONSEJO

Observa de forma individualizada la combinación de factores personales, físicos, ambientales y emocionales de cada persona para diseñar estrategias de socialización efectivas. Por ejemplo, si alguien muestra baja autoestima, puedes trabajar su confianza proponiéndole pequeños retos diarios (como saludar a un vecino o elegir la música que se va a escuchar) y celebrando cada logro.

1.2.4 Dificultades

No todas las personas dependientes tienen la misma facilidad para relacionarse. Algunas de las dificultades más frecuentes incluyen:

- **Miedo al rechazo o a la burla**: puede generar inseguridad y evitar la socialización.

- **Déficits en habilidades comunicativas**: problemas del habla, sordera o deterioro cognitivo pueden hacer que la persona tenga dificultades para expresarse o entender a los demás.

- **Falta de motivación**: la soledad prolongada o la falta de estímulos puede hacer que la persona pierda interés en relacionarse.

- **Dependencia excesiva de cuidadores**: si la persona se relaciona solo con su cuidador o con el personal sociosanitario, puede perder confianza en su capacidad para interactuar con otras personas.

> ### ⓘ CONSEJO
>
> Cuando te enfrentes al miedo al rechazo o la falta de motivación, utiliza la "auto-revelación empática": comparte alguna anécdota personal (de forma breve y respetuosa) para demostrar comprensión ante sus inseguridades. Por ejemplo, contar cómo te sentiste en una situación social difícil puede ayudar a la persona a ver que esos temores son comunes y que existen formas de superarlos. Así, estableces un clima de cercanía que facilita la apertura y el diálogo.

1.2.5 Técnicas para favorecer la relación social

Existen distintas estrategias para facilitar la interacción social de las personas dependientes:

- ▼ **Refuerzo positivo**: animar y reconocer los esfuerzos de la persona para comunicarse y participar.

- ▼ **Creación de rutinas sociales**: establecer horarios fijos para actividades grupales facilita la integración.

- ▼ **Entrenamiento en habilidades sociales**: ayudar a la persona a mejorar su comunicación a través de prácticas guiadas.

- ▼ **Uso de lenguaje accesible**: adaptar el lenguaje a las capacidades cognitivas de la persona favorece la interacción.

- ▼ **Fomento de actividades compartidas**: juegos, música, cine o manualidades pueden ser buenos pretextos para socializar.

> ### ⓘ CONSEJO
>
> Potencia la interacción espontánea con "rincones temáticos" en las áreas comunes. Por ejemplo, crea un "rincón de música" con un reproductor y una selección de canciones de distintas épocas, o un "rincón de lectura" con libros y revistas. Invita a las personas a explorar estos espacios durante sus ratos libres, donde pueden coincidir con otros usuarios, comentar sus gustos o incluso bailar al ritmo de la música que les gusta. Este tipo de dinámicas rompe la rutina y fomenta conversaciones naturales.

Por ejemplo...

A continuación, se presentan ejemplos de cómo aplicar cada técnica para favorecer la relación social en personas dependientes:

Refuerzo positivo

▸ Comentario alentador tras una iniciativa

Imagina que un residente que suele mantenerse al margen de las actividades decide participar en un juego de bingo. Un ejemplo de refuerzo positivo sería decirle: "¡Qué alegría verte hoy jugando con nosotros! ¡Lo estás haciendo muy bien!" Este reconocimiento directo de su esfuerzo refuerza la confianza y anima a que repita esa conducta en el futuro.

▸ Celebrar pequeños avances en la comunicación

Si una persona con dificultades del habla intenta expresar su necesidad, incluso de forma limitada o con señas, puede responderse con una sonrisa y un elogio del tipo: "Me ha encantado cómo me has contado lo que querías, ¡lo has hecho fenomenal!" De esta manera, se refuerza su seguridad y se promueve que siga intentando comunicarse por sí misma.

Creación de rutinas sociales

▸ Encuentro semanal de "Café y charla"

Establece todos los martes a las 10 de la mañana una reunión para comentar noticias de la semana o recordar anécdotas de la juventud. Con el tiempo, las personas asociarán ese momento con una oportunidad segura y agradable para interactuar, reforzando el hábito de socializar.

▸ Sesiones de música programadas

Fija cada viernes a las 16:00 una sesión de música, en la que se comparten canciones elegidas por los participantes o se organizan pequeños conciertos con voluntarios. El hecho de tener un horario fijo facilita que todos sepan cuándo y dónde reunirse, lo cual reduce la ansiedad y promueve la asistencia continua.

Entrenamiento en habilidades sociales

▼ Juego de roles para iniciar conversaciones

Organiza un pequeño taller donde las personas simulen distintas situaciones cotidianas: pedir ayuda, saludar a un conocido, invitar a alguien a sentarse a su lado. Se pueden usar frases sencillas como: "¿Te gustaría tomar un té conmigo?" Practicar estas escenas refuerza la confianza de los usuarios en sus propias capacidades comunicativas.

▼ Técnica de la escucha activa con ejercicios divertidos

Proponles que, por turnos, cada uno comparta una breve historia personal mientras el resto escucha sin interrumpir. Luego, pídeles que repitan lo que han entendido de la historia con sus propias palabras. Esto les entrena para prestar más atención y responder adecuadamente a los demás, fortaleciendo así sus relaciones interpersonales.

Uso de lenguaje accesible

▼ Tarjetas con pictogramas o dibujos

Para una persona con deterioro cognitivo o dificultades auditivas, prepara tarjetas ilustradas que indiquen acciones cotidianas (comer, pasear, lavarse las manos) o estados de ánimo (alegría, tristeza, cansancio). Antes de una actividad, muéstrale la tarjeta y acompaña la explicación con frases simples: "Mira, ahora toca comer" en lugar de dar explicaciones largas.

▼ Instrucciones breves y claras

Si organizas un taller de manualidades, en vez de dar una larga lista de pasos, divídelos en instrucciones concretas como: "Primero, recorta este cuadrado. Luego, pega las esquinas. Después, decora con estos rotuladores." Este método ayuda a que nadie se pierda ni se abrumen con demasiada información a la vez.

Fomento de actividades compartidas

▼ Cine-fórum con debate

Selecciona películas cortas o documentales que resulten atractivos para todos. Tras la proyección, pregunta a cada uno qué le gustó más y por qué. Invítalos a comentar sus escenas favoritas o a relacionarlas con recuerdos personales. Así, no solo disfrutan del film, sino que luego mantienen una charla que estrecha lazos.

▼ Taller de cocina participativa

Organiza una sesión para preparar una receta sencilla, como magdalenas o galletas. Cada persona puede encargarse de una parte de la tarea (mezclar la masa, batir huevos, adornar con chocolate...). Además de compartir la satisfacción de comer algo preparado en equipo, se refuerza la colaboración y el intercambio de experiencias (comentarios sobre recetas familiares, recuerdos de la infancia, etc.).

1.2.6 Actividades de acompañamiento y de relación social, individual y grupal

A la hora de fomentar la socialización en una institución sociosanitaria, es fundamental proponer actividades que se ajusten tanto a las capacidades como a los intereses de las personas dependientes. Estas dinámicas pueden ser individuales o grupales, y cada una aporta beneficios diferentes.

A continuación, se detallan algunas propuestas de acompañamiento y relación social que pueden resultar muy enriquecedoras.

1.2.6.1 ACTIVIDADES INDIVIDUALES

▼ **Lectura compartida con un acompañante**

Una buena forma de estimular la mente y crear un momento de intimidad y conexión es leer en voz alta con la persona, ya sea un libro, una revista o una carta de un ser querido. Mientras se realiza esta lectura, se puede comentar el contenido, preguntar qué opina o si le recuerda algo de su vida. Este intercambio favorece la comunicación y trabaja la comprensión.

▼ **Paseos con conversación guiada**

Salir a caminar, aunque sea por los pasillos de la residencia o por el jardín, brinda una oportunidad para hablar de temas cotidianos o de la historia personal de la persona dependiente. Es esencial prestar atención a sus ritmos y mantener un diálogo amable, haciendo preguntas que despierten su interés y sus recuerdos.

▼ **Juegos de mesa adaptados**

Los juegos de mesa pueden estimular la memoria, la agilidad mental y la motricidad fina. Si la persona tiene dificultades de visión o de destreza manual, se pueden buscar versiones con piezas más grandes y colores llamativos. De este modo, además de pasar un rato entretenido, se ejercitan funciones cognitivas y se fomenta la autoestima al permitir que la persona participe de forma activa.

▼ **Sesiones de reminiscencia (recuerdo de vivencias pasadas)**

Conversar sobre fotos antiguas, música de la juventud o cualquier objeto que despierte recuerdos es una técnica muy valiosa para reforzar la identidad y la conexión con la historia de vida. El cuidador o acompañante puede ayudar a contextualizar las anécdotas, reforzando así la comunicación y potenciando la memoria afectiva.

1.2.6.2 ACTIVIDADES GRUPALES

▼ **Talleres de manualidades o cocina**

Reunir a varias personas para realizar manualidades sencillas (como pintar, recortar, elaborar collares) o cocinar recetas básicas es una excelente forma de trabajar la creatividad y la motricidad fina. Además, el hecho de compartir el proceso con otros favorece la cohesión grupal y las conversaciones espontáneas.

▸ **Terapia con animales o música**

Las visitas de perros entrenados para terapia, por ejemplo, pueden animar a las personas a interactuar y a expresar emociones de forma más abierta. Del mismo modo, la música —ya sea cantar en coro, tocar instrumentos sencillos o escuchar melodías de la época de cada uno— genera un ambiente positivo y promueve el acercamiento entre los participantes.

▸ **Sesiones de cine con debate posterior**

Ver una película o documental entre varios usuarios y luego hablar sobre la trama, los personajes o las sensaciones que ha provocado, estimula la reflexión y el intercambio de opiniones. Este tipo de actividad resulta muy divertida y otorga un sentido de pertenencia al grupo.

▸ **Clases de estimulación cognitiva con dinámicas participativas**

Proponer actividades de "gimnasia mental" en grupo, como sopas de letras, crucigramas sencillos o adivinanzas, puede resultar muy motivador. Involucrar a las personas en pequeños concursos o juegos colectivos hace que se sientan activas y parte de un equipo.

▸ **Encuentros intergeneracionales con niños o jóvenes de la comunidad**

Organizar visitas de escolares o universitarios para compartir una tarde de juegos, lectura o simplemente conversar, enriquece a ambas partes. Los más jóvenes se benefician de la experiencia y las historias de vida de los mayores, mientras que las personas dependientes disfrutan de la frescura e innovación que traen las generaciones más jóvenes.

ⓘ INTERESANTE

A continuación, se presentan algunos ejemplos de juegos de mesa adaptados o adaptables, ideales para personas con dificultades de visión, motricidad fina o deterioro cognitivo leve. Cada uno estimula distintas áreas (memoria, agilidad mental, coordinación ojo-mano), a la vez que ofrece la oportunidad de socializar y pasar un rato entretenido:

Juego	Descripción	Adaptación recomendada
Dominó	Clásico juego de emparejar fichas con puntos o números	Fichas grandes con números en lugar de puntos y colores contrastados
Cartas con índices grandes	Uso de naipes con símbolos visibles o juegos como UNO	Barajas con números y colores grandes para personas con baja visión
Bingo con cartones extra	Consiste en marcar números cantados hasta completar una línea o cartón	Cartones y números grandes, uso de micrófono para el canto de números
Memory con imágenes grandes	Buscar parejas de tarjetas idénticas	Tarjetas con imágenes sencillas y alto contraste; versiones personalizadas con fotos familiares
Rummikub con fichas grandes	Combinar números en tríos o escaleras	Fichas de mayor tamaño y colores muy diferenciados
Parchís o Ludo con dados grandes	Avanzar peones según el resultado del dado y llegar a meta	Peones y dados de gran tamaño, tablero con colores llamativos
Ajedrez o Damas con piezas voluminosas	Juego de estrategia por turnos	Tableros con alto contraste, piezas grandes o con relieve

Transmitir información clara y accesible sobre las actividades planificadas fomenta la participación y refuerza la confianza y el compromiso de los usuarios. En este contexto, también es esencial distinguir entre las actividades opcionales, voluntarias y obligatorias, adaptando la forma de comunicación a las capacidades y necesidades de cada persona. ¿Cómo lograr que la información sea clara y motivadora al mismo tiempo? La respuesta está en personalizar los mensajes y proporcionar ejemplos concretos que faciliten la comprensión.

En las instituciones sociales, las actividades pueden clasificarse en tres categorías principales según su carácter: opcionales, voluntarias y obligatorias. Cada una de ellas cumple un propósito específico dentro del bienestar y desarrollo de los usuarios, y la forma de comunicar su importancia y participación debe ser adecuada y respetuosa.

Las **actividades opcionales** son aquellas que están diseñadas para ofrecer un valor añadido al usuario, pero cuya participación no es imprescindible ni obligatoria. Suelen incluir talleres de manualidades, juegos recreativos, proyecciones de películas o charlas culturales. Aunque no son esenciales, estas actividades fomentan el desarrollo personal y el disfrute, ofreciendo a los usuarios una oportunidad para explorar nuevos intereses. La información sobre estas actividades debe ser atractiva y detallada. Por ejemplo, si se organiza un taller de pintura, se pueden utilizar carteles con imágenes llamativas o realizar una breve explicación grupal sobre los beneficios de la actividad. Es importante destacar los posibles beneficios: "¿Te animarías a probar algo nuevo? Este taller puede ser una forma relajante de expresar tu creatividad".

Las **actividades voluntarias** tienen un objetivo más definido en el desarrollo o rehabilitación de los usuarios, pero su participación sigue siendo decisión personal. Estas actividades pueden incluir gimnasia suave, terapias grupales o clases de habilidades prácticas, como cocina o jardinería.

A la hora de comunicar estas actividades, es fundamental enfatizar cómo pueden contribuir al bienestar del usuario sin ejercer presión. Por ejemplo, "Esta clase de gimnasia está diseñada para ayudarte a mejorar tu movilidad y sentirte más fuerte. ¿Te gustaría probarla? Siempre puedes ir a tu ritmo." Es útil utilizar ejemplos de otros usuarios que hayan participado y hayan tenido resultados positivos, fomentando una actitud abierta hacia la participación.

Las **actividades obligatorias** son aquellas consideradas esenciales para garantizar la salud, el bienestar o la seguridad del usuario. Incluyen aspectos como la higiene personal, la administración de medicamentos o sesiones de rehabilitación prescritas por el equipo médico. Estas actividades no son negociables, ya que son necesarias para mantener la calidad de vida de los usuarios.

Para transmitir esta información, es importante ser claros y respetuosos, explicando por qué la actividad es indispensable. Por ejemplo, "Este ejercicio es parte de tu rehabilitación y ayudará a fortalecer tus articulaciones. Es importante que lo hagamos juntos para que te sientas mejor cada día". Además, siempre que sea posible, se debe buscar la colaboración del usuario en lugar de imponer la actividad, mostrando empatía y adaptando la intervención a sus capacidades.

Contexto	Tipo de actividad	Ejemplo de actividad	Forma de transmisión
Residencia de mayores con enfoque recreativo	Opcional	Taller de pintura, proyección de películas, charlas culturales	Utilizar carteles llamativos, explicaciones grupales atractivas y destacar beneficios como la creatividad o el disfrute: "¿Te animas a probar algo nuevo?"
Centro de día para personas con movilidad reducida	Voluntaria	Clase de gimnasia suave, taller de jardinería, terapia grupal	Explicar cómo la actividad puede beneficiar al usuario, usar ejemplos positivos: "Esta clase mejorará tu movilidad. ¿Te gustaría intentarlo? Siempre puedes ir a tu ritmo
Centro de rehabilitación física	Obligatoria	Sesión de fisioterapia, administración de medicamentos, ejercicios prescritos	Explicar de forma clara y respetuosa la importancia: "Este ejercicio ayudará a fortalecer tus músculos. Es importante que lo hagamos para tu recuperación. ¿Lo hacemos juntos?"

Contexto	Tipo de actividad	Ejemplo de actividad	Forma de transmisión
Programa comunitario de integración	Opcional	Actividades culturales, como visitas guiadas, talleres de cocina	Informar con folletos o charlas explicativas, destacando oportunidades de socialización: "Esta actividad te permitirá conocer más personas y aprender algo nuevo. ¿Te animas?"
Institución terapéutica	Voluntaria	Terapia ocupacional, clases de habilidades prácticas, como costura o cocina	Resaltar beneficios específicos para el bienestar del usuario, promoviendo una actitud abierta: "Esta clase puede ayudarte a ser más independiente. ¿Qué te parece intentarlo?"
Unidad de cuidados intensivos o médicos	Obligatoria	Administración de medicamentos, cuidados de higiene personal, seguimiento de rehabilitación	Comunicación directa y empática, explicando la necesidad: "Este procedimiento es importante para tu salud. Te ayudará a sentirte mejor y mantenerte en forma. Estamos aquí para apoyarte"
Centro educativo con actividades extracurriculares	Opcional	Talleres de música, deporte recreativo, club de lectura	Crear anuncios atractivos y dar detalles durante reuniones informativas: "¿Te gustaría explorar tu creatividad en el taller de música? Es una gran forma de relajarte y aprender"

Contexto	Tipo de actividad	Ejemplo de actividad	Forma de transmisión
Clínica de rehabilitación cognitiva	Voluntaria	Ejercicios de memoria, juegos interactivos para estimulación cognitiva	Motivar destacando resultados positivos de otros participantes: "Estos juegos ayudan a mejorar la memoria. Otros usuarios han notado mejoras. ¿Te gustaría probar?"
Servicio de atención domiciliaria	Obligatoria	Cambios posturales, seguimiento de dieta personalizada, ejercicios de fisioterapia	Hablar con empatía y adaptar la comunicación: "Este ejercicio forma parte de tu recuperación y es importante para que te sientas más fuerte. ¿Quieres intentarlo conmigo?"

1.2.7 Medios y recursos: aplicaciones de las nuevas tecnologías, recursos del entorno

Las nuevas tecnologías y los recursos comunitarios pueden jugar un papel clave en la socialización de las personas dependientes.

1.2.7.1 APLICACIONES TECNOLÓGICAS

Videollamadas

Permiten a las personas mantenerse en contacto con familiares y amigos que no pueden visitarlas con frecuencia. Usar WhatsApp, Zoom o Skype para que una persona mayor pueda hablar con sus nietos que viven lejos. Imagínate a una abuela en la residencia, encendiendo la tablet con la ayuda de su cuidador y saludando a su familia en tiempo real. Esta experiencia rompe la barrera de la distancia y ayuda a que la persona se sienta más conectada.

Juegos interactivos

Plataformas digitales pueden servir como estimulación cognitiva y social. Una residencia que organiza sesiones de Wii Bowling (con la consola Nintendo Wii), donde las personas dependientes pueden participar en un juego virtual de bolos. Este tipo de actividad fomenta la motricidad, el trabajo en equipo y además resulta muy entretenida. Otra opción es el uso de aplicaciones como Lumosity o Fit Brains, que ofrecen ejercicios mentales interactivos para mantener la agilidad cognitiva.

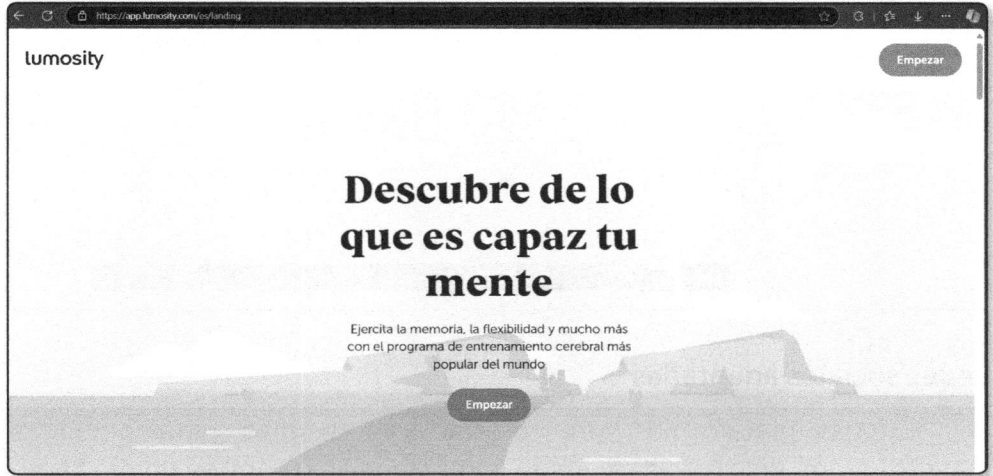

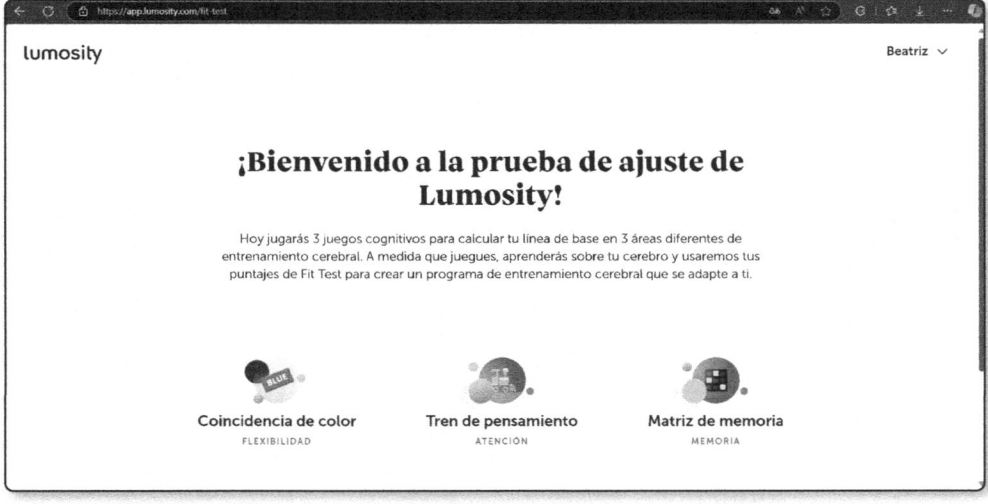

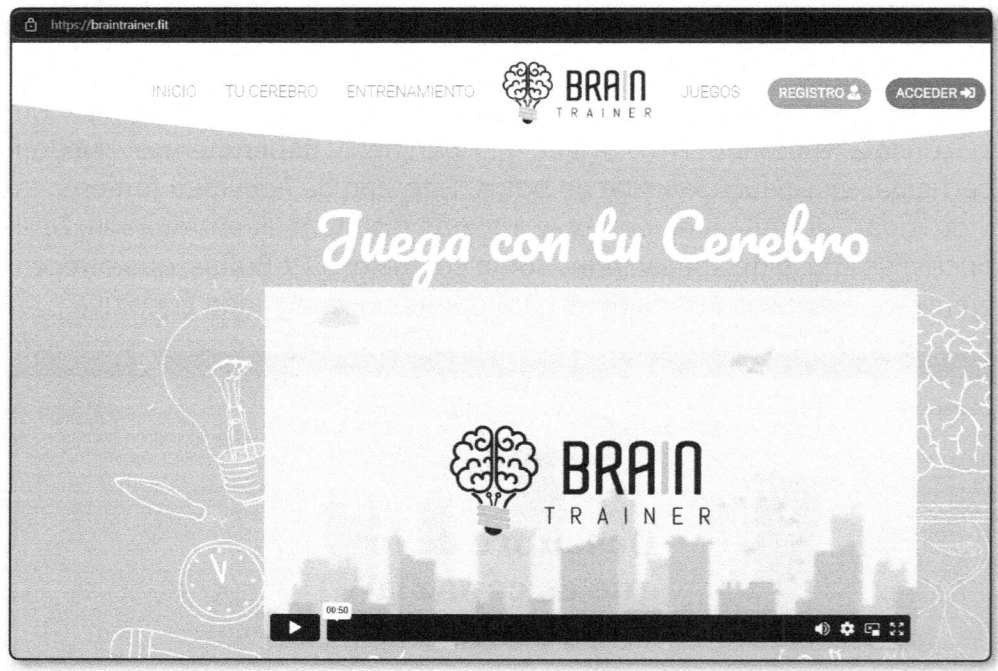

Redes sociales adaptadas

Existen plataformas con interfaces accesibles para personas mayores o con discapacidad. Algunas residencias o centros de día crean grupos privados en Facebook con letra grande y menús sencillos para facilitar el acceso a personas con dificultades visuales o con escaso conocimiento digital. Allí se comparten fotos de las actividades del día, mensajes de ánimo entre residentes y familiares, o simplemente se publican eventos próximos.

Asistentes virtuales

Pueden facilitar la comunicación para personas con problemas del habla o movilidad reducida. El uso de dispositivos como Alexa (Amazon Echo) o Google Home puede ser de gran ayuda para personas con movilidad reducida. Con un simple comando de voz pueden llamar a un familiar, preguntar por las noticias o encender la televisión. Así, no necesitan desplazarse ni depender siempre de otras personas para realizar tareas cotidianas.

1.2.7.2 RECURSOS DEL ENTORNO

Centros de día

Espacios donde se organizan actividades grupales para fomentar la interacción. El "Centro de Día Municipal" de muchas localidades ofrece desayunos grupales, talleres de manualidades y clases de gimnasia suave. Las personas dependientes acuden acompañadas por cuidadores o familiares y, allí, interactúan con otros usuarios, participan en actividades organizadas por terapeutas ocupacionales y profesionales de la salud, y se sienten parte de una comunidad.

Bibliotecas y centros culturales

Suelen ofrecer actividades adaptadas para personas con dependencia. Algunas bibliotecas cuentan con clubes de lectura adaptados, donde se emplean audiolibros o libros en letra grande para personas con problemas de visión. También organizan encuentros literarios, charlas o exposiciones a las que los usuarios pueden asistir, fomentando así la salida del centro y la interacción con otras personas de la comunidad.

Asociaciones de voluntariado

Muchos programas incluyen visitas y acompañamiento para evitar la soledad. La Cruz Roja, Cáritas o fundaciones como "Amigos de los Mayores" suelen organizar programas de acompañamiento donde voluntarios visitan periódicamente a personas dependientes.

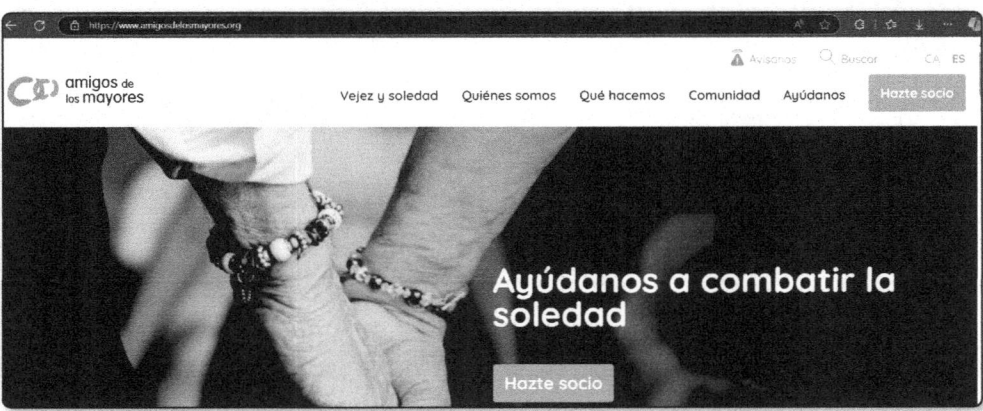

Les ayudan con la compra, los sacan a pasear o simplemente charlan con ellas. Esto reduce la sensación de aislamiento y brinda un apoyo emocional muy valioso.

Programas intergeneracionales

Conectan a personas mayores o dependientes con niños y jóvenes, fomentando el aprendizaje mutuo y el apoyo emocional. Iniciativas como "Adopta un Abuelo" o encuentros promovidos por colegios y residencias, donde estudiantes visitan a personas mayores para realizar actividades conjuntas. Juntos pueden compartir cuentos, aprender manualidades tradicionales, intercambiar experiencias o simplemente conversar. Estos programas son altamente enriquecedores para ambas partes, ya que los jóvenes aprenden de la sabiduría de los mayores y los mayores se contagian de la energía de los más jóvenes.

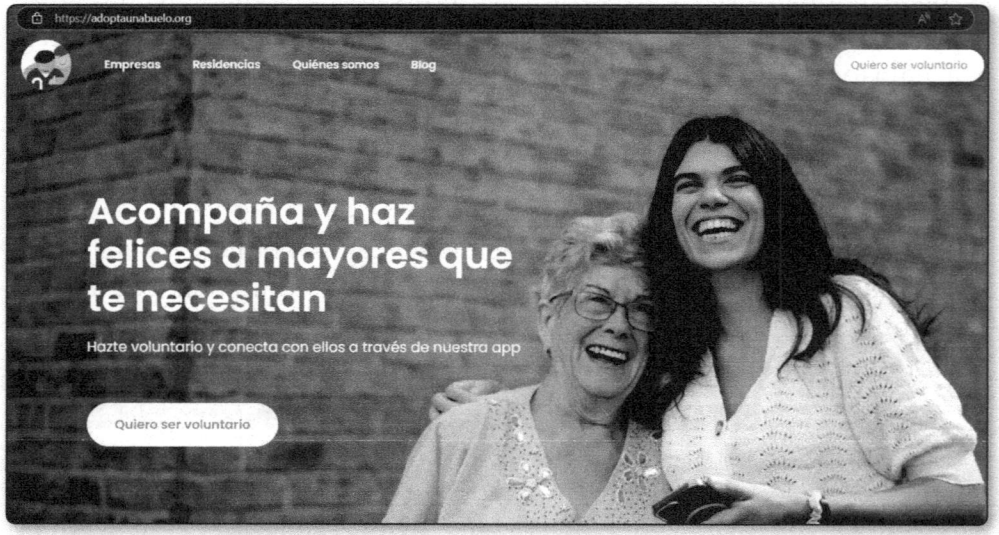

Sabías que...

La soledad en las personas mayores es una realidad que afecta tanto a su bienestar emocional como a su salud física. Para combatir este aislamiento, existen programas de acompañamiento que ofrecen apoyo, compañía y oportunidades para la socialización. Amigos de los Mayores y Adopta un Abuelo son dos iniciativas que han logrado conectar a voluntarios con personas mayores que necesitan compañía, ya sea a través de visitas presenciales o mediante llamadas telefónicas.

Estas organizaciones trabajan con el objetivo de que ninguna persona mayor se sienta olvidada. A través de visitas semanales, llamadas de apoyo y actividades de socialización, se busca generar vínculos afectivos que mejoren su calidad de vida y refuercen su sentido de pertenencia. Además, permiten que personas con poco tiempo, pero con ganas de ayudar, participen desde casa mediante llamadas o incluso videollamadas.

El programa de acompañamiento de Amigos de los Mayores ofrece a las personas mayores la posibilidad de recibir visitas semanales de un voluntario, ya sea en su domicilio, residencia o incluso en el hospital. Estas visitas de dos horas no solo les permiten romper la rutina del aislamiento, sino que, con el tiempo, generan una relación de confianza y afecto. También cuentan con el programa Llamadas Amigas, que garantiza contacto telefónico frecuente para quienes no pueden recibir visitas en persona.

Por su parte, Adopta un Abuelo propone una iniciativa similar, en la que voluntarios pueden "adoptar" a un abuelo o abuela y acompañarlo a través de visitas presenciales o llamadas online. Esta organización permite elegir entre más de 300 residencias en toda España y también ofrece la opción de voluntariado digital a través de su aplicación, asegurando que cualquier persona pueda participar sin importar dónde viva.

Además del acompañamiento individual, ambas iniciativas organizan actividades que facilitan la socialización y la integración de las personas mayores en la comunidad. Desde talleres de manualidades y lectura, hasta sesiones de baile o excursiones, estas dinámicas permiten a los mayores salir de su entorno habitual, hacer nuevas amistades y recuperar el placer de compartir experiencias con otras personas.

Un claro ejemplo de esto es el programa Verano en Compañía de Amigos de los Mayores, que organiza actividades recreativas y encuentros en épocas donde la soledad se acentúa, como las vacaciones. También destaca la iniciativa La Bufanda de la Yaya, un proyecto donde las personas mayores tejen bufandas de forma colectiva mientras conversan y comparten vivencias, generando un espacio de intercambio intergeneracional.

Muchas de las personas mayores atendidas por estos programas sienten una gran tristeza en fechas señaladas, como Navidad o festividades tradicionales, ya que les recuerdan momentos felices con seres queridos que ya no están. Para evitar que estas fechas se conviertan en un periodo de aislamiento, Amigos de los Mayores organiza encuentros en celebraciones como Las Fallas, Sant Jordi o San Juan, brindándoles la oportunidad de vivir estas festividades en compañía y sentirse parte de la comunidad.

Por otro lado, Adopta un Abuelo ha ido un paso más allá con su programa de cumplimiento de sueños, donde una vez al mes intentan hacer realidad un deseo especial de una persona mayor. Esto puede ir desde visitar un lugar significativo hasta reencontrarse con un familiar que no ha visto en mucho tiempo. Es una forma de demostrarles que aún tienen ilusiones por cumplir y que hay personas dispuestas a ayudarles a hacerlo realidad.

Ambos programas ofrecen distintas maneras de involucrarse. En Adopta un Abuelo, se puede optar por voluntariado presencial en residencias, voluntariado digital mediante llamadas, participar en eventos organizados para los mayores o incluso colaborar económicamente con donaciones para financiar las actividades.

Por otro lado, Amigos de los Mayores permite a los voluntarios acompañar presencialmente a una persona mayor, participar en grupos de tertulia en los domicilios de aquellos que no pueden salir o sumarse a las llamadas de acompañamiento. También trabajan en colaboración con otras entidades para ampliar la red de apoyo y participación social de los mayores.

Recurso

Lista de 15 juegos diseñados para fomentar el uso de tecnologías en personas dependientes. Estos juegos están adaptados para mejorar la interacción con dispositivos digitales, la confianza en el uso de la tecnología y la autonomía en entornos digitales.

1. Encuentra la imagen

   - Descripción: se muestra una imagen en un dispositivo (tablet, móvil u ordenador) y la persona debe buscar una imagen similar en internet.

   - Objetivo: mejora la navegación web, la coordinación visual y la memoria.

2. El mensaje misterioso

   - Descripción: se envía un mensaje de texto a la persona con una pista. Debe responder para recibir la siguiente hasta completar una serie de desafíos.

   - Objetivo: refuerza la habilidad para usar el teclado y los mensajes de texto.

3. La llamada de emergencia

   - Descripción: se simula una llamada a un contacto de emergencia en el móvil o un asistente virtual, siguiendo pasos guiados.

   - Objetivo: potencia la seguridad digital y el uso de teléfonos móviles en emergencias.

4. El reto del asistente virtual

   - Descripción: se le pide a la persona que haga preguntas o solicitudes a un asistente virtual como Alexa, Siri o Google Assistant.

   - Objetivo: fomenta la interacción con tecnología de voz y la independencia en la búsqueda de información.

5. Reconoce los iconos

   - Descripción: se presentan diferentes iconos de aplicaciones y la persona debe adivinar su función y probar su uso.

   - Objetivo: mejora la comprensión de interfaces digitales y la identificación de aplicaciones útiles.

6. Sube tu foto

   - Descripción: se toma una foto con un móvil o tablet y la persona debe aprender a enviarla por WhatsApp o correo electrónico.

   - Objetivo: desarrolla la autonomía en el uso de aplicaciones de mensajería.

7. Explora Google Maps

   - Descripción: se elige un lugar familiar y la persona debe buscarlo en Google Maps, explorarlo con Street View e identificar puntos de referencia.

   - Objetivo: refuerza la orientación espacial y la navegación digital.

8. El video en la nube

   - Descripción: se graba un vídeo corto y se aprende a guardarlo en la nube o enviarlo por una app.

   - Objetivo: enseña a gestionar archivos digitales y el almacenamiento en la nube.

9. Adivina el sonido digital

   - Descripción: se reproducen sonidos de notificaciones, tonos de llamada y alertas y la persona debe identificar su función.

   - Objetivo: facilita la adaptación al entorno digital y el reconocimiento de alertas importantes.

10. Escribe tu nombre en grande

   - Descripción: se usa un programa como Word, Notas o Paint para que la persona escriba su nombre y lo decore con colores y estilos.

- Objetivo: fomenta la familiarización con el teclado y la escritura digital.

11. La videollamada sorpresa

- Descripción: se realiza una videollamada con un ser querido, guiando a la persona para que aprenda a responder o hacer llamadas por Zoom, WhatsApp o Skype.

- Objetivo: mejora la interacción social a distancia y el manejo de videollamadas.

12. Busca tu canción favorita

- Descripción: se usa YouTube o Spotify para buscar una canción específica y agregarla a una lista de reproducción.

- Objetivo: facilita el acceso a contenido multimedia y el entretenimiento digital.

13. El emoji correcto

- Descripción: se presenta una situación cotidiana y la persona debe elegir el emoji que mejor la represente en un chat.

- Objetivo: refuerza la expresión digital y la comprensión de símbolos modernos.

14. Ordena los contactos

- Descripción: se enseña a la persona a agregar, eliminar o editar contactos en su móvil.

- Objetivo: fomenta la gestión digital y la organización en el uso del teléfono.

15. Caza el código QR

- Descripción: se esconden códigos QR en la habitación o la institución. La persona debe escanearlos con un móvil o tablet para descubrir mensajes o premios.

- Objetivo: introduce la interacción con la tecnología de escaneo y el acceso rápido a información.

1.3 UTILIZACIÓN DEL AMBIENTE COMO FACTOR FAVORECEDOR DE LA AUTONOMÍA PERSONAL, COMUNICACIÓN Y RELACIÓN SOCIAL

En el ámbito sociosanitario, el entorno donde vive o recibe atención una persona dependiente es mucho más que un simple espacio físico: se convierte en un elemento clave para fomentar su independencia y bienestar. La forma en que se distribuyen los muebles, la decoración que se elige y los materiales a disposición pueden marcar la diferencia en el día a día de la persona, ayudándole no solo a desenvolverse con mayor facilidad, sino también a sentirse motivada para interactuar y comunicarse. Por ello, cuidar el ambiente y adaptarlo a sus necesidades se traduce en una mejor calidad de vida y una participación más activa de la persona en su propio entorno.

1.3.1 Elementos espaciales y materiales: distribución, presentación

El lugar donde se mueven y pasan la mayor parte del tiempo las personas dependientes influye de forma directa en su nivel de autonomía y en la manera en que se relacionan con los demás.

A la hora de organizar un espacio, conviene tener presentes algunos aspectos:

- **Distribución accesible**: facilitar la circulación eliminando obstáculos y colocando el mobiliario de manera que los pasillos y zonas de paso estén libres. Además, se deben incorporar puntos de apoyo (barandillas, asideros) que ayuden a la movilidad y la seguridad.

- **Ubicación estratégica de materiales**: es importante que todo aquello que la persona necesite (agua, pañuelos, libros, mandos, teléfono...) esté a su alcance o en lugares que pueda localizar con facilidad. Si dependemos de sillas de ruedas o andadores, que la altura de los muebles sea la adecuada.

- **Presentación clara y ordenada**: mantener un orden coherente ayuda a reducir la confusión, sobre todo en personas con deterioro cognitivo. Una señalización sencilla (con colores, pictogramas o letras grandes) puede resultar muy útil.

Por ejemplo...

A continuación, se presenta una lista de situaciones específicas y la acción correcta para cada una, en el contexto de la distribución y presentación de elementos espaciales y materiales en instituciones sociosanitarias:

Distribución accesible

- ▸ Situación: un pasillo está bloqueado parcialmente por sillas o muebles innecesarios.
  - Acción correcta: retirar los obstáculos y asegurarse de que el espacio quede libre para permitir un paso fluido, especialmente para sillas de ruedas o andadores.
- ▸ Situación: una persona con movilidad reducida necesita apoyarse al caminar, pero no hay barandillas en el pasillo.
  - Acción correcta: instalar barandillas a lo largo de los pasillos y puntos estratégicos para ofrecer mayor seguridad y facilitar el desplazamiento.
- ▸ Situación: un residente con bastón tiene dificultades para cruzar una habitación debido a una alfombra que se desliza fácilmente.
  - Acción correcta: reemplazar la alfombra por una antideslizante o fijarla al suelo para evitar tropiezos y caídas.
- ▸ Situación: en el área común, los sofás y sillas están muy juntos, lo que dificulta la movilidad de personas con sillas de ruedas.
  - Acción correcta: redistribuir los muebles dejando suficiente espacio entre ellos para permitir el movimiento cómodo de todos los residentes.

Ubicación estratégica de materiales

- ▸ Situación: una persona mayor con artritis tiene dificultades para alcanzar su teléfono móvil porque siempre lo dejan en una mesa baja.

- Acción correcta: colocar el teléfono en una superficie accesible a la altura de la persona, o proporcionar una mesa auxiliar regulable.

▶ Situación: un residente en silla de ruedas no puede alcanzar los libros en la biblioteca del centro porque están en estantes altos.

- Acción correcta: reorganizar los libros de manera que los más utilizados queden en estanterías accesibles o facilitar un sistema de ayuda, como cestas móviles con lecturas populares.

▶ Situación: en el comedor, los utensilios para comer están dispersos, lo que hace que algunas personas no los encuentren fácilmente.

- Acción correcta: organizar los cubiertos y platos en un área designada y señalizarla con iconos claros para facilitar su identificación.

▶ Situación: durante una actividad de manualidades, los materiales están mezclados y los participantes tienen dificultades para encontrar lo que necesitan.

- Acción correcta: separar los materiales en cajas etiquetadas y colocarlas en un área accesible para que cada persona pueda tomar lo que necesite sin esfuerzo.

Presentación clara y ordenada

▶ Situación: una persona con deterioro cognitivo tiene problemas para orientarse en la residencia porque todos los pasillos lucen iguales.

- Acción correcta: colocar carteles con colores llamativos y pictogramas en las puertas de habitaciones y áreas comunes para ayudar a la orientación.

▼ Situación: un residente confunde los baños con otras habitaciones porque no hay señalización clara.

- Acción correcta: colocar pictogramas o señales grandes y bien iluminadas en las puertas de los baños para facilitar su identificación.

▼ Situación: en el área de comedor, las mesas y sillas están desordenadas después de cada comida, generando confusión para los siguientes residentes.

- Acción correcta: establecer un sistema donde el personal reorganice las mesas después de cada turno y utilice señalización sencilla para indicar los espacios disponibles.

▼ Situación: un residente con pérdida de memoria olvida dónde están sus objetos personales y se frustra al no encontrarlos.

- Acción correcta: etiquetar sus pertenencias con nombres o colores específicos y establecer un lugar fijo para cada objeto para que le sea más fácil recordarlo.

1.3.2 Decoración de espacios

La decoración no es un lujo superfluo, sino un recurso que influye en el estado de ánimo y la motivación de las personas.

Más allá de lo estético, la decoración cumple con un propósito terapéutico y emocional. Uno de los aspectos más influyentes es el **uso de los colores**. Los tonos suaves como **beige, azul claro o verde pastel** generan una **atmósfera de calma y seguridad**, ideales para dormitorios o salas de descanso. Los **colores vivos como rojo o amarillo** pueden aportar **energía y dinamismo** en espacios destinados a la actividad y la interacción social. La clave está en **adaptar la paleta cromática** a la función del espacio y a las necesidades de los residentes.

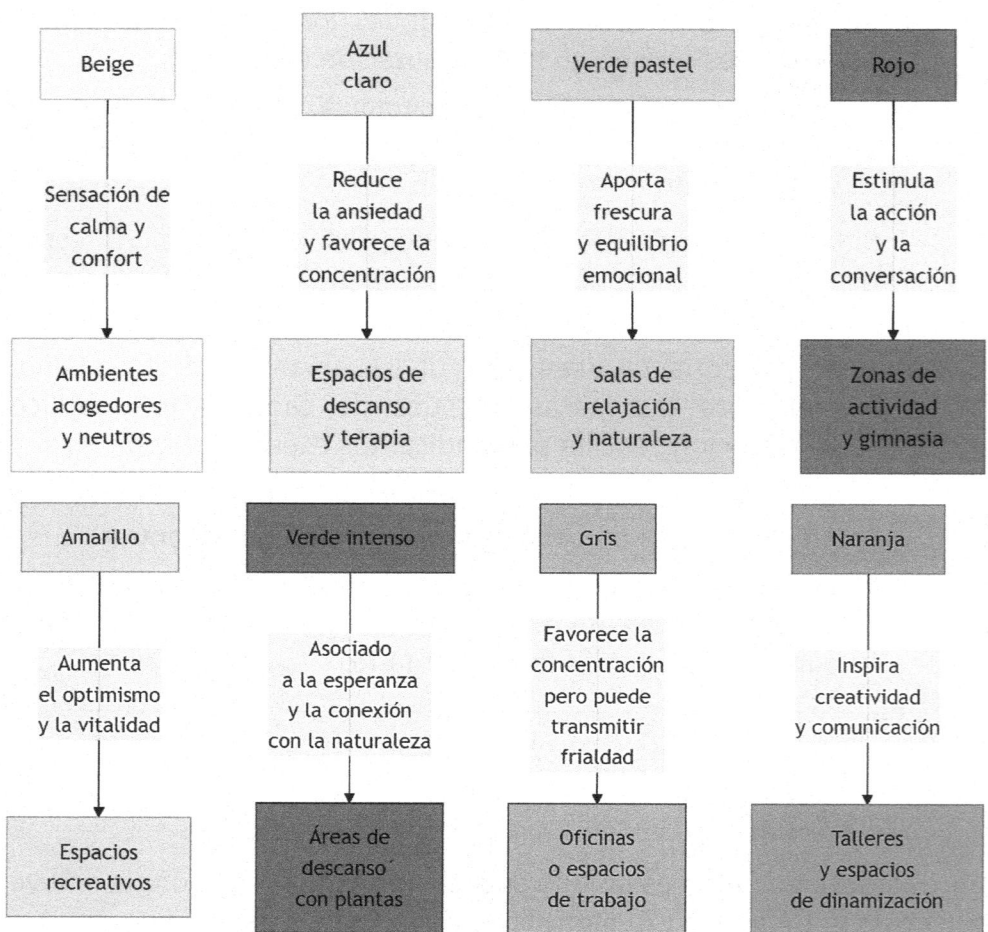

Además de los colores, como ya sabemos los **elementos personales** refuerzan la **sensación de pertenencia y comodidad**. Tener en su habitación **fotografías familiares, recuerdos u objetos con valor sentimental** ayuda a crear un ambiente más cálido y familiar. En personas con **deterioro cognitivo**, rodearse de elementos conocidos aporta **seguridad y estabilidad emocional**.

La **iluminación** influye en la **visibilidad, la seguridad y el estado de ánimo**. La **luz natural** contribuye a **regular el ciclo del sueño** y mejora el bienestar general. En espacios cerrados o durante la noche, una **iluminación cálida y uniforme** reduce la sensación de frialdad y hace que el entorno sea más acogedor.

A continuación, se detallan los tipos de luz más adecuados para cada zona:

1. Zonas de descanso y habitaciones individuales
Tipo de luz: cálida y regulable (2700K–3000K).
Motivo: la luz cálida genera una sensación de confort y tranquilidad, ideal para favorecer la relajación antes de dormir. Contar con reguladores de intensidad o lámparas de lectura permite ajustar la luz a las necesidades de cada momento.
Ejemplo: lámparas de mesilla con bombillas LED de tono cálido y luz tenue en el techo para evitar deslumbramientos nocturnos.
2. Pasillos y zonas de tránsito
Tipo de luz: neutra y bien distribuida (3500K–4000K).
Motivo: se necesita buena visibilidad para evitar caídas, sin que la luz sea demasiado fría ni molesta. Se recomienda una iluminación continua y uniforme, sin cambios bruscos de intensidad para no desorientar a las personas con deterioro cognitivo.
Ejemplo: focos empotrados o luces de pared con intensidad media, además de luces guía en el suelo para las noches.
3. Salas de estar y zonas de socialización
Tipo de luz: cálida o neutra, difusa y envolvente (3000K–3500K).
Motivo: un ambiente acogedor y relajante favorece la comunicación y el bienestar. La luz no debe ser demasiado intensa ni generar sombras marcadas, por lo que es preferible una iluminación uniforme con varios puntos de luz indirectos.
Ejemplo: lámparas de techo con difusores, luces de pared y algunas lámparas de pie para crear un entorno agradable.
4. Comedores y zonas de alimentación
Tipo de luz: neutra e intensa (3500K–4500K).
Motivo: se requiere buena visibilidad para que las personas puedan ver con claridad los alimentos y facilitar su alimentación, sobre todo en aquellas con problemas de visión. La luz debe ser suficiente, pero sin deslumbrar.
Ejemplo: luminarias de techo con luz blanca neutra bien distribuida.
5. Baños y aseos
Tipo de luz: blanca neutra y sin sombras (4000K–4500K).
Motivo: se necesita máxima visibilidad y seguridad para evitar accidentes. La luz debe ser lo suficientemente brillante y bien distribuida para que no queden zonas oscuras o con sombras que puedan generar desorientación.

Ejemplo: focos LED empotrados en el techo y luces alrededor del espejo para mejorar la visibilidad en el cuidado personal.

6. Espacios de terapia y actividades cognitivas

Tipo de luz: neutra o fría, uniforme y focalizada (4000K–5000K).

Motivo: se necesita una iluminación clara y estimulante para favorecer la concentración y la realización de tareas. En talleres de manualidades, juegos de mesa o lectura, la luz debe permitir ver con detalle sin generar fatiga visual.

Ejemplo: lámparas de techo con luz blanca fría, combinadas con iluminación dirigida en las mesas de trabajo.

7. Jardines y zonas exteriores

Tipo de luz: natural durante el día y cálida indirecta por la noche (2700K–3000K).

Motivo: durante el día, se debe aprovechar al máximo la luz natural, ya que favorece la regulación del ciclo circadiano. En la noche, la luz debe ser tenue y acogedora, evitando luces demasiado intensas que puedan alterar el descanso.

Ejemplo: farolas bajas con luz cálida y sensores de movimiento para mejorar la seguridad sin crear contaminación lumínica.

Los **toques de naturaleza** también generan un efecto positivo. **Plantas, flores o imágenes de paisajes** aportan **frescura y serenidad**. Siempre que sea viable, es mejor optar por **plantas naturales**, ya que **mejoran la calidad del aire** y transmiten **sensación de vitalidad**. Un espacio bien decorado y pensado para el bienestar **mejora la calidad de vida**, favoreciendo el **confort emocional y la integración en el entorno**.

Además, el entorno físico debe estar diseñado y organizado de manera que facilite la movilidad, fomente la interacción social y proporcione un ambiente acogedor y funcional. Pero, ¿cómo se consigue un espacio adaptado y seguro para todos los usuarios? La respuesta radica en combinar planificación, accesibilidad y adaptabilidad a las necesidades individuales.

La accesibilidad es una prioridad en cualquier institución que atienda a personas dependientes. Los espacios deben estar libres de barreras arquitectónicas, como escalones o pasillos estrechos, que dificulten el movimiento de los usuarios, especialmente aquellos con movilidad reducida. La instalación de rampas, elevadores y pasamanos garantiza que todas las áreas sean accesibles para personas que utilicen sillas de ruedas, andadores o bastones.

Además, es importante organizar los espacios de forma que se facilite la orientación de los usuarios. Por ejemplo, utilizar señalizaciones claras y visibles, tanto con texto como con símbolos, ayuda a las personas con discapacidades cognitivas o visuales a identificar las diferentes áreas, como baños, salas de actividades o comedores. Un entorno ordenado y bien señalizado proporciona una mayor sensación de seguridad y confianza a los usuarios.

El mobiliario de las instituciones debe adaptarse a las características de las personas dependientes, considerando su edad, capacidades físicas y necesidades específicas:

Tipo de mobiliario	Adaptación según la característica del usuario	Ejemplo
Sillas y mesas	Sillas con apoyabrazos para facilitar el levantarse, ajustables en altura y estables. Mesas regulables en altura y con espacio suficiente para sillas de ruedas	Mesas para actividades grupales o para alimentación en comedores. Sillas ergonómicas en zonas comunes
Camas	Camas articuladas con controles eléctricos, barandillas ajustables y colchones antiescaras	Camas para usuarios encamados o con riesgo de úlceras por presión
Sofás y sillones	Sofás con altura adecuada para evitar esfuerzo al levantarse, asientos reclinables y reposapiés integrados	Sillones en áreas de descanso o en habitaciones privadas
Andadores y ayudas técnicas	Andadores con ruedas y frenos, bastones ajustables y muletas con mangos anatómicos	Ayudas para usuarios con problemas de equilibrio o movilidad reducida
Armarios y estanterías	Armarios con puertas correderas para facilitar el acceso, estanterías con altura accesible y cajones de fácil apertura	Armarios en habitaciones o espacios comunes para guardar pertenencias personales

Tipo de mobiliario	Adaptación según la característica del usuario	Ejemplo
Mesas auxiliares	Mesas con ruedas y tableros inclinables para leer, escribir o comer en la cama	Mesas utilizadas por usuarios encamados o en sesiones terapéuticas individuales
Barras de apoyo y pasamanos	Instaladas en baños, pasillos y zonas comunes para garantizar seguridad al caminar o levantarse	Barras en los laterales de pasillos o junto a inodoros y duchas
Sillas de ruedas	Modelos manuales y eléctricas con funciones específicas como bipedestación o reclinación	Sillas utilizadas para el traslado dentro de las instalaciones o para actividades al aire libre
Escritorios adaptados	Superficies amplias con espacio para piernas y altura regulable para usuarios en silla de ruedas	Escritorios en salas de terapia ocupacional o áreas de estudio
Mesas de comedor	Superficies amplias y resistentes, con suficiente espacio para acomodar sillas de ruedas o ayudas técnicas	Mesas en comedores adaptados para usuarios con diferentes niveles de movilidad
Taburetes y bancos	Con patas antideslizantes, reposapiés ajustables y respaldo ergonómico	Taburetes en zonas de descanso o bancos en áreas al aire libre
Mobiliario de almacenamiento	Cajoneras y módulos apilables con asas amplias y acceso frontal para facilitar el uso	Almacenamiento de materiales de actividades o pertenencias personales en zonas comunes
Camas infantiles adaptadas	Con bordes acolchados, alturas ajustables y sistemas de seguridad como barandillas abatibles	Camas para niños en instituciones pediátricas o en áreas especializadas
Butacas de relax	Con sistema de reclinación automática, soporte lumbar y reposacabezas ajustable	Utilizadas en áreas de descanso o para sesiones de relajación terapéutica

Tipo de mobiliario	Adaptación según la característica del usuario	Ejemplo
Mesas de terapia grupal	Mesas modulares para adaptarse al número de participantes y con superficies lisas y fáciles de limpiar	Espacios de talleres grupales de manualidades, dinámicas o juegos
Equipos de almacenamiento móvil	Carros con ruedas para transportar materiales de actividades, medicación o equipos médicos	Transporte de útiles entre diferentes áreas de la institución
Mobiliario de baño	Sillas de ducha con respaldo y altura regulable, taburetes impermeables y ayudas para transferencias	Uso en baños para usuarios con movilidad reducida o necesidades especiales
Sillas elevadoras	Dispositivos que ayudan a los usuarios a incorporarse o sentarse con mayor facilidad	Instaladas en zonas de descanso o en áreas terapéuticas
Paneles de almacenamiento visual	Tableros para organizar materiales, con etiquetas visuales para facilitar la identificación de objetos	Uso en talleres o salas de manualidades para mantener el orden
Carros de comida	Con bandejas y ruedas para servir alimentos de manera segura y eficiente	Uso en comedores para transporte de alimentos hacia las mesas

La correcta disposición del mobiliario también es clave para evitar accidentes. Por ejemplo, las mesas y sillas no deben obstaculizar los pasillos, y las zonas de paso deben tener suficiente espacio para el movimiento de sillas de ruedas o grúas.

Un ambiente equilibrado incluye tanto zonas para actividades grupales como áreas de descanso. Las salas comunes deben ser amplias y flexibles, permitiendo organizar talleres, reuniones o actividades recreativas sin que el mobiliario sea un obstáculo. Por otro lado, es fundamental disponer de espacios tranquilos donde los usuarios puedan descansar o relajarse, especialmente después de actividades físicas o emocionales intensas.

El diseño de estos espacios debe fomentar la interacción social. Por ejemplo, distribuir las sillas en círculos o semicírculos facilita la comunicación durante las actividades grupales. A su vez, ofrecer rincones individuales con butacas cómodas y buena iluminación permite a los usuarios disfrutar de momentos de tranquilidad, como leer o escuchar música.

La seguridad es un aspecto esencial en la distribución de los espacios y mobiliario. Todas las áreas deben estar libres de elementos que puedan representar un peligro, como cables sueltos, alfombras resbaladizas o muebles con esquinas afiladas. Los pasillos deben tener suficiente iluminación y contar con luces de emergencia para garantizar la visibilidad en todo momento.

En las zonas húmedas, como baños y duchas, se deben instalar suelos antideslizantes y barras de apoyo para prevenir caídas. Además, el mobiliario en estas áreas debe estar diseñado para resistir condiciones de humedad y facilitar la limpieza.

La distribución y adecuación de espacios no es un proceso estático. Es importante realizar evaluaciones periódicas para identificar posibles mejoras y adaptaciones necesarias. Por ejemplo, si un usuario presenta nuevas necesidades, como la incorporación de una silla de ruedas, el entorno debe ajustarse para garantizar su comodidad y autonomía.

1.3.3 Diseño y elaboración de materiales

Para facilitar la comunicación y la participación de las personas dependientes, a menudo se requiere la creación de materiales adaptados. Este diseño debe ser práctico, funcional y acorde a las limitaciones y capacidades de cada persona.

Materiales didácticos sencillos

Por ejemplo, fichas, tarjetas con pictogramas o textos claros que faciliten la expresión y la comprensión.

Para crear materiales didácticos adaptados para personas dependientes, es fundamental asegurarse de que sean **claros, accesibles y**

funcionales. Para ello, es recomendable utilizar **pictogramas universales**, imágenes sencillas y textos con **letra grande y fácil de leer**, evitando fuentes decorativas que puedan dificultar la comprensión. Además, los colores deben usarse estratégicamente: por ejemplo, un fondo claro con texto oscuro mejora la legibilidad, mientras que el uso de códigos de color puede ayudar a organizar la información. Es importante reducir al mínimo la cantidad de elementos en cada tarjeta o ficha para evitar sobrecargar la información y hacer que el mensaje sea más fácil de procesar.

El formato físico también debe adaptarse a las necesidades de cada persona. Para quienes tienen dificultades motrices, se recomienda plastificar las fichas para hacerlas más resistentes y permitir su manipulación sin riesgo de deterioro. También es útil utilizar **velcro, imanes o anillas** para organizar los materiales y facilitar su uso en distintas situaciones. Si la persona tiene dificultades para señalar con el dedo, se puede incorporar un sistema de selección con tarjetas intercambiables o incluso punteros adaptados. Finalmente, es clave validar la eficacia del material con la persona usuaria y, si es necesario, hacer ajustes para garantizar su utilidad y mejorar su experiencia de comunicación.

Por ejemplo...

A continuación, se exponen dos ejemplos de fichas adaptadas para facilitar la comunicación y participación de personas dependientes:

Ejemplo 1. Ficha de Comunicación Básica con Pictogramas

- ◢ Contenido:
  - Título: "¿Cómo me siento hoy?"
  - Objetivo: permitir que la persona exprese su estado de ánimo de forma sencilla.

- Elementos: pictogramas con expresiones faciales (feliz, triste, enojado, cansado, con dolor, etc.).
- Texto de apoyo: "Elige cómo te sientes hoy señalando la imagen".

▼ Imagen sugerida:

- Un panel con seis caritas expresando diferentes emociones:

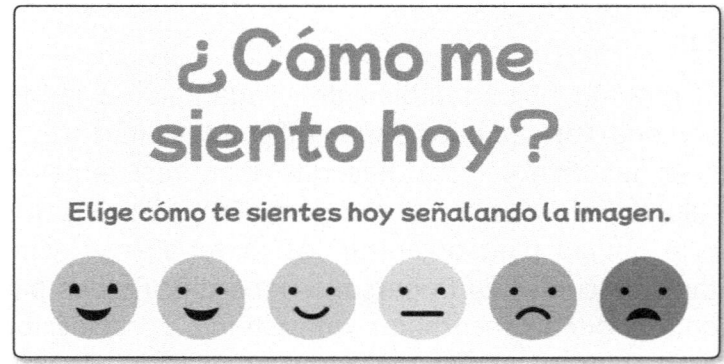

Ejemplo 2. Ficha de Participación en Actividades

▼ Contenido:

- Título: "¿Qué quiero hacer hoy?"
- Objetivo: facilitar la elección de actividades diarias.
- Elementos: imágenes de actividades comunes (dibujar, jugar, escuchar música, salir al parque, leer un cuento, etc.).
- Texto de apoyo: "Señala o indica qué actividad prefieres hacer ahora".
- Opcional: espacio para que la persona agregue otras opciones con ayuda de un cuidador.

▼ Imagen sugerida:

- Un tablero con ilustraciones coloridas representando las actividades mencionadas, acompañadas de sus nombres en letra grande:

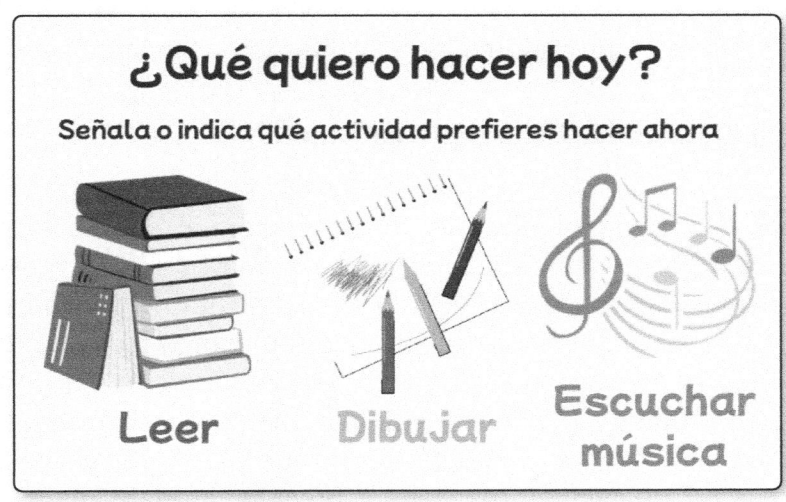

Ambas fichas pueden plastificarse para mayor durabilidad y utilizarse con rotuladores borrables o adhesivos reutilizables para señalar opciones.

Tecnología adaptada

Tablets o dispositivos con aplicaciones de lectura fácil o juegos cognitivos que se controlen de manera intuitiva.

Es recomendable elegir **aplicaciones con lectura fácil**, pictogramas y funciones de accesibilidad, como el aumento de tamaño de texto, el reconocimiento de voz o la conversión de texto a voz. Además, la personalización de la interfaz es clave: iconos grandes, menús simplificados y configuraciones de accesibilidad pueden facilitar su uso y evitar la frustración.

Para garantizar una experiencia óptima, es importante ofrecer **tutoriales o guías accesibles**, con instrucciones claras y lenguaje sencillo. Estos pueden incluir vídeos explicativos con demostraciones visuales o guías paso a paso con imágenes. También es útil que los dispositivos cuenten con accesos directos a las funciones más utilizadas, evitando que el usuario deba navegar por múltiples menús. Si la persona tiene dificultades motoras, se pueden incorporar soportes, lápices táctiles ergonómicos o pulsadores para facilitar la interacción.

Manualidades y actividades creativas

El diseño de actividades (como pintar, recortar, pegar) debe tener en cuenta el nivel de destreza manual de la persona. Cuanto más sencillo e inclusivo sea el proceso, mayor será la motivación para participar. Por ejemplo, si alguien tiene dificultades para sujetar pinceles delgados, se pueden ofrecer pinceles con mango grueso o esponjas que faciliten la aplicación de pintura. Del mismo modo, en lugar de tijeras convencionales, se pueden emplear tijeras de seguridad con mango ergonómico o incluso troqueladoras que permitan recortar formas sin necesidad de ejercer demasiada presión. Además, es recomendable utilizar materiales autoadhesivos en lugar de pegamento líquido, ya que esto evita dificultades en la aplicación y reduce el riesgo de frustración.

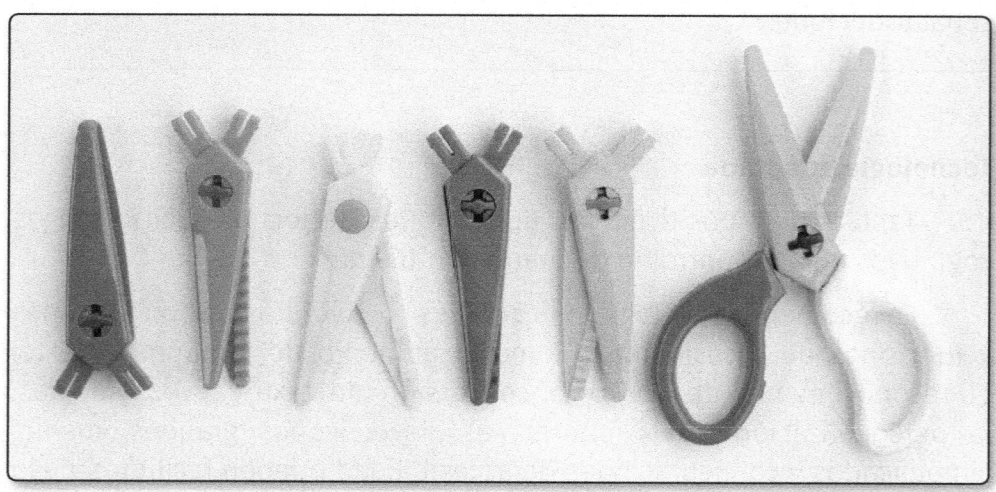

Tijera de seguridad

Para aumentar la motivación y la participación, es útil dividir la actividad en pequeños pasos claros y celebrar cada logro, por mínimo que sea. Se pueden emplear plantillas con formas predefinidas para facilitar la tarea de recortar o colorear dentro de los límites, haciendo que el proceso sea más accesible. También es beneficioso proporcionar opciones variadas dentro de la actividad, permitiendo que cada persona elija colores, texturas o elementos decorativos según sus preferencias. Esto no solo refuerza la autonomía, sino que también convierte la actividad en una experiencia más gratificante y estimulante.

Situación de limitación	Acción que tomar
Dificultad para sujetar pinceles delgados	Proporcionar pinceles con mango grueso o esponjas para pintar más fácilmente
Dificultad para usar tijeras convencionales	Usar tijeras de seguridad con mango ergonómico o troqueladoras para facilitar el corte
Problemas de coordinación para aplicar pegamento	Ofrecer materiales autoadhesivos en lugar de pegamento líquido para evitar dificultades
Fatiga en las manos al realizar actividades manuales	Dividir la actividad en pequeños pasos y permitir descansos frecuentes para evitar el cansancio
Dificultad para colorear dentro de los límites	Utilizar plantillas con formas predefinidas para facilitar el coloreado dentro de los límites
Movilidad reducida en los dedos o la mano	Proporcionar herramientas adaptadas, como lápices con agarre especial o soportes para sujetar papel
Problemas de visión que dificultan ver detalles pequeños	Usar materiales con alto contraste de color y ampliar el tamaño de las imágenes o guías
Baja motivación o frustración ante actividades manuales	Ofrecer opciones variadas en colores y texturas, además de reforzar con estímulos positivos cada avance
Manos temblorosas que dificultan la precisión	Utilizar herramientas con peso equilibrado y agarre antideslizante para mejorar la estabilidad
Dificultad para comprender instrucciones complejas	Simplificar las instrucciones con imágenes paso a paso y frases cortas
Problemas de fuerza en las manos que impiden presionar con firmeza	Proporcionar herramientas adaptadas que requieran menos presión, como pegamentos en barra suaves
Hipersensibilidad táctil que dificulta tocar ciertos materiales	Evitar materiales con texturas incómodas y permitir que la persona elija materiales que le resulten agradables

Situación de limitación	Acción que tomar
Limitación en el rango de movimiento del brazo	Ajustar la altura de la mesa y el área de trabajo para que la persona pueda realizar movimientos cómodos
Dificultad para sostener objetos pequeños	Usar utensilios con mango grande o adaptadores para facilitar la sujeción de objetos pequeños
Dificultad auditiva que impide seguir explicaciones verbales	Acompañar las explicaciones con apoyo visual, como pictogramas o subtítulos en vídeos
Ansiedad o inseguridad ante nuevas actividades	Crear un ambiente relajado, permitiendo exploración libre antes de iniciar la actividad y ofreciendo refuerzo positivo constante

Soportes físicos ergonómicos

Por ejemplo, los **atriles inclinados** pueden mejorar la postura al escribir o leer, reduciendo la tensión en el cuello y la espalda. Para personas con dificultades en la visión, una **lupa con soporte ajustable** facilita la lectura de textos pequeños sin necesidad de sostenerla, permitiendo mayor autonomía. Además, si se van a realizar actividades que requieren precisión manual, como dibujar o manipular objetos pequeños, es recomendable utilizar **mesas regulables en altura**, que se ajusten a la postura de cada usuario y eviten posturas forzadas o incómodas.

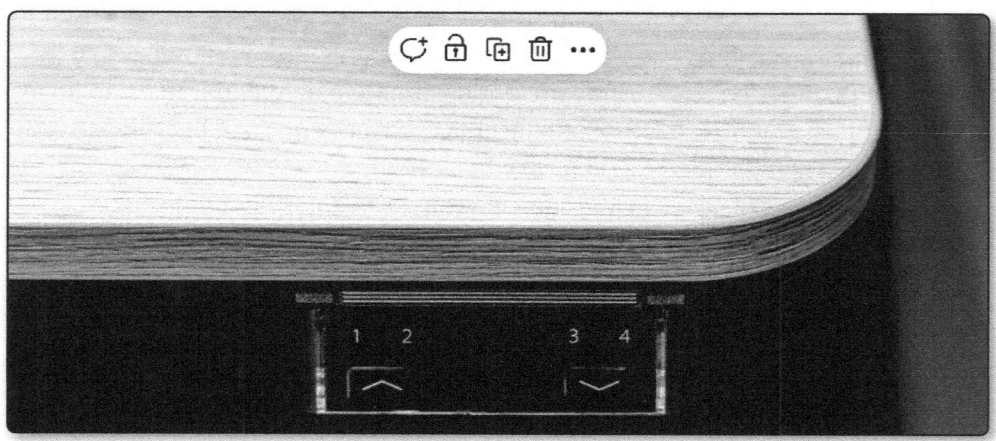

Mesa ajustable

En el caso de personas con movilidad reducida o que pasan largos periodos sentadas, es fundamental incluir **cojines antiescaras** para evitar la aparición de lesiones en la piel debido a la presión constante. Estos cojines están diseñados para distribuir el peso de manera uniforme y mejorar la circulación, aportando mayor confort. También pueden combinarse con **respaldo lumbar o reposabrazos acolchados**, lo que contribuye a una postura más estable y reduce el esfuerzo al realizar actividades como escribir, pintar o utilizar una tablet. Es recomendable revisar periódicamente la postura del usuario y ajustar los soportes según sus necesidades.

Para garantizar un uso óptimo de estos soportes, es importante elegir materiales adecuados y probar distintas configuraciones hasta encontrar la más cómoda y funcional para cada persona. Por ejemplo, los **atriles con ángulo ajustable** permiten adaptarse a diferentes actividades, mientras que los **mesas con ruedas bloqueables** facilitan la movilidad sin comprometer la estabilidad. Si se usan lupas, es conveniente optar por modelos con **iluminación integrada**, que mejoran la visibilidad en entornos con poca luz.

Mesa con ruedas bloqueables

1.3.4 Características específicas de la motivación y el aprendizaje de las personas enfermas dependientes

Cuando hablamos de fomentar la autonomía y la relación social, es fundamental comprender la manera en que las personas dependientes se motivan y aprenden. Algunas características importantes son:

▸ **Respeto al ritmo individual**: hay personas que necesitan más tiempo para procesar la información o para ejecutar una tarea. Tener paciencia y no presionar es clave para evitar la frustración.

▸ **Refuerzo positivo**: reconocer cada avance, por pequeño que sea, ayuda a mantener el interés y la autoestima. Un "¡Muy bien!" o un gesto amable en el momento adecuado puede marcar una gran diferencia.

▸ **Actividades significativas**: cuanto más se relacione la actividad con los gustos, experiencias o valores de la persona, mayor será su implicación y disfrute. Esto aumenta la motivación y facilita el aprendizaje.

▸ **Uso de la memoria emocional**: las personas con deterioro cognitivo pueden tener dificultades para aprender cosas nuevas, pero suelen mantener vivo el recuerdo de experiencias emotivas. Aprovechar esta memoria emocional (canciones de su infancia, olores de comidas típicas, fotografías de su historia) puede ayudar a conectar con ellas y despertar su interés.

▸ **Simplicidad y claridad**: instrucciones breves y concretas, sin sobrecarga de información, facilitan la comprensión y la ejecución de tareas.

Situación	Acción que tomar
La persona tarda mucho en responder o realizar una tarea	Respetar su ritmo, darle más tiempo sin presionar y ofrecer apoyo solo cuando lo necesite
Se muestra desmotivada y pierde el interés fácilmente	Usar refuerzo positivo con palabras de ánimo y celebrar cada pequeño avance
No logra recordar pasos de una actividad nueva	Repetir la actividad con paciencia y apoyarse en imágenes o demostraciones prácticas

Situación	Acción que tomar
Se frustra cuando no consigue hacer algo correctamente	Ofrecer ayuda gradual, dividiendo la tarea en pasos más pequeños y reforzando cada intento
No entiende instrucciones largas o complejas	Simplificar las instrucciones usando frases cortas y directas, acompañadas de gestos o ejemplos
Se siente aislada y no participa en actividades sociales	Incluir actividades relacionadas con sus intereses y fomentar la interacción en un entorno amigable
Reacciona positivamente a estímulos conocidos (música, fotos, olores)	Aprovechar la memoria emocional usando elementos familiares que despierten su atención
Pierde la atención rápidamente en tareas repetitivas	Alternar tareas con descansos o introducir variaciones para mantener el interés
Se siente insegura al realizar una nueva actividad	Ofrecer apoyo verbal y físico al inicio, reforzando su confianza con elogios
Evita participar en actividades grupales	Fomentar actividades en pequeños grupos y crear un ambiente acogedor
Olvida con frecuencia dónde están sus objetos personales	Colocar etiquetas o carteles visuales para ayudar en la localización de objetos
Se angustia cuando se cambia su rutina diaria	Mantener una rutina estable y avisar con antelación sobre cualquier cambio
Tiene dificultades para expresar sus emociones o necesidades	Usar comunicación alternativa como pictogramas o lenguaje gestual
Responde mejor a actividades con música o ritmo	Incluir música o ritmos en la actividad para mejorar su conexión e interés
Se fatiga con facilidad al realizar tareas cognitivas	Intercalar descansos breves entre actividades para evitar el agotamiento
Muestra mayor interés cuando se utilizan objetos físicos en la explicación	Incorporar materiales tangibles como tarjetas o maquetas para reforzar la comprensión
Tiene dificultades para organizar los pasos de una tarea	Dividir la tarea en pasos numerados y proporcionar guías visuales
Se distrae con facilidad en entornos con muchos estímulos	Reducir distracciones creando un entorno tranquilo y bien organizado

Sabías que...

Según la Encuesta de Discapacidad, Autonomía Personal y Situaciones de Dependencia (EDAD) 2020 realizada por el Instituto Nacional de Estadística, cerca de la mitad de las personas de seis años o más con discapacidad indicaron recibir cuidados o asistencia personal. Del total, un 24,6% recibía estos cuidados exclusivamente de personas que residían en su hogar, un 12,1% de personas no residentes, y un 13,0% de ambos tipos de cuidadores.

El perfil de los cuidadores destaca por estar mayoritariamente compuesto por mujeres, quienes representaban el 63,7% de los casos. Los grupos más comunes eran mujeres entre 45 y 64 años, que constituían el 41,0% de los cuidadores, y hombres del mismo rango de edad, con un 20,7%. Además, casi la mitad (49,7%) de las personas que recibían cuidados señalaron que eran atendidas durante ocho o más horas diarias.

En términos de parentesco, el 69,8% de las personas de entre 6 y 44 años que recibieron cuidados señalaron como cuidador principal a uno de sus progenitores (10,5% el padre y 59,3% la madre). En el rango de 45 a 79 años, el cuidador principal fue la pareja o cónyuge en el 48,1% de los casos. Por otro lado, para las personas de 80 años o más, el 59,1% señaló como cuidadores principales a sus hijos (18,0% un hijo varón y 41,1% una hija).

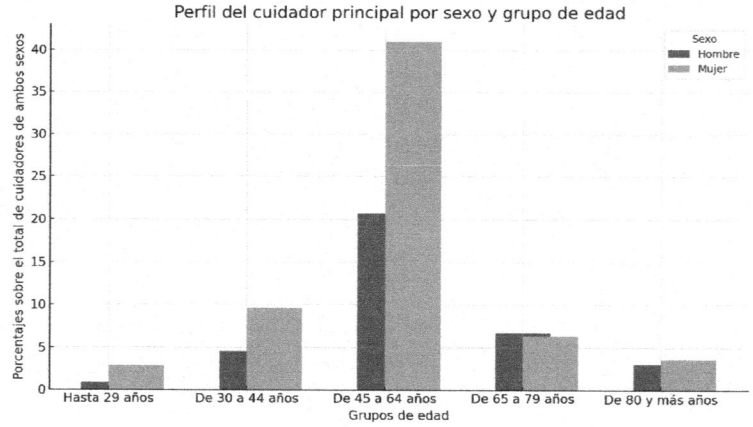

Elaboración propia a partir de datos extraídos de la Encuesta de Discapacidad, Autonomía Personal y Situaciones de Dependencia (EDAD) del Instituto Nacional de Estadística (INE).

2

Reconocimiento de las características psicológicas de personas dependientes en instituciones

Comprender los aspectos psicológicos de las personas dependientes permite ofrecer una atención más personalizada y eficaz. En este apartado se estudian conceptos clave como el ciclo vital, la conducta y la motivación, así como los cambios que se producen en el proceso de envejecimiento y las necesidades de apoyo que surgen en cada etapa. También se analizan las discapacidades más frecuentes, su impacto en la vida diaria y las estrategias para mejorar la calidad de vida y la autodeterminación de quienes las presentan, promoviendo siempre una atención basada en el respeto y la empatía.

2.1 CONCEPTOS FUNDAMENTALES

Para comprender el estado psicológico de una persona dependiente, es importante conocer algunos conceptos clave que influyen en su desarrollo y comportamiento. Factores como el ciclo vital, la conducta, los procesos cognitivos, la motivación y las emociones juegan un papel fundamental en su día a día. En las instituciones, los profesionales deben ser capaces de reconocer cómo estos factores afectan la vida de cada individuo y qué estrategias pueden ayudar a mejorar su bienestar emocional y mental.

2.1.1 Ciclo vital

El **ciclo vital** hace referencia a las distintas etapas del desarrollo humano, desde la infancia hasta la vejez. Cada etapa tiene sus propias características psicológicas y necesidades específicas. En el caso de personas dependientes, muchas de ellas se encuentran en la tercera edad o presentan condiciones que afectan su desarrollo normal. Es esencial adaptar la atención a su etapa vital, comprendiendo sus cambios físicos, cognitivos y emocionales. Por ejemplo, una persona mayor puede experimentar pérdida de memoria o dificultades de movilidad, lo que influye en su autonomía y autoestima.

Ciclo de vida del ser humano

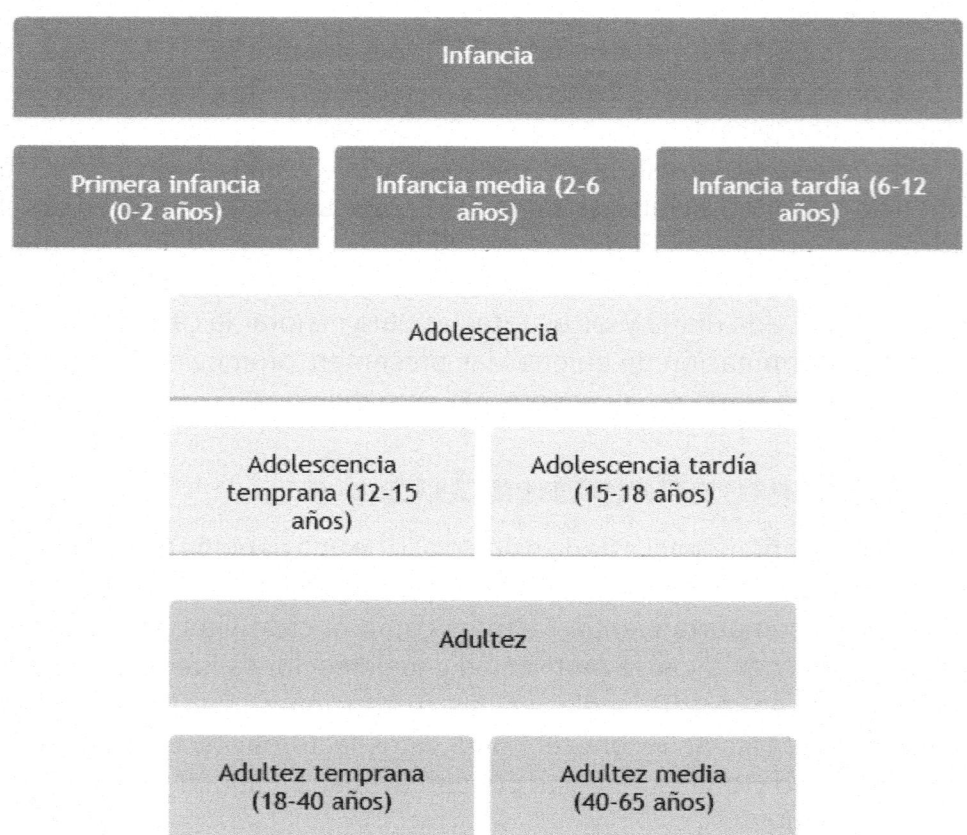

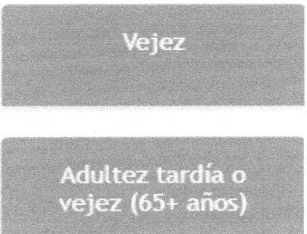

▼ Infancia:

- Primera infancia (0-2 años): desarrollo motor y sensorial, apego y primeras interacciones sociales.
- Infancia media (2-6 años): desarrollo del lenguaje, autonomía inicial, inicio de socialización y juego simbólico.
- Infancia tardía (6-12 años): desarrollo cognitivo y escolar, formación de valores y habilidades sociales.

▼ Adolescencia:

- Adolescencia temprana (12-15 años): cambios físicos y emocionales, inicio de independencia.
- Adolescencia tardía (15-18 años): construcción de identidad, maduración emocional y social.

▼ Adultez:

- Adultez temprana (18-40 años): vida laboral y social activa, consolidación de la identidad.
- Adultez media (40-65 años): madurez, estabilidad laboral y personal, reflexión sobre logros.

▼ Vejez:

- Adultez tardía o vejez (65+ años): jubilación, cambios físicos, adaptación y valoración de la vida.

Recurso

Lista de 15 juegos diseñados para mejorar la motricidad en personas dependientes. Estos juegos están adaptados para fortalecer tanto la motricidad fina (movimientos precisos con las manos) como la motricidad gruesa (coordinación general del cuerpo), promoviendo la independencia en la vida diaria.

1. Pesca magnética

   - Descripción: se colocan pequeños objetos metálicos en una bandeja y la persona debe recogerlos con una caña de imán.

   - Objetivo: mejora la coordinación ojo-mano y la precisión de agarre.

2. Circuito de obstáculos

   - Descripción: se crean pequeños recorridos con conos, cuerdas o almohadas donde la persona debe caminar con apoyo si lo necesita.

   - Objetivo: fomenta el equilibrio, la movilidad y la confianza en el desplazamiento.

3. Clasificación por colores

   - Descripción: se dan fichas de diferentes colores y formas para que la persona las clasifique en cajas o bandejas.

   - Objetivo: refuerza la coordinación fina y la concentración.

4. La cuerda de los nudos

   - Descripción: se entrega una cuerda y se enseña a hacer nudos simples, luego se intenta desatarlos.

   - Objetivo: potencia la destreza manual y la fuerza en los dedos.

5. Lanza y encesta

   - Descripción: se colocan pequeños aros o pelotas de tela y se intenta encestarlos en un recipiente cercano.

   - Objetivo: mejora la precisión de movimiento y la coordinación motriz gruesa.

6. Aplasta la plastilina

   - Descripción: se le pide a la persona que haga diferentes formas con plastilina o masa moldeable.

   - Objetivo: fortalece los músculos de las manos y la creatividad.

7. Camina sobre la línea

   - Descripción: se dibuja una línea en el suelo y la persona debe caminar sobre ella con apoyo si es necesario.

   - Objetivo: refuerza el equilibrio y la estabilidad al caminar.

8. El laberinto de dedos

   - Descripción: se dibujan caminos en una hoja y la persona debe recorrerlos con el dedo índice sin salirse.

   - Objetivo: mejora la precisión motriz y la concentración visual.

9. El vaso lleno

   - Descripción: se le da un vaso vacío y otro con agua para que traspase el líquido con una cuchara sin derramar.

   - Objetivo: aumenta la coordinación y el control de los movimientos.

10. Carrera de cucharas

   - Descripción: se coloca una pelota pequeña sobre una cuchara y la persona debe llevarla de un punto a otro sin que caiga.

   - Objetivo: fomenta el equilibrio manual y el control de la presión en la mano.

11. Estiramientos con globos

   - Descripción: se lanzan globos al aire y la persona debe intentar mantenerlos flotando con las manos o los pies.

   - Objetivo: mejora la coordinación general y la movilidad de brazos y piernas.

12. Ensarta el hilo

   - Descripción: se da un cordón grueso y cuentas grandes para que la persona las ensarte una por una.

- Objetivo: potencia la motricidad fina y la coordinación ojo-mano.

13. Torre de vasos

- Descripción: se apilan vasos de plástico en forma de torre sin que se caigan.

- Objetivo: estimula la destreza manual y el control del movimiento.

14. Pega la pegatina

- Descripción: se dan pegatinas de diferentes formas y la persona debe colocarlas en un lugar específico.

- Objetivo: desarrolla la precisión de los dedos y la coordinación visual.

15. Camina con los ojos cerrados

- Descripción: con ayuda, la persona debe caminar con los ojos cerrados guiándose por las indicaciones verbales de un compañero.

- Objetivo: mejora la conciencia corporal y el equilibrio postural.

2.1.2 Conducta

La **conducta** es el conjunto de acciones y reacciones que una persona muestra en respuesta a su entorno. En personas dependientes, la conducta puede verse afectada por factores como el dolor, la frustración o la pérdida de autonomía. En una institución, es fundamental observar estos comportamientos y analizarlos para entender sus causas y responder de manera adecuada. Algunas personas pueden mostrar rechazo a la ayuda, mientras que otras pueden volverse apáticas o retraídas. Un enfoque empático y personalizado ayuda a manejar estas conductas y mejorar su bienestar.

Cada persona puede manifestar sus emociones y malestar de formas distintas, por lo que es importante identificar **patrones de comportamiento** y cambios inusuales. Entre las conductas más comunes están el **rechazo a la ayuda**, la **apatía**, la **agitación** o la **agresividad verbal o física**. Para detectar estas conductas, es clave observar el contexto en el que ocurren, la frecuencia con la que se presentan y los factores que podrían estar influyéndolas, como el dolor, la incomodidad o la falta de estimulación. El personal de atención debe registrar estos episodios para analizar tendencias y posibles desencadenantes.

Ficha de observación y manejo de conductas

Datos de la persona

Nombre: _____

Edad: _____ Género: _____ Fecha: __/__/___

Diagnóstico o condición: _____

Cuidador/Responsable: _____

1. Descripción de la conducta observada

- ☐ Rechazo a la ayuda
- ☐ Apatía / Falta de interés
- ☐ Agitación / Ansiedad
- ☐ Agresividad verbal o física
- ☐ Autoaislamiento
- ☐ Otras: _____

2. Contexto en el que ocurre la conducta

Momento del día: _____

Situación específica (ej. hora de la comida, aseo, actividad grupal): _____
_____

Personas presentes: _____

Factores desencadenantes posibles: _____
_____

3. Estrategias aplicadas para manejar la conducta

☐ Comunicación calmada y explicaciones claras

☐ Refuerzo positivo

☐ Dar espacio y tiempo

☐ Estimulación con actividades significativas

☐ Uso de redirección y distracción

☐ Identificación de posibles causas físicas (dolor, malestar, etc.)

☐ Otras estrategias: _____

4. Evaluación del resultado

☐ La conducta mejoró

☐ La conducta se mantuvo igual

☐ La conducta empeoró

Observaciones adicionales: _____

5. Recomendaciones y seguimiento

¿Se requiere intervención adicional? (psicólogo, médico, terapeuta, etc.):

☐ Sí

☐ No

Sugerencias para futuras situaciones similares: _____

_____

Cuando una persona rechaza la ayuda, es importante identificar si se debe a una **pérdida de autonomía, miedo o incomodidad**. En estos casos, es recomendable explicarle de forma clara y pausada lo que se va a hacer, brindándole opciones para que sienta que mantiene cierto control sobre la situación. Si la conducta se debe a la frustración, se debe reforzar su autoestima con refuerzo positivo y permitirle intentarlo por sí misma dentro de sus posibilidades. En personas apáticas o retraídas, que muestran **falta de interés por actividades**, es importante estimularlas con tareas relacionadas con sus gustos o recuerdos significativos, evitando imponer actividades sin considerar su estado emocional.

En casos de **agitación o agresividad**, es fundamental mantener la calma y no reaccionar de forma confrontativa. La agresividad puede ser una manifestación de dolor, confusión o ansiedad, por lo que es importante identificar si existe un malestar físico o emocional subyacente. Se deben usar estrategias como hablar con un tono de voz tranquilo, dar espacio si la persona lo necesita y aplicar técnicas de **redirección**, como distraer su atención con una actividad placentera o familiar. En todos los casos, la **empatía, la paciencia y el respeto** son clave para mejorar el bienestar de la persona dependiente y reducir la frecuencia e intensidad de las conductas desafiantes.

Reflexión

La agitación o agresividad en personas dependientes suele interpretarse como un desafío complejo que va más allá de una simple reacción emocional. Frecuentemente, estos comportamientos se manifiestan cuando la persona siente miedo, dolor, frustración o incluso una pérdida profunda de control sobre su propia vida. En realidad, esa agresividad es la expresión de una necesidad no satisfecha, la voz de quien ya no puede expresar claramente sus emociones o necesidades vitales. Cuando interpretamos la agresividad desde esta perspectiva, dejamos de verla como un acto hostil y comenzamos a entenderla como un grito silencioso de ayuda.

En muchos casos, la agresividad en personas dependientes refleja la desesperación causada por la incapacidad de comunicar o entender plenamente lo que ocurre a su alrededor. Enfermedades como el Alzheimer o diversas formas de demencia privan paulatinamente al individuo de su autonomía y capacidades cognitivas, sumergiéndolo en un mundo confuso y a menudo aterrador. Ante esto, la agresividad puede ser la única forma que tiene la persona de intentar recuperar el control o expresar su incomodidad y frustración. Entender este fenómeno implica humanizar al individuo, empatizando profundamente con su lucha interna, reconociendo que detrás de cada reacción hay una persona intentando hacer frente a un entorno que cada vez le resulta más ajeno.

Frente a estas situaciones, la actitud de los cuidadores juega un papel determinante. La paciencia, la empatía y sobre todo la capacidad para identificar las causas subyacentes del comportamiento agresivo son fundamentales. Un enfoque basado únicamente en corregir o reprimir estos comportamientos no solo resulta insuficiente, sino contraproducente. Es necesario un cambio de perspectiva que permita observar el entorno del dependiente desde su óptica, reduciendo así las situaciones que generan ansiedad, miedo o frustración, y abordando las necesidades básicas y emocionales desde la comprensión y el respeto profundo hacia su dignidad personal.

2.1.3 Procesos cognitivos

Los **procesos cognitivos** son las funciones mentales que nos permiten percibir, procesar, almacenar y utilizar la información. Son fundamentales para la interacción con el entorno y la toma de decisiones diarias. En personas dependientes, estos procesos pueden verse afectados por diversas condiciones médicas o por la falta de estimulación adecuada.

Los procesos cognitivos incluyen funciones como la memoria, la atención, la percepción y el razonamiento. En personas dependientes, estos procesos pueden estar deteriorados debido a enfermedades como el Alzheimer, el Parkinson o accidentes cerebrovasculares. La falta de estimulación o el aislamiento también pueden afectar sus capacidades cognitivas. Por esta razón, en las instituciones es recomendable diseñar actividades que fomenten la estimulación cognitiva, como juegos de memoria, ejercicios de orientación o conversaciones estructuradas que refuercen su capacidad de interacción y pensamiento.

A continuación, se explican los principales procesos cognitivos y su relevancia en el cuidado de personas en instituciones.

2.1.3.1 MEMORIA

La **memoria** es la capacidad de registrar, almacenar y recuperar información. Existen distintos tipos de memoria: la **memoria a corto plazo**, que permite retener información de manera temporal (como recordar un número de teléfono por unos segundos), y la **memoria a largo plazo**, donde se almacenan conocimientos, experiencias y aprendizajes. En personas con enfermedades neurodegenerativas como el **Alzheimer**, la memoria puede deteriorarse progresivamente, afectando la capacidad de recordar nombres, lugares o incluso habilidades cotidianas. Para ayudar a mantener la memoria activa, es recomendable el uso de **juegos de asociación, ejercicios de recuerdo y estímulos visuales o auditivos** relacionados con experiencias previas.

2.1.3.2 ATENCIÓN

La **atención** es el proceso que nos permite concentrarnos en un estímulo específico mientras ignoramos otros. Es esencial para realizar tareas cotidianas y aprender nuevas habilidades. En personas dependientes, la atención puede verse afectada por el envejecimiento, el aislamiento o enfermedades como el **Parkinson**, que disminuyen la capacidad de mantener el foco en una actividad por períodos prolongados. Para mejorar la atención, se pueden emplear **ejercicios de focalización, actividades estructuradas en pasos cortos y la reducción de estímulos distractores** en el entorno.

2.1.3.3 PERCEPCIÓN

La **percepción** es el proceso por el cual interpretamos la información sensorial proveniente del entorno. Incluye la **visión, el oído, el tacto, el gusto y el olfato**. En personas dependientes, la percepción puede alterarse debido a problemas sensoriales, enfermedades neurológicas o el deterioro cognitivo. Por ejemplo, algunas personas con demencia pueden experimentar **alucinaciones visuales o auditivas**, mientras que otras pueden tener dificultades para reconocer objetos o rostros familiares. Para facilitar la percepción adecuada, es importante utilizar **colores contrastantes, sonidos suaves y estímulos multisensoriales** que ayuden a la persona a orientarse mejor en su entorno.

2.1.3.4 RAZONAMIENTO

El **razonamiento** es la capacidad de analizar información, resolver problemas y tomar decisiones. Se divide en **razonamiento lógico**, utilizado para resolver problemas matemáticos o estructurados, y **razonamiento abstracto**, que permite interpretar ideas y conceptos. En personas con deterioro cognitivo, el razonamiento puede verse afectado, lo que dificulta la toma de decisiones o la comprensión de instrucciones complejas. Para reforzar este proceso, es útil emplear **actividades de resolución de problemas sencillos, juegos de lógica y ejercicios que fomenten la planificación y la toma de decisiones guiada**.

Proceso Cognitivo	Situación
Memoria	La persona olvida con frecuencia dónde deja sus objetos personales
Memoria	Dificultad para recordar nombres de familiares o cuidadores
Memoria	No logra recordar instrucciones recientes en actividades
Atención	Pierde la concentración fácilmente durante las actividades
Atención	Se distrae con ruidos o estímulos visuales en el entorno
Atención	Tiene problemas para completar tareas porque cambia constantemente de foco
Percepción	Tiene dificultades para reconocer rostros o lugares familiares
Percepción	Confunde sonidos o tiene problemas para diferenciar objetos similares
Percepción	No percibe correctamente su entorno, lo que aumenta el riesgo de caídas
Razonamiento	Tiene problemas para tomar decisiones en situaciones cotidianas
Razonamiento	No comprende el significado de conceptos abstractos o secuencias lógicas
Razonamiento	Dificultad para resolver problemas sencillos de la vida diaria

2.1.4 Motivación

La **motivación** es el impulso que lleva a una persona a realizar acciones o alcanzar metas. En personas dependientes, la motivación puede disminuir debido a la pérdida de independencia o la falta de estímulos adecuados. Es clave identificar qué actividades generan interés en cada individuo y fomentarlas para mantener su participación. Estrategias como el refuerzo positivo, la adaptación de tareas a sus capacidades y la vinculación con actividades que les resulten significativas pueden mejorar notablemente su estado de ánimo y su deseo de interactuar.

El **refuerzo positivo** consiste en reconocer y valorar los logros de la persona, por pequeños que sean, con el objetivo de reforzar conductas deseadas y mantener su motivación. En personas dependientes, recibir palabras de aliento como un **"¡Muy bien hecho!"**, un gesto de aprobación o incluso un estímulo físico como una palmada en el hombro puede hacer una gran diferencia. Este tipo de reconocimiento ayuda a fortalecer su autoestima y a generar una asociación positiva con las actividades que realiza. Para que el refuerzo positivo sea efectivo, debe ser inmediato, claro y genuino, adaptándose a la sensibilidad y preferencias de cada individuo.

No todas las personas dependientes tienen las mismas habilidades o limitaciones, por lo que es fundamental **ajustar las actividades a sus capacidades** para evitar la frustración. Como ya sabemos, si una persona tiene dificultades motoras finas, se pueden ofrecer materiales más accesibles, como pinceles con mango grueso o tijeras ergonómicas. En casos de deterioro cognitivo, las instrucciones deben ser simples, con apoyo visual o verbal según sea necesario. Además, dividir las tareas en pasos pequeños y guiados permite que la persona avance a su propio ritmo sin sentirse abrumada. La clave de la adaptación es garantizar que la persona pueda participar con éxito, sintiéndose capaz y valorada en el proceso.

Las actividades que están **relacionadas con los intereses, experiencias o valores personales** de la persona generan un mayor compromiso y motivación. Por ejemplo, si alguien solía disfrutar de la jardinería, se pueden organizar actividades donde pueda tocar la tierra, plantar semillas o cuidar plantas. Si una persona muestra una fuerte conexión con la música, se pueden incorporar sesiones musicales con canciones de su época o instrumentos adaptados para su capacidad de uso. Esta estrategia aprovecha la memoria emocional y el vínculo afectivo con ciertas experiencias para despertar el interés y la participación.

La personalización de las actividades hace que la persona sienta que aún puede realizar actividades significativas en su vida, lo que fortalece su bienestar emocional.

Situación	Estrategia de motivación
La persona muestra desinterés en participar en actividades grupales	Relacionar la actividad con sus intereses personales o experiencias pasadas
Se frustra cuando no logra realizar una tarea por sí misma	Ofrecer ayuda progresiva y refuerzo positivo para cada pequeño logro
Olvida frecuentemente los pasos de una actividad	Dividir la actividad en pasos cortos y reforzar con estímulos visuales
Se muestra apática y sin motivación para realizar tareas diarias	Incorporar música, colores o elementos sensoriales que hagan la actividad más atractiva
Tiene dificultades para seguir instrucciones largas o complejas	Utilizar instrucciones simples y apoyarlas con gestos o demostraciones prácticas
Se siente ansiosa o insegura al enfrentarse a una actividad nueva	Fomentar la participación voluntaria y garantizar un entorno seguro y de apoyo
Pierde la concentración con facilidad durante las actividades	Reducir distractores en el entorno y estructurar la actividad en tiempos cortos
No responde a estímulos verbales y parece desmotivada	Usar refuerzo positivo inmediato y adaptar la comunicación a sus necesidades
Muestra rechazo a la ayuda del personal de la institución	Permitir que tome decisiones en la medida de sus posibilidades para aumentar su sensación de control
Se niega a realizar ejercicios de estimulación cognitiva porque los considera aburridos	Hacer los ejercicios en forma de juego o incorporar elementos lúdicos para aumentar la motivación

El refuerzo positivo, la adaptación de tareas y la vinculación con actividades significativas no deben aplicarse de manera aislada, sino como un enfoque integral. La motivación es un proceso complejo que requiere ajustes constantes, observación y sensibilidad por parte de los cuidadores y profesionales. Cuando estas estrategias se combinan de manera adecuada, las personas dependientes pueden recuperar el interés por su entorno, mejorar su autoestima y desarrollar una mayor sensación de bienestar, incluso en situaciones de limitación funcional o cognitiva.

2.1.5 Emoción, alteraciones

Las **emociones** juegan un papel central en el bienestar de las personas dependientes. Sentimientos como la tristeza, la ansiedad o la frustración son comunes cuando se experimenta una pérdida de autonomía. Además, algunas personas pueden presentar alteraciones emocionales más severas, como depresión o cambios bruscos de humor. Es fundamental crear un ambiente que favorezca la expresión emocional y el apoyo psicológico. Técnicas como la escucha activa, el contacto social y la terapia ocupacional pueden ayudar a gestionar estas alteraciones y mejorar su calidad de vida dentro de la institución.

La **depresión** en personas dependientes se manifiesta a través de síntomas como tristeza persistente, apatía, pérdida de interés en actividades cotidianas, fatiga y aislamiento social. Este estado puede deberse a múltiples factores, como la sensación de pérdida de autonomía, el dolor crónico, la soledad o cambios en su entorno. En instituciones, es fundamental identificar estos signos a tiempo y aplicar estrategias de apoyo, como la estimulación emocional, la inclusión en actividades significativas y, cuando sea necesario, la intervención de un profesional de la salud mental.

Por otro lado, algunos individuos pueden presentar **cambios bruscos de humor**, alternando entre estados de calma y episodios de irritabilidad, ansiedad o tristeza en periodos cortos. Esto puede estar relacionado con enfermedades neurodegenerativas, efectos secundarios de medicamentos o frustración ante la falta de control sobre su vida.

Para manejar estas situaciones, es clave mantener un **entorno estable y estructurado**, evitando cambios repentinos que puedan generar ansiedad. Además, el personal debe emplear una comunicación calmada y empática, adaptando su enfoque según las necesidades emocionales de la persona en cada momento.

El manejo adecuado de estas alteraciones emocionales requiere un enfoque personalizado y constante. Es importante fomentar un ambiente donde la persona se sienta escuchada, comprendida y valorada.

2.2 PROCESO DE ENVEJECIMIENTO

El proceso de **envejecimiento** es una etapa natural de la vida en la que las personas pueden experimentar **cambios en su capacidad cognitiva**, lo que afecta su memoria, atención, razonamiento y percepción. Estos cambios pueden variar de una persona a otra y están influenciados por diversos factores, como el **aislamiento social, el estado emocional, las enfermedades crónicas y el propio deterioro asociado a la edad**. A medida que la capacidad cognitiva disminuye, algunas personas pueden tener dificultades para recordar información, procesar datos con rapidez o seguir instrucciones, lo que puede afectar su autonomía y calidad de vida. Sin embargo, es posible estimular su mente y mejorar su bienestar a través de actividades diseñadas para preservar sus funciones cognitivas y fomentar su independencia.

El impacto del envejecimiento en la función cognitiva depende en gran medida de los **hábitos y rutinas diarias** de cada persona. Aquellas que han mantenido una vida activa, tanto a nivel físico como mental, suelen experimentar un deterioro más lento en comparación con quienes han llevado una vida sedentaria o han estado expuestas a situaciones de aislamiento. La falta de estímulos puede acelerar la pérdida de memoria y la disminución de la agilidad mental, mientras que la interacción social y el aprendizaje continuo pueden ayudar a preservar ciertas capacidades durante más tiempo.

Fases del proceso de envejecimiento y los **síntomas a considerar** en cada una:

Envejecimiento Temprano (40-50 años)

- Primeros signos de envejecimiento celular.
- Leve disminución de memoria y concentración.
- Fatiga más frecuente tras esfuerzos.
- Pérdida gradual de elasticidad en la piel.

Envejecimiento Medio (50-65 años)

- Reducción de la agudeza visual y auditiva.
- Pérdida de masa muscular y flexibilidad.
- Dificultad para recordar detalles recientes.
- Posible inicio de enfermedades crónicas.

Envejecimiento Avanzado (65-80 años)

- Deterioro notable de la memoria a corto plazo.
- Reducción de movilidad y equilibrio.
- Dificultad en adaptación a tecnología y cambios.
- Alteraciones del estado de ánimo.

Vejez Profunda (80+ años)

- Mayor dificultad en actividades diarias.
- Riesgo elevado de fracturas óseas.
- Posibles signos de demencia.
- Dependencia parcial o total en el cuidado.

Envejecimiento temprano (40-50 años)

- Aparecen los primeros signos de envejecimiento a nivel celular y físico.
- Se experimenta una ligera disminución en la memoria y la concentración.
- Se puede notar una recuperación más lenta después de actividades extenuantes.

Envejecimiento medio (50-65 años)

- Se empiezan a notar los cambios en la vista, el oído y la musculatura.
- La memoria puede deteriorarse levemente, especialmente en el recuerdo de detalles recientes.
- Algunas enfermedades crónicas comienzan a desarrollarse.

Envejecimiento avanzado (65-80 años)

- La memoria a corto plazo muestra un mayor deterioro.
- La movilidad y el equilibrio se ven afectados, aumentando el riesgo de caídas.
- En algunos casos, se pueden presentar síntomas de deterioro cognitivo leve.

Vejez profunda (80+ años)

- La dependencia en el cuidado diario se vuelve más común.
- Pueden aparecer enfermedades neurodegenerativas como el Alzheimer.
- Se reduce notablemente la capacidad de percepción sensorial.

Recuerda

Como ya sabemos, mantener la autonomía es fundamental para reforzar la autoestima y la sensación de control sobre la propia vida. Para ello, es recomendable que las personas con deterioro cognitivo realicen tareas básicas dentro de su rutina, como asearse, vestirse, preparar su desayuno o colaborar en pequeñas actividades del hogar. Si la persona tiene dificultades para completar algunas de estas tareas, se pueden aplicar estrategias como dividir las acciones en pasos sencillos o colocar recordatorios visuales en espacios estratégicos.

El movimiento es clave para prevenir problemas de movilidad y reducir el riesgo de caídas. Ejercicios como caminar, bailar, nadar o practicar psicomotricidad ayudan a mejorar la coordinación y la agilidad. Además, se pueden incorporar elementos como pelotas o bandas elásticas para trabajar la fuerza y el equilibrio. Para quienes disfrutan de la música, tocar instrumentos sencillos como tambores o maracas también es una excelente forma de ejercitar tanto la motricidad como la memoria.

Preservar la memoria y la capacidad de recordar eventos pasados o información reciente es uno de los principales objetivos de la estimulación cognitiva. Actividades como juegos de memoria visual, ejercicios de asociación de palabras o recordar acontecimientos personales a partir de fotografías pueden ser de gran ayuda. Además, leer el periódico o comentar noticias actuales permite ejercitar la memoria a corto plazo y la comprensión.

El contacto con otras personas fortalece la autoestima y reduce la sensación de soledad. Las actividades grupales como talleres de manualidades, excursiones culturales o sesiones de relajación en grupo son una excelente forma de favorecer la interacción y la comunicación. También se pueden organizar tertulias en las que los participantes compartan historias o experiencias, reforzando así la memoria afectiva y la capacidad de expresión.

El razonamiento y la capacidad de resolver problemas pueden mantenerse activos con ejercicios específicos como sopas de letras, crucigramas, cálculo mental o resolución de pequeños retos matemáticos. Plantear situaciones cotidianas que impliquen toma de decisiones, como gestionar una lista de compras o calcular un presupuesto, ayuda a mantener la autonomía y el pensamiento lógico.

El arte es una herramienta poderosa para estimular la creatividad y la comunicación. Escribir cartas, pintar, modelar arcilla o incluso participar en sesiones de teatro terapéutico permiten que la persona exprese sus emociones y mantenga activas sus habilidades cognitivas y motoras. El baile, por su parte, no solo trabaja la expresión corporal, sino que también mejora el estado de ánimo y la coordinación.

Las experiencias sensoriales pueden ayudar a las personas con deterioro cognitivo a conectar con sus recuerdos y estimular distintas áreas del cerebro. La musicoterapia, la identificación de olores y sabores, el reconocimiento de texturas o el contacto con la naturaleza son formas de reforzar la percepción y la memoria emocional.

El siguiente **gráfico de barras** muestra la **situación de dependencia reconocida en España** por **sexo y edad**. Se comparan los datos de **total de personas, hombres y mujeres** en diferentes grupos de edad. La población medida es de 6 y más años con discapacidad y la unidad son miles de personas:

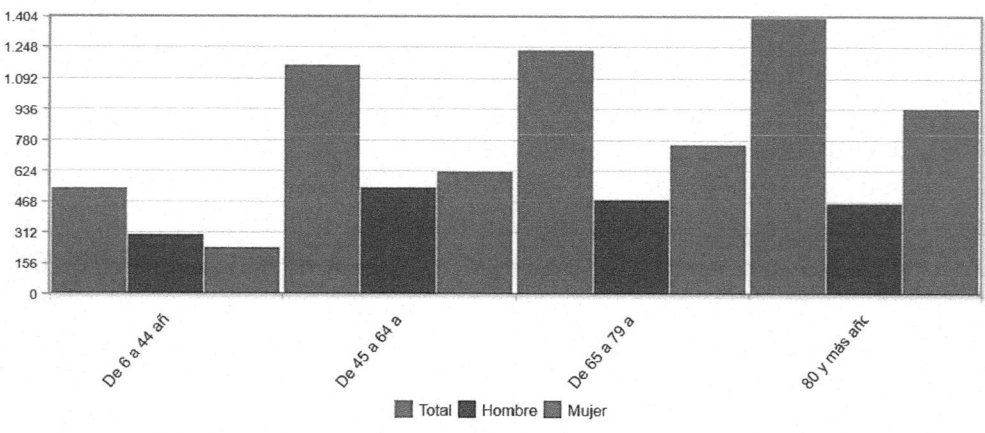

Gráfico extraído del Instituto Nacional de Estadística (INE).

⚑ Se presentan **cuatro grupos de edad**: 6-44 años, 45-64 años, 65-79 años y 80+ años.

⚑ Cada grupo tiene tres barras:
  - **Gris**: total de personas con dependencia reconocida.
  - **Marrón**: hombres con dependencia reconocida.
  - **Azul**: mujeres con dependencia reconocida.

⚑ Se observa que la **dependencia aumenta significativamente con la edad**, especialmente en el grupo de **80+ años**.

⚑ Las **mujeres presentan una mayor prevalencia de dependencia** en los grupos de mayor edad.

Los datos específicos proporcionados por el INE son los que se exponen en la siguiente tabla:

	Total	Sí	No	No consta
Total Nacional				
Total				
Total	4.318,1	979,1	3.328,7	10,3
De 6 a 44 años	533,1	163,2	369,2	0,7
De 45 a 64 años	1.157,0	172,9	981,4	2,6
De 65 a 79 años	1.232,1	202,5	1.027,2	2,3
80 y más años	1.396,0	440,4	950,9	4,7
Hombre				
Total	1.770,2	384,2	1.379,2	6,9
De 6 a 44 años	298,5	103,7	194,2	0,7
De 45 a 64 años	537,3	89,2	446,0	2,1
De 65 a 79 años	476,4	65,3	410,1	1,1
80 y más años	457,9	126,1	328,9	2,9
Mujer				
Total	2.547,8	594,9	1.949,5	3,4
De 6 a 44 años	234,5	59,5	175,0	0,0
De 45 a 64 años	619,7	83,8	535,4	0,5
De 65 a 79 años	755,6	137,3	617,1	1,2
80 y más años	938,0	314,3	622,0	1,8

01 Andalucía				
Total				
Total	834,9	195,3	637,1	2,5
De 6 a 44 años	121,7	35,2	86,5	0,0
De 45 a 64 años	235,1	33,1	201,1	0,9
De 65 a 79 años	245,6	44,8	200,0	0,9
80 y más años	232,5	82,2	149,6	0,7
Hombre				
Total	349,5	74,3	273,2	1,9
De 6 a 44 años	65,7	20,6	45,1	0,0
De 45 a 64 años	113,4	18,6	93,9	0,9
De 65 a 79 años	95,7	12,4	82,9	0,4
80 y más años	74,8	22,7	51,4	0,7
Mujer				
Total	485,4	121,0	363,9	0,5
De 6 a 44 años	56,0	14,6	41,4	0,0
De 45 a 64 años	121,7	14,5	107,2	0,0
De 65 a 79 años	150,0	32,4	117,1	0,5
80 y más años	157,7	59,5	98,2	0,0
02 Aragón				
Total				
Total	117,7	24,7	92,8	0,2
De 6 a 44 años	15,3	4,0	11,3	0,0
De 45 a 64 años	24,0	3,2	20,6	0,2
De 65 a 79 años	34,1	5,5	28,5	0,0
80 y más años	44,4	11,9	32,5	0,0
Hombre				
Total	53,2	9,6	43,3	0,2
De 6 a 44 años	9,9	2,8	7,2	0,0
De 45 a 64 años	12,8	1,8	10,7	0,2
De 65 a 79 años	14,7	2,2	12,5	0,0
80 y más años	15,8	2,9	12,9	0,0
Mujer				
Total	64,6	15,1	49,5	0,0
De 6 a 44 años	5,4	1,3	4,1	0,0
De 45 a 64 años	11,2	1,4	9,9	0,0
De 65 a 79 años	19,4	3,4	16,0	0,0
80 y más años	28,6	9,0	19,6	0,0

03 Asturias, Principado de				
Total				
Total	105,6	23,3	81,7	0,6
De 6 a 44 años	10,5	3,6	6,6	0,3
De 45 a 64 años	24,4	3,9	20,2	0,3
De 65 a 79 años	31,9	5,8	26,1	0,0
80 y más años	38,8	10,0	28,9	0,0
Hombre				
Total	46,3	10,1	35,9	0,3
De 6 a 44 años	6,7	2,8	3,6	0,3
De 45 a 64 años	12,3	2,2	10,1	0,0
De 65 a 79 años	15,7	3,4	12,2	0,0
80 y más años	11,6	1,6	10,0	0,0
Mujer				
Total	59,3	13,2	45,8	0,3
De 6 a 44 años	3,8	0,8	3,0	0,0
De 45 a 64 años	12,1	1,7	10,1	0,3
De 65 a 79 años	16,2	2,4	13,9	0,0
80 y más años	27,2	8,3	18,9	0,0
04 Balears, Illes				
Total				
Total	90,6	22,8	67,8	0,0
De 6 a 44 años	13,1	5,2	7,9	0,0
De 45 a 64 años	29,8	3,5	26,3	0,0
De 65 a 79 años	19,6	3,3	16,3	0,0
80 y más años	28,2	10,9	17,3	0,0
Hombre				
Total	35,7	9,5	26,2	0,0
De 6 a 44 años	8,7	3,4	5,3	0,0
De 45 a 64 años	10,4	1,6	8,8	0,0
De 65 a 79 años	7,4	0,6	6,8	0,0
80 y más años	9,2	3,9	5,3	0,0
Mujer				
Total	54,9	13,3	41,6	0,0
De 6 a 44 años	4,4	1,8	2,6	0,0
De 45 a 64 años	19,4	1,9	17,6	0,0
De 65 a 79 años	12,1	2,7	9,5	0,0
80 y más años	19,0	7,0	12,0	0,0

05 Canarias

Total

Total	245,5	54,4	190,5	0,7
De 6 a 44 años	42,8	15,3	27,5	0,0
De 45 a 64 años	89,0	14,6	74,4	0,0
De 65 a 79 años	57,1	10,8	46,3	0,0
80 y más años	56,6	13,7	42,2	0,7

Hombre

Total	107,2	27,0	79,5	0,7
De 6 a 44 años	23,6	11,6	12,0	0,0
De 45 a 64 años	40,4	7,5	32,9	0,0
De 65 a 79 años	24,7	3,6	21,0	0,0
0 y más años	18,5	4,2	13,6	0,7

Mujer

Total	138,4	27,4	111,0	0,0
De 6 a 44 años	19,2	3,7	15,6	0,0
De 45 a 64 años	48,6	7,0	41,5	0,0
De 65 a 79 años	32,5	7,2	25,3	0,0
80 y más años	38,1	9,5	28,6	0,0

06 Cantabria

Total

Total	55,0	14,8	40,0	0,3
De 6 a 44 años	6,6	2,3	4,2	0,0
De 45 a 64 años	12,6	3,1	9,4	0,1
De 65 a 79 años	16,8	3,3	13,4	0,1
80 y más años	19,0	6,0	13,0	0,0

Hombre

Total	21,1	6,1	14,8	0,1
De 6 a 44 años	3,2	1,5	1,7	0,0
De 45 a 64 años	5,9	1,8	4,0	0,1
De 65 a 79 años	6,8	1,2	5,6	0,0
80 y más años	5,2	1,7	3,5	0,0

Mujer

Total	34,0	8,6	25,2	0,1
De 6 a 44 años	3,3	0,8	2,5	0,0
De 45 a 64 años	6,8	1,4	5,4	0,0
De 65 a 79 años	10,1	2,1	7,8	0,1
80 y más años	13,8	4,3	9,5	0,0

07 Castilla y León

Total

Total	226,0	55,6	167,8	2,5
De 6 a 44 años	18,7	7,3	10,9	0,4
De 45 a 64 años	51,3	7,7	43,2	0,4
De 65 a 79 años	60,5	9,5	50,7	0,3
80 y más años	95,4	31,1	62,9	1,4

Hombre

Total	96,7	22,0	72,8	1,9
De 6 a 44 años	12,0	4,9	6,7	0,4
De 45 a 64 años	24,1	3,7	20,0	0,4
De 65 a 79 años	25,3	4,0	21,3	0,0
80 y más años	35,4	9,5	24,8	1,1

Mujer

Total	129,3	33,6	95,0	0,6
De 6 a 44 años	6,8	2,5	4,3	0,0
De 45 a 64 años	27,2	4,0	23,2	0,0
De 65 a 79 años	35,2	5,6	29,4	0,3
0 y más años	60,1	21,6	38,2	0,3

08 Castilla–La Mancha

Total

Total	213,2	49,4	163,3	0,5
De 6 a 44 años	26,7	6,8	19,9	0,0
De 45 a 64 años	57,9	8,9	49,0	0,0
De 65 a 79 años	60,0	13,9	46,1	0,0
80 y más años	68,6	19,9	48,3	0,5

Hombre

Total	94,1	21,9	72,2	0,0
De 6 a 44 años	15,7	3,8	11,9	0,0
De 45 a 64 años	27,7	5,0	22,7	0,0
De 65 a 79 años	26,0	6,0	19,9	0,0
0 y más años	24,8	7,1	17,7	0,0

Mujer

Total	119,1	27,5	91,1	0,5
De 6 a 44 años	11,0	3,0	8,0	0,0
De 45 a 64 años	30,2	3,9	26,4	0,0
De 65 a 79 años	34,1	7,9	26,2	0,0
80 y más años	43,8	12,8	30,6	0,5

09 Cataluña				
Total				
Total	603,9	125,0	478,4	0,5
De 6 a 44 años	70,6	18,0	52,6	0,0
De 45 a 64 años	154,3	19,4	134,9	0,0
De 65 a 79 años	176,4	20,8	155,6	0,0
80 y más años	202,7	66,8	135,4	0,5
Hombre				
Total	233,8	43,8	189,5	0,5
De 6 a 44 años	37,4	11,8	25,6	0,0
De 45 a 64 años	67,6	7,8	59,8	0,0
De 65 a 79 años	60,2	6,7	53,4	0,0
80 y más años	68,6	17,5	50,6	0,5
Mujer				
Total	370,1	81,2	288,9	0,0
De 6 a 44 años	33,2	6,3	27,0	0,0
De 45 a 64 años	86,7	11,6	75,1	0,0
De 65 a 79 años	116,2	14,1	102,1	0,0
80 y más años	134,0	49,3	84,8	0,0
10 Comunitat Valenciana				
Total				
Total	490,6	99,2	391,3	0,0
De 6 a 44 años	52,6	12,9	39,7	0,0
De 45 a 64 años	144,9	20,9	124,0	0,0
De 65 a 79 años	145,7	15,4	130,2	0,0
80 y más años	147,4	50,0	97,3	0,0
Hombre				
Total	188,5	39,1	149,4	0,0
De 6 a 44 años	30,1	7,9	22,1	0,0
De 45 a 64 años	65,7	10,1	55,6	0,0
De 65 a 79 años	48,7	3,5	45,2	0,0
80 y más años	44,1	17,6	26,5	0,0
Mujer				
Total	302,1	60,2	241,9	0,0
De 6 a 44 años	22,5	4,9	17,6	0,0
De 45 a 64 años	79,3	10,9	68,4	0,0
De 65 a 79 años	97,0	11,9	85,0	0,0
80 y más años	103,3	32,5	70,8	0,0

11 Extremadura

Total

Total	110,6	26,1	84,0	0,6
De 6 a 44 años	12,5	5,0	7,6	0,0
De 45 a 64 años	29,7	4,2	25,2	0,3
De 65 a 79 años	30,5	5,3	25,2	0,0
80 y más años	37,8	11,6	26,0	0,2

Hombre

Total	45,4	9,6	35,6	0,2
De 6 a 44 años	7,5	3,0	4,6	0,0
De 45 a 64 años	14,4	2,4	11,8	0,2
De 65 a 79 años	11,8	1,9	9,8	0,0
80 y más años	11,7	2,3	9,4	0,0

Mujer

Total	65,2	16,5	48,3	0,4
De 6 a 44 años	5,0	2,0	3,0	0,0
De 45 a 64 años	15,3	1,8	13,4	0,2
De 65 a 79 años	18,8	3,4	15,4	0,0
80 y más años	26,2	9,3	16,6	0,2

12 Galicia

Total

Total	298,8	55,0	242,6	1,2
De 6 a 44 años	23,5	7,4	16,2	0,0
De 45 a 64 años	72,7	8,6	63,7	0,4
De 65 a 79 años	83,8	11,9	71,4	0,5
80 y más años	118,7	27,1	91,3	0,3

Hombre

Total	124,9	21,4	102,9	0,6
De 6 a 44 años	13,1	5,8	7,3	0,0
De 45 a 64 años	40,2	5,3	34,5	0,4
De 65 a 79 años	36,4	4,1	32,1	0,2
80 y más años	35,3	6,2	29,1	0,0

Mujer

Total	173,9	33,6	139,7	0,7
De 6 a 44 años	10,5	1,5	8,9	0,0
De 45 a 64 años	32,5	3,3	29,2	0,0
De 65 a 79 años	47,4	7,8	39,3	0,3
80 y más años	83,5	20,9	62,3	0,3

13 Madrid, Comunidad de				
Total				
Total	510,2	127,4	381,9	0,9
De 6 a 44 años	63,6	19,0	44,6	0,0
De 45 a 64 años	127,7	23,7	104,0	0,0
De 65 a 79 años	147,5	31,9	115,2	0,5
80 y más años	171,4	52,8	118,2	0,4
Hombre				
Total	195,3	46,7	148,1	0,5
De 6 a 44 años	32,6	8,8	23,8	0,0
De 45 a 64 años	50,9	12,5	38,3	0,0
De 65 a 79 años	50,4	7,9	42,0	0,5
80 y más años	61,5	17,6	43,9	0,0
Mujer				
Total	314,9	80,7	233,8	0,4
De 6 a 44 años	31,0	10,3	20,7	0,0
De 45 a 64 años	76,8	11,1	65,7	0,0
De 65 a 79 años	97,2	24,0	73,2	0,0
80 y más años	109,9	35,3	74,3	0,4
14 Murcia, Región de				
Total				
Total	153,7	34,7	119,0	0,0
De 6 a 44 años	23,1	7,9	15,2	0,0
De 45 a 64 años	44,7	8,1	36,6	0,0
De 65 a 79 años	47,0	7,4	39,6	0,0
80 y más años	39,0	11,3	27,7	0,0
Hombre				
Total	69,4	13,8	55,6	0,0
De 6 a 44 años	12,1	4,5	7,6	0,0
De 45 a 64 años	24,1	5,1	19,0	0,0
De 65 a 79 años	19,4	1,6	17,9	0,0
80 y más años	13,8	2,7	11,1	0,0
Mujer				
Total	84,3	20,9	63,4	0,0
De 6 a 44 años	11,0	3,4	7,6	0,0
De 45 a 64 años	20,6	3,0	17,5	0,0
De 65 a 79 años	27,5	5,8	21,7	0,0
80 y más años	25,2	8,6	16,5	0,0

15 Navarra, Comunidad Foral de				
Total				
Total	48,8	11,2	37,7	0,0
De 6 a 44 años	6,1	1,7	4,4	0,0
De 45 a 64 años	9,9	1,8	8,1	0,0
De 65 a 79 años	14,4	1,5	12,9	0,0
80 y más años	18,4	6,2	12,2	0,0
Hombre				
Total	23,2	4,5	18,7	0,0
De 6 a 44 años	4,1	1,3	2,9	0,0
De 45 a 64 años	6,2	0,8	5,4	0,0
De 65 a 79 años	6,8	0,9	5,8	0,0
80 y más años	6,1	1,5	4,6	0,0
Mujer				
Total	25,6	6,7	18,9	0,0
De 6 a 44 años	2,0	0,4	1,5	0,0
De 45 a 64 años	3,7	1,0	2,7	0,0
De 65 a 79 años	7,7	0,6	7,1	0,0
80 y más años	12,2	4,7	7,6	0,0
16 País Vasco				
Total				
Total	171,8	50,6	121,1	0,0
De 6 a 44 años	21,1	10,1	11,0	0,0
De 45 a 64 años	37,3	6,4	30,9	0,0
De 65 a 79 años	50,1	10,0	40,1	0,0
80 y más años	63,3	24,2	39,1	0,0
Hombre				
Total	69,8	20,9	48,9	0,0
De 6 a 44 años	13,5	8,3	5,2	0,0
De 45 a 64 años	17,0	2,3	14,6	0,0
De 65 a 79 años	22,0	4,3	17,7	0,0
80 y más años	17,4	6,0	11,4	0,0
Mujer				
Total	102,0	29,7	72,3	0,0
De 6 a 44 años	7,6	1,8	5,8	0,0
De 45 a 64 años	20,3	4,0	16,3	0,0
De 65 a 79 años	28,1	5,8	22,4	0,0
80 y más años	45,9	18,1	27,8	0,0

17 Rioja, La

Total

Total	27,3	6,9	20,4	0,0
De 6 a 44 años	1,9	0,3	1,6	0,0
De 45 a 64 años	6,9	1,5	5,5	0,0
De 65 a 79 años	7,7	1,0	6,7	0,0
80 y más años	10,8	4,1	6,7	0,0

Hombre

Total	10,8	2,5	8,2	0,0
De 6 a 44 años	0,9	0,3	0,7	0,0
De 45 a 64 años	2,7	0,4	2,2	0,0
De 65 a 79 años	3,6	0,8	2,9	0,0
80 y más años	3,5	1,0	2,5	0,0

Mujer

Total	16,5	4,3	12,2	0,0
De 6 a 44 años	1,0	0,1	0,9	0,0
De 45 a 64 años	4,2	1,0	3,2	0,0
De 65 a 79 años	4,1	0,2	3,9	0,0
80 y más años	7,3	3,1	4,2	0,0

18 Ceuta

Total

Total	5,1	1,1	3,9	0,0
De 6 a 44 años	1,1	0,4	0,6	0,0
De 45 a 64 años	1,5	0,2	1,4	0,0
De 65 a 79 años	1,3	0,4	0,9	0,0
80 y más años	1,2	0,2	1,0	0,0

Hombre

Total	2,3	0,5	1,8	0,0
De 6 a 44 años	0,7	0,3	0,4	0,0
De 45 a 64 años	0,6	0,0	0,6	0,0
De 65 a 79 años	0,6	0,2	0,4	0,0
80 y más años	0,4	0,1	0,4	0,0

Mujer

Total	2,8	0,6	2,2	0,0
De 6 a 44 años	0,4	0,2	0,2	0,0
De 45 a 64 años	1,0	0,2	0,8	0,0
De 65 a 79 años	0,7	0,1	0,5	0,0
0 y más años	0,8	0,1	0,6	0,0

19 Melilla				
Total				
Total	8,7	1,6	7,1	0,0
De 6 a 44 años	1,6	0,6	0,9	0,0
De 45 a 64 años	3,3	0,4	2,9	0,0
De 65 a 79 años	2,0	0,1	1,9	0,0
80 y más años	1,9	0,5	1,4	0,0
Hombre				
otal	3,2	0,8	2,3	0,0
De 6 a 44 años	1,1	0,4	0,6	0,0
De 45 a 64 años	1,3	0,2	1,1	0,0
De 65 a 79 años	0,4	0,1	0,4	0,0
80 y más años	0,3	0,1	0,2	0,0
Mujer				
Total	5,5	0,8	4,8	0,0
De 6 a 44 años	0,5	0,2	0,3	0,0
De 45 a 64 años	2,0	0,2	1,9	0,0
De 65 a 79 años	1,5	0,0	1,5	0,0
80 y más años	1,5	0,4	1,2	0,0

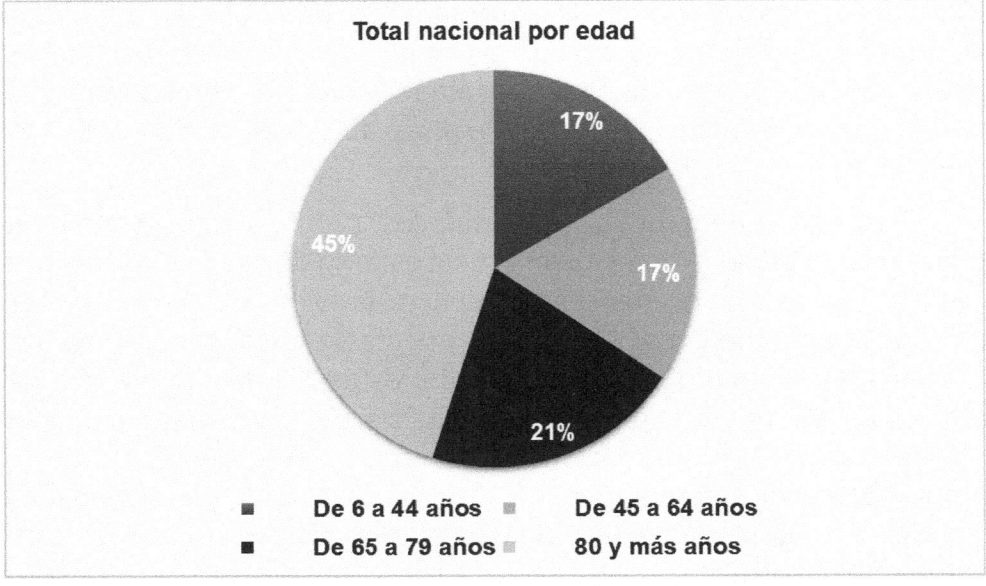

Elaboración propia a través de datos extraídos del INE.

2.2.1 Enfermedad y convalecencia: cambios bio-psico-sociales

"Cuando una persona dependiente atraviesa una enfermedad, los **cambios biopsicosociales** suelen ser más intensos y complejos. En el plano **biológico**, estos individuos ya parten de una situación de fragilidad o deterioro físico previo —por ejemplo, debido a la edad, una discapacidad o una enfermedad crónica—, por lo que cualquier nuevo proceso patológico puede agravar su estado general. La movilidad, la capacidad para alimentarse, asearse o comunicarse puede verse aún más limitada durante la enfermedad. Además, las complicaciones médicas tienden a ser más frecuentes, y el proceso de recuperación suele ser más lento y requerir más supervisión médica y cuidados continuos.

En el aspecto **psicológico**, la enfermedad en personas dependientes puede tener un gran impacto emocional. Al sentirse más vulnerables o al percibir una pérdida adicional de autonomía, es común que experimenten emociones como la tristeza, la frustración, la ansiedad o incluso síntomas depresivos. La sensación de "ser una carga" para sus familiares o cuidadores también puede aparecer, y esto afecta de forma directa a su autoestima y bienestar emocional. Si la persona tiene deterioro cognitivo, como sucede en muchos casos de dependencia, puede mostrar confusión, miedo o alteraciones del comportamiento durante la enfermedad, lo que complica aún más el cuidado y la comunicación.

Desde el punto de vista **social**, los cambios son igualmente relevantes. La persona dependiente suele estar ya en una red de apoyo —como su familia, una residencia o el servicio de ayuda a domicilio—, pero durante la enfermedad esta red debe adaptarse y responder a nuevas necesidades: aumento del número de horas de cuidado, presencia de profesionales sanitarios o incluso hospitalización. Esto puede provocar tensiones familiares o emocionales, tanto en el entorno como en la propia persona enferma. Además, su participación en actividades sociales o comunitarias, si las tenía, se ve interrumpida, lo que refuerza el aislamiento social.

Durante la **convalecencia**, el proceso de recuperación se convierte en un reto compartido entre la persona dependiente y su entorno de cuidados. Biológicamente, es posible que no se logre recuperar el nivel de funcionalidad previo, por lo que se deben adaptar rutinas, ayudas técnicas y medidas de apoyo. A nivel psicológico, es clave el acompañamiento emocional y el refuerzo positivo para evitar el desánimo o la apatía. Socialmente, hay que favorecer la reincorporación a una vida lo más activa y digna posible dentro de sus capacidades, respetando sus tiempos y sus preferencias.

Las personas dependientes, especialmente si presentan deterioro cognitivo o dificultades del habla, pueden tener más problemas para expresar lo que sienten, lo que les duele o lo que necesitan. Esto puede generar malentendidos, frustración y una atención sanitaria menos eficaz. Por eso, es esencial fomentar canales de comunicación alternativos (como el uso de gestos, tableros de comunicación o intérpretes si los hay) y mantener una actitud empática, observadora y respetuosa por parte del personal cuidador.

Durante la enfermedad y convalecencia, pueden requerirse nuevos dispositivos de apoyo técnico como camas articuladas, grúas de traslado, sondas, o incluso adaptaciones en la vivienda. Estos cambios materiales tienen un coste económico y logístico que afecta tanto al entorno familiar como a los servicios sociosanitarios. Asimismo, puede ser necesario aumentar la frecuencia de visitas médicas, terapias de rehabilitación o cuidados paliativos, si la enfermedad es irreversible o terminal.

También hay que tener en cuenta el **efecto que la situación tiene sobre los cuidadores.** Cuando la persona dependiente enferma, el esfuerzo físico y emocional que ya requiere su atención diaria puede aumentar considerablemente. Esto puede generar un desgaste en la figura del cuidador principal, conocido como "síndrome del cuidador quemado" o burnout. Por eso, es importante incluir también al cuidador en el plan de atención, proporcionándole descanso, apoyo emocional y recursos formativos sobre cómo afrontar esta etapa.

ⓘ **NOTA**

El síndrome de burnout, o del trabajador quemado, es un trastorno emocional relacionado con el estrés laboral. Se manifiesta a través de agotamiento físico y mental, pérdida de motivación y una percepción negativa del propio desempeño. Afecta sobre todo a quienes se dedican al cuidado de otras personas. Detectarlo a tiempo y abordarlo adecuadamente es clave para proteger el bienestar y la salud mental

2.2.2 Incidencias en la calidad de vida

Cuando una persona mayor entra en una institución, su calidad de vida experimenta cambios importantes. Estos cambios pueden ser positivos si recibe la atención adecuada, pero también negativos si siente que pierde su autonomía, su identidad o sus relaciones sociales habituales. Por ejemplo, imagina a un hombre mayor que siempre ha vivido en su propia casa, donde hacía sus cosas a su ritmo, podía recibir visitas cuando quisiera o simplemente salir a pasear. Cuando pasa a vivir en una residencia o institución, muchas de estas rutinas cambian: puede sentirse menos libre, más limitado o desconectado del entorno que conocía. Esto puede afectar mucho su bienestar emocional, generando tristeza, frustración o incluso depresión.

Por eso, es muy importante cuidar detalles como respetar sus gustos y decisiones, proporcionar actividades entretenidas adaptadas a sus intereses, y facilitar que mantengan vínculos con su familia o amigos de siempre. Estos aspectos marcan la diferencia en su calidad de vida y bienestar emocional.

Por ejemplo...

A continuación, se presenta un listado específico con las incidencias más comunes que suelen afectar la calidad de vida de las personas mayores dependientes en instituciones junto con posibles soluciones para cada una:

▼ Pérdida de autonomía personal

Muchas personas mayores sienten que al ingresar en una institución pierden el control sobre decisiones cotidianas, como elegir qué ropa usar o cuándo acostarse, lo que afecta su autoestima y bienestar emocional.

- Establecer rutinas flexibles y personalizadas según los gustos individuales.

- Ofrecer opciones sencillas a diario, por ejemplo: "¿Quieres comer carne o pescado hoy?" o "¿Prefieres hacer manualidades o ver una película?".

▼ Aislamiento social y emocional

Las personas mayores institucionalizadas pueden sentir aislamiento al dejar atrás sus redes sociales previas, generando tristeza, depresión o ansiedad.

- Crear actividades grupales como talleres, salidas cortas o celebraciones de cumpleaños y fechas especiales.

- Facilitar visitas frecuentes de familiares o amigos con horarios amplios y flexibles.

- Fomentar relaciones dentro del propio centro mediante actividades de convivencia o dinámicas grupales.

▼ Pérdida de privacidad e intimidad

En las instituciones, compartir espacios comunes o habitaciones con otros residentes limita su privacidad, causando incomodidad, irritabilidad o sentimientos de vulnerabilidad.

- Garantizar zonas privadas para visitas personales.

- Permitir espacios o momentos de intimidad personal, respetando horarios en que no se interrumpa al residente sin necesidad.

- Promover que cada residente personalice su espacio con objetos propios, fotos familiares o recuerdos.

▸ Inactividad física y aburrimiento

La falta de estimulación física y mental conduce al aburrimiento, al deterioro físico y cognitivo, e incluso a estados depresivos.

- Implementar rutinas de ejercicio adaptadas a cada condición física (gimnasia suave, fisioterapia, paseos al aire libre).

- Desarrollar actividades cognitivas específicas como juegos de memoria, lectura, crucigramas, o terapias ocupacionales.

- Contratar personal especializado, como fisioterapeutas y terapeutas ocupacionales, que diseñen programas individuales de estimulación.

▸ Deterioro emocional por pérdida de identidad y desarraigo

Las personas mayores suelen experimentar sentimientos de tristeza, aislamiento o nostalgia al abandonar su hogar de siempre, afectando profundamente su identidad y estado emocional.

- Entrevistar a cada residente para conocer sus intereses personales y su historia vital, e incluir estos elementos en la atención cotidiana.

- Permitir que participen en actividades que les conecten con sus tradiciones culturales o su localidad de origen.

- Facilitar acceso a videollamadas y otras tecnologías para que mantengan contacto frecuente con sus seres queridos o comunidad original.

▸ Problemas en la alimentación (nutrición y apetito)

La calidad de vida puede deteriorarse por falta de apetito debido a dietas monótonas, sabores poco atractivos, o dificultades para comer.

- Personalizar menús adaptados a gustos individuales, teniendo en cuenta alergias, preferencias culturales y restricciones dietéticas.

- Mejorar la presentación visual de las comidas y hacerlas atractivas en sabor y textura.

- Supervisar nutricionalmente cada caso con dietistas profesionales para evitar déficits o problemas relacionados con la dieta.

▶ Problemas de comunicación y entendimiento

Las dificultades de audición, visión o comprensión pueden generar aislamiento o malestar emocional.

- Realizar revisiones médicas periódicas para detectar problemas auditivos o visuales.

- Proporcionar gafas, audífonos u otros apoyos adaptados según necesidad.

- Capacitar al personal para comunicarse de forma clara, sencilla y adaptada, con paciencia y empatía.

▶ Falta de privacidad e intimidad sexual

La sexualidad en la tercera edad suele quedar olvidada en residencias, afectando la dignidad y el bienestar emocional.

- Promover la educación y sensibilización entre profesionales para tratar la sexualidad en personas mayores con respeto y naturalidad.

- Facilitar espacios y momentos adecuados para encuentros íntimos de parejas, siempre que sean consensuados y seguros.

- Garantizar privacidad en habitaciones o áreas comunes especialmente diseñadas para este fin.

▶ Falta de atención emocional o psicológica

Problemas psicológicos como ansiedad o depresión son frecuentes en personas institucionalizadas por los cambios bruscos de vida.

- Asegurar la presencia regular de psicólogos especializados en geriatría que ofrezcan apoyo emocional personalizado.

- Aplicar programas preventivos como talleres de memoria, terapias cognitivas y actividades motivacionales.

- Formar al personal para detectar signos de malestar emocional precozmente y dar respuesta rápida y eficaz.

▰ Problemas derivados de la falta de capacitación profesional del personal

Un personal no suficientemente formado o sensibilizado puede tratar al residente de forma poco adecuada, generando estrés o frustración.

- Capacitar al personal en atención gerontológica integral, sensibilización emocional y técnicas de comunicación efectiva.

- Evaluar periódicamente la satisfacción de los residentes para identificar problemas y aplicar soluciones inmediatas.

- Fomentar un trato empático y personalizado, evitando infantilizar a la persona mayor y respetando siempre su dignidad.

2.2.3 Evolución del entorno socioafectivo y de la sexualidad de la persona mayor

Las personas mayores no dejan de tener emociones, afectos ni deseos solo por el hecho de envejecer. En instituciones como residencias, su entorno socioafectivo (es decir, sus relaciones sociales y afectivas) evoluciona y cambia notablemente. Algunos pierden amistades de toda la vida porque están lejos o han fallecido, y tienen que adaptarse a un entorno nuevo con desconocidos. A veces, eso genera aislamiento o timidez al principio, pero también puede abrirles puertas a nuevas amistades y relaciones afectivas dentro de la propia institución.

Los principales **cambios en el entorno socioafectivo** en la edad avanzada son los siguientes:

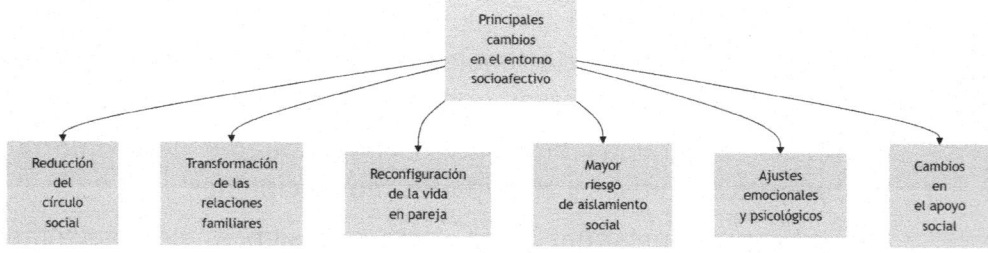

▼ Reducción del círculo social

- Pérdida de amigos y familiares por fallecimiento.
- Menor contacto con antiguos compañeros de trabajo tras la jubilación.
- Disminución de oportunidades para hacer nuevas amistades.

▼ Transformación de las relaciones familiares

- Mayor dependencia emocional y, en algunos casos, física de los hijos u otros familiares.
- Cambio en el rol familiar, pasando de ser cuidador a ser cuidado.
- Posible distancia geográfica con los seres queridos debido a cambios de residencia.

▼ Reconfiguración de la vida en pareja

- Adaptación a la convivencia tras la jubilación, con más tiempo compartido.
- Cambios en la dinámica sexual e intimidad por factores físicos o emocionales.
- Enfrentamiento al duelo por la pérdida de la pareja en caso de viudez.

▼ Mayor riesgo de aislamiento social

- Reducción de la participación en actividades sociales o comunitarias.
- Limitaciones de movilidad o salud que dificultan la interacción social.
- Sentimiento de soledad debido a la falta de compañía frecuente.

▼ Ajustes emocionales y psicológicos

- Necesidad de adaptarse a los cambios de identidad personal tras la jubilación.
- Mayor tendencia a la introspección y reflexión sobre el pasado.
- Posible aparición de ansiedad o depresión por la percepción de pérdida de independencia.

▶ Cambios en el apoyo social

- Dependencia de cuidadores o personal sanitario en casos de fragilidad.

- Vinculación con nuevas redes de apoyo, como asociaciones o grupos de mayores.

- Necesidad de establecer relaciones significativas para mantener el bienestar emocional.

Estos cambios afectan la calidad de vida y requieren estrategias para fomentar el bienestar emocional, la socialización y la autonomía en la medida de lo posible.

Por su parte, la sexualidad se define como la forma en que se expresa la identidad sexual a lo largo de la vida. Esta manifestación puede incluir sentimientos, deseos y acciones, abarcando distintos tipos de contacto físico o estimulación. Por otro lado, la intimidad se asocia con una sensación de cercanía y conexión dentro de una relación, la cual puede presentarse con o sin un componente físico.

El proceso de envejecimiento conlleva cambios que pueden influir en la manera en que se perciben la sexualidad y la intimidad. En algunos casos, se mantiene el deseo de mantener relaciones íntimas y sexuales, mientras que otras personas pueden optar por priorizar una de estas dimensiones o prescindir de ambas. Existen múltiples factores que influyen en estas decisiones, por lo que resulta relevante comprender las oportunidades y los desafíos que surgen en esta etapa para quienes desean preservar estas experiencias en sus vidas.

La sexualidad en personas mayores sigue existiendo, aunque cambian sus formas de expresión. Muchas veces se piensa erróneamente que las personas mayores ya no tienen necesidades afectivas o sexuales, pero esto no es así. Siguen necesitando contacto, cariño, intimidad y, en ocasiones, relaciones de pareja. Es importante respetar y facilitar la privacidad y dignidad en este aspecto, permitiendo que la persona pueda expresar libremente su afectividad dentro de la institución, siempre con respeto y seguridad.

El envejecimiento genera modificaciones en el organismo que pueden afectar la capacidad de disfrutar de la sexualidad. En el caso de las mujeres, pueden presentarse transformaciones en la estructura vaginal, como la reducción de su tamaño, el adelgazamiento de sus paredes y una menor lubricación natural, lo que puede generar molestias durante la actividad sexual. Para aliviar estos síntomas, se recomienda el uso de lubricantes a base de agua o condones lubricados. Además, en el contexto de la terapia hormonal utilizada para tratar síntomas de la menopausia, algunas mujeres pueden experimentar un aumento en la frecuencia de su actividad sexual.

En los hombres, la disfunción eréctil se vuelve más frecuente con la edad, lo que puede traducirse en dificultades para lograr y mantener una erección, una menor firmeza y una reducción en la duración de la erección tras el orgasmo. Este fenómeno puede presentarse de manera ocasional sin representar un problema significativo, pero si ocurre con frecuencia, se recomienda consultar con un profesional de la salud.

La comunicación abierta sobre estos cambios resulta fundamental para el bienestar sexual y emocional. Asimismo, el asesoramiento médico puede aportar estrategias para mejorar la experiencia sexual y garantizar que esta etapa de la vida se viva con plenitud.

Diferentes enfermedades, discapacidades, procedimientos médicos y medicamentos pueden influir en la función sexual. Entre estos factores, se destacan:

- ▶ **Dolor crónico y artritis:** la rigidez y el dolor en las articulaciones pueden dificultar la actividad sexual. Adaptaciones en las posturas, descanso previo a la actividad sexual y el uso de tratamientos para el manejo del dolor pueden ser estrategias efectivas.

- ▶ **Demencia:** algunas personas pueden manifestar un aumento del interés en la sexualidad sin reconocer qué conductas son adecuadas, mientras que otras pueden no identificar a su pareja y buscar contacto con otras personas. En estos casos, la orientación profesional resulta clave.

▶ **Diabetes y enfermedades cardiovasculares:** estas condiciones pueden generar disfunción eréctil en los hombres y afectar la respuesta sexual en las mujeres, retrasando la excitación o dificultando el orgasmo. En algunos casos, el miedo a que la actividad sexual agrave una enfermedad cardíaca puede reducir la frecuencia de las relaciones sexuales. Sin embargo, se recomienda seguir las indicaciones médicas, ya que la actividad sexual suele ser segura en la mayoría de los casos.

▶ **Incontinencia urinaria:** puede provocar incomodidad durante el acto sexual, pero generalmente es tratable con cambios en la rutina, como vaciar la vejiga antes y después de la actividad sexual.

▶ **Depresión y ansiedad:** la disminución del deseo sexual o la falta de interés en la intimidad pueden estar relacionadas con trastornos del estado de ánimo. Identificar estos síntomas y buscar apoyo profesional puede mejorar la calidad de vida.

▶ **Cirugías y tratamientos médicos:** procedimientos como la histerectomía, la mastectomía o la prostatectomía pueden generar inseguridad sobre la imagen corporal o dificultades funcionales en la sexualidad. La orientación médica y el acompañamiento psicológico pueden ayudar a afrontar estos cambios.

Además, algunos medicamentos pueden afectar la función sexual al reducir la libido, causar sequedad vaginal o interferir con la erección. En estos casos, se recomienda consultar con el médico para evaluar alternativas terapéuticas.

El envejecimiento no protege contra las enfermedades de transmisión sexual. Las personas mayores que mantienen una vida sexual activa pueden estar expuestas a infecciones como sífilis, gonorrea, clamidia, herpes genital, VIH, entre otras. El uso de preservativos sigue siendo una medida fundamental para reducir el riesgo de contagio. Asimismo, la realización de chequeos médicos periódicos permite detectar y tratar posibles infecciones a tiempo.

La sexualidad no solo depende de factores físicos, sino también de aspectos emocionales. La forma en que una persona percibe su cuerpo y su autoestima puede influir en su deseo sexual. En algunos casos, la preocupación por los cambios físicos asociados al envejecimiento puede generar inseguridad respecto a la atracción percibida por la pareja.

Las tensiones diarias, los cambios en el estilo de vida tras la jubilación o la aparición de enfermedades pueden afectar la intimidad. En estos casos, la comunicación abierta con la pareja y el apoyo de profesionales, como terapeutas especializados en salud sexual, pueden contribuir a resolver dificultades y fortalecer la conexión emocional.

Para disfrutar de una sexualidad plena en la edad avanzada, es fundamental aceptar los cambios naturales del cuerpo y buscar estrategias para mantener el bienestar. El envejecimiento no implica la pérdida de la sexualidad, sino una transformación en la forma de experimentarla.

2.2.4 Necesidades especiales de atención y apoyo integral

Las personas dependientes que viven en instituciones suelen tener necesidades especiales que van más allá de las básicas como alimentación o higiene. Por ejemplo, pueden requerir apoyo psicológico y emocional frecuente, atención especializada por enfermedades crónicas o tratamientos médicos específicos, o actividades terapéuticas para mejorar sus capacidades físicas y mentales.

El apoyo integral implica ver a la persona como un todo, con emociones, historia personal, gustos y preferencias propias, no solo como alguien que necesita cuidados físicos. Pongamos un ejemplo: una persona mayor con demencia no solo necesita ayuda para vestirse o comer, también necesita sentirse segura, querida, respetada, y tener rutinas claras y estables que le aporten tranquilidad y reduzcan su ansiedad. Este enfoque integral marca la diferencia en su calidad de vida.

Contexto	Necesidad especial	Acciones de apoyo
Salud	Atención médica especializada	Atención geriátrica, seguimiento personalizado y programas de prevención
	Apoyo en la gestión de enfermedades crónicas	Monitoreo de condiciones crónicas y gestión de tratamientos
	Acceso a terapias de rehabilitación	Fisioterapia, terapia ocupacional y logopedia según necesidades
Entorno Familiar	Asesoramiento y orientación para familiares	Charlas, asesoramiento psicológico y grupos de apoyo
	Apoyo emocional y psicológico	Atención psicológica individual y terapia grupal
	Programas de respiro para cuidadores	Programas de descanso para cuidadores y formación en cuidados
Entorno Social	Facilitación de redes de apoyo social	Creación de espacios de interacción y voluntariado
	Inclusión en actividades comunitarias	Acceso a centros comunitarios y participación en eventos
	Prevención del aislamiento social	Intervenciones para fortalecer la vida social y la autoestima
Educación y Formación	Adaptación de métodos de enseñanza	Uso de materiales didácticos adaptados y apoyo docente
	Acceso a recursos educativos accesibles	Disponibilidad de libros en formatos accesibles y plataformas adaptadas
	Programas de formación continua	Cursos flexibles y adaptados a las capacidades de cada persona
Accesibilidad y Movilidad	Eliminación de barreras arquitectónicas	Rampas, ascensores y señalización accesible en edificios
	Transporte accesible y adaptado	Servicios de transporte adaptado y mejoras en la vía pública
	Tecnologías de asistencia para la movilidad	Uso de sillas de ruedas eléctricas y dispositivos de movilidad

2.2.5 Calidad de vida, apoyo y autodeterminación en la persona mayor

La calidad de vida de una persona mayor en instituciones está muy relacionada con cuánto control siente que tiene sobre su propia vida. Esto se conoce como "autodeterminación". Es fundamental que las personas mayores puedan decidir en lo posible sobre su día a día: qué ropa quieren usar, a qué actividades acudir, qué quieren comer o cómo prefieren pasar su tiempo libre. Sentir que pueden elegir les hace sentirse más felices, más valorados y menos dependientes emocionalmente.

Por ejemplo, permitir a una persona mayor decidir entre distintas actividades, preguntarle sobre sus gustos o respetar cuando prefiere descansar en lugar de participar en una dinámica grupal, aumenta notablemente su satisfacción personal. Esto mejora su autoestima y bienestar emocional, haciéndola sentir útil y valorada.

2.2.6 Conceptos fundamentales

Existen algunos conceptos clave para entender la situación psicológica de las personas mayores en instituciones:

- ▼ **Autonomía**: la capacidad de decidir sobre la propia vida, algo esencial que debe respetarse lo máximo posible.

- ▼ **Dependencia**: la necesidad de ayuda física o emocional para las tareas cotidianas.

- ▼ **Apoyo integral**: cuidado completo que incluye tanto aspectos físicos como emocionales y sociales.

- ▼ **Empatía**: ponernos en el lugar de la persona mayor para entender cómo se siente y cómo podemos ayudarle mejor.

- ▼ **Dignidad**: respetar siempre su valor personal, gustos y privacidad, tratándolos como adultos responsables y no como niños.

Estos conceptos son básicos para cualquier profesional o familiar que quiera mejorar la vida de una persona mayor dependiente.

2.2.7 Características y necesidades en enfermedad y convalecencia

Cuando una persona mayor pasa por una enfermedad o periodo de recuperación, sus necesidades aumentan considerablemente. No solo necesita atención médica específica, sino también más apoyo emocional y psicológico. Durante este periodo suelen sentirse vulnerables, inseguros o preocupados por ser una carga para otros.

Por ejemplo, alguien que ha sufrido una caída y está convaleciente necesitará ayuda constante para moverse, pero también ánimo, compañía y paciencia. Es normal que en estos momentos las emociones negativas como el miedo o la tristeza aparezcan con frecuencia. Por eso, es fundamental ofrecer apoyo emocional constante, ser pacientes, darles información clara sobre lo que está ocurriendo, respetar sus ritmos, y motivarles con pequeños objetivos que los ayuden a recuperarse y sentirse mejor.

Atender todas estas necesidades en conjunto, cuidando siempre la dignidad y el respeto hacia la persona mayor, contribuirá decisivamente a mejorar su bienestar físico y emocional durante el proceso de enfermedad y recuperación.

Enfermedad / Situación	Necesidad especial	Acciones
Alzheimer	Supervisión constante y estimulación cognitiva	Rutinas estructuradas y ejercicios de memoria
Parkinson	Fisioterapia y apoyo en la movilidad	Ejercicios de movilidad y prevención de caídas
Esclerosis múltiple	Tratamiento médico y asistencia funcional	Uso de dispositivos de apoyo y tratamientos específicos
Diabetes	Monitoreo de glucosa y control de la dieta	Planificación de comidas y educación diabetológica
Hipertensión arterial	Control de la presión arterial y medicación	Monitoreo regular y ajuste de hábitos
Accidente cerebrovascular (ictus)	Rehabilitación y terapia del habla	Sesiones de rehabilitación y terapia ocupacional

Enfermedad / Situación	Necesidad especial	Acciones
Cáncer	Atención oncológica integral y apoyo psicológico	Soporte paliativo y terapias complementarias
Artritis reumatoide	Terapia del dolor y rehabilitación	Uso de analgésicos y tratamientos antiinflamatorios
Fracturas óseas	Inmovilización y terapia de recuperación	Fisioterapia y adaptación del entorno
Enfermedad pulmonar obstructiva crónica (EPOC)	Uso de oxígeno y control respiratorio	Oxigenoterapia y ejercicios respiratorios
Insuficiencia renal	Diálisis y seguimiento médico continuo	Hemodiálisis y educación para el autocuidado
Enfermedades cardiovasculares	Rehabilitación cardíaca y medicación	Ejercicio controlado y dieta balanceada
Fibromialgia	Manejo del dolor y terapia multidisciplinar	Estrategias de manejo del dolor y apoyo psicológico
Enfermedades autoinmunes	Inmunoterapia y control de síntomas	Seguimiento inmunológico y terapias avanzadas
Síndrome de fatiga crónica	Control del sueño y manejo del cansancio	Ritmos de descanso y técnicas de relajación
Dolor crónico	Estrategias de control del dolor y terapia física	Terapia del dolor y soporte psicológico
Demencia senil	Supervisión y estimulación cognitiva	Actividades lúdicas y sociales para mejorar la interacción
Osteoporosis	Fortalecimiento óseo y prevención de fracturas	Calcio, vitamina D y ejercicios de resistencia
Incontinencia urinaria	Uso de absorbentes y ejercicios de suelo pélvico	Uso de catéteres o pañales y entrenamiento vesical
Párkinson avanzado	Cuidados avanzados y fisioterapia	Terapias avanzadas y soporte médico
Depresión clínica	Terapia psicológica y apoyo emocional	Terapia conductual y grupos de apoyo

Enfermedad / Situación	Necesidad especial	Acciones
Ansiedad crónica	Manejo del estrés y técnicas de relajación	Mindfulness y ejercicios de respiración
Trastornos del sueño	Higiene del sueño y apoyo médico	Evitar pantallas y establecer rutinas nocturnas
Deterioro cognitivo leve	Estimulación mental y entrenamiento cognitivo	Juegos de lógica y refuerzo positivo
Distrofia muscular	Rehabilitación muscular y fisioterapia	Ejercicios de fuerza y prevención de atrofia
Afasia post-ictus	Terapia del habla y comunicación alternativa	Uso de pictogramas y entrenamiento del lenguaje
Hernia discal	Rehabilitación y control del dolor	Fisioterapia y cirugía en casos graves
Enfermedades neurodegenerativas	Asistencia en la movilidad y terapias específicas	Implementación de terapias multidisciplinares
Recuperación postquirúrgica	Cuidado de heridas y seguimiento postoperatorio	Cuidados de enfermería y rehabilitación postoperatoria
Pacientes oncológicos en tratamiento	Soporte integral y manejo de efectos secundarios	Acompañamiento psicológico y control del dolor

2.3 DISCAPACIDADES EN LAS PERSONAS DEPENDIENTES

Antes de ahondar en los subapartados de este epígrafe, es relevante analizar los datos absolutos sobre discapacidad en España, que abarcan aspectos como el grado de discapacidad, las pensiones por incapacidad permanente y la dependencia. Estos datos incluyen la

situación de dependencia reconocida por comunidades autónomas
(CCAA), diferenciando por sexo y edad para la población mayor de 6
años con discapacidad, y se expresa en miles de personas. Es importante
destacar que los datos de celdas que representan menos de 5.000
personas deben interpretarse con cautela, ya que pueden estar sujetos
a errores significativos de muestreo.

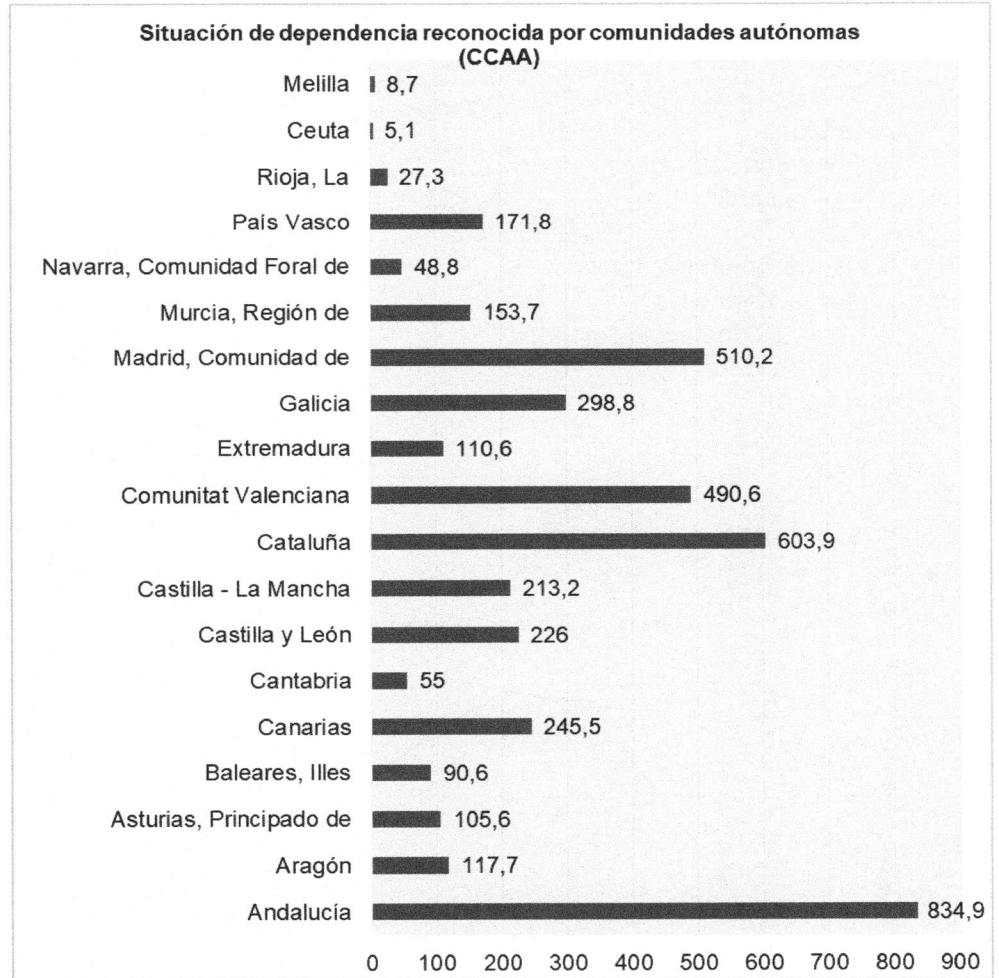

Elaboración propia a partir de datos extraídos del Instituto Nacional de Estadística (INE).

Comunidad Autónoma	Total (miles de personas)
Total Nacional	**4318,1**
Andalucía	834,9
Aragón	117,7
Asturias, Principado de	105,6
Baleares, Illes	90,6
Canarias	245,5
Cantabria	55
Castilla y León	226
Castilla–La Mancha	213,2
Cataluña	603,9
Comunitat Valenciana	490,6
Extremadura	110,6
Galicia	298,8
Madrid, Comunidad de	510,2
Murcia, Región de	153,7
Navarra, Comunidad Foral de	48,8
País Vasco	171,8
Rioja, La	27,3
Ceuta	5,1
Melilla	8,7

Los siguientes datos corresponden a la evolución de la **tasa de dependencia en España entre 2015 y 2024**:

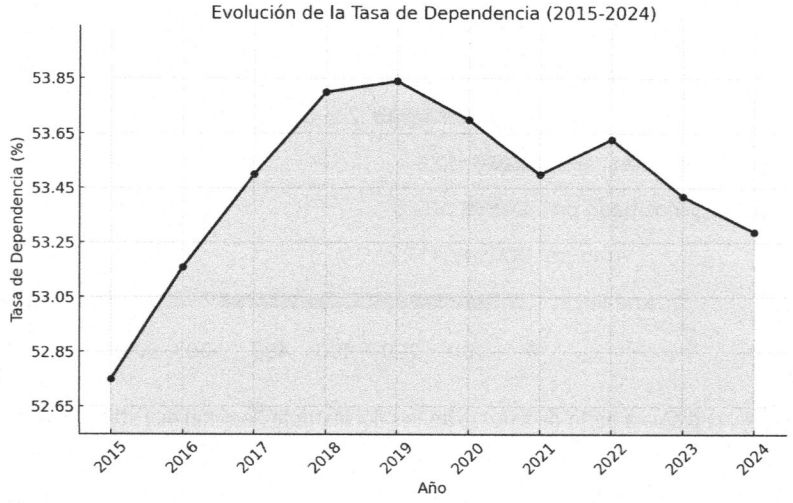

Elaboración propia a partir de datos extraídos del Instituto Nacional de Estadística (INE).

Año	Tasa de Dependencia (%)
2024	53.29
2023	53.42
2022	53.63
2021	53.50
2020	53.70
2019	53.84
2018	53.80
2017	53.50
2016	53.16
2015	52.75

La información proporcionada a continuación está basada en los principales resultados de la **Encuesta de Discapacidad, Autonomía Personal y Situaciones de Dependencia (EDAD)** del Instituto Nacional de Estadística (INE), publicada el 19 de abril de 2022 y correspondiente al año 2020. La nota de prensa muestra la pirámide de población, comparando los porcentajes de población total y población con discapacidad por grupos de edad y sexo. Este análisis visual refleja que, conforme aumenta la edad, crece la proporción de personas con discapacidad, siendo especialmente relevante en los grupos de 65 años o más:

Resumen de los datos

▸ **Población total con discapacidad o limitación:**

Un total de **4,38 millones de personas** residentes en hogares, lo que representa **94,9 personas por cada mil habitantes**, declararon tener algún tipo de discapacidad o limitación. De esta cifra:

- **1,81 millones** eran hombres.
- **2,57 millones** eran mujeres.

▸ **Distribución por sexo y edad:**

- Las mujeres presentan una mayor incidencia de discapacidad (109,2 por cada mil habitantes) en comparación con los hombres (80,1 por cada mil).
- El 75,4% del total de personas con discapacidad o limitación tienen **55 años o más**. Tres de cada cinco de estas personas son mujeres.

▼ **Problemas más frecuentes:**

Los **problemas de movilidad** fueron el tipo de discapacidad más comúnmente reportado.

Por otro lado, los resultados de la encuesta muestran que un total de **2,4 millones de personas señalaron que tienen el mayor grado de severidad en algún tipo de discapacidad cuando no reciben ningún tipo de ayuda**. De este grupo, 1,5 millones son mujeres y 0,9 millones son hombres. Las principales dificultades se observaron en la realización de tareas domésticas (63,1%), problemas de movilidad (62,7%) y autocuidado (61,9%).

Por otro lado, **3,3 millones de personas accedieron a algún tipo de ayuda, ya sea técnica, personal o ambas**. En términos proporcionales, las mujeres fueron quienes más utilizaron estas ayudas, con un 78,2% frente al 71,8% de los hombres.

En cuanto al tipo de discapacidad, las personas con mayores dificultades para el autocuidado y las tareas domésticas fueron las que más recurrieron a ayudas, con nueve de cada diez personas recibiéndolas. Les siguen las personas con dificultades de aprendizaje, donde ocho de cada diez accedieron a apoyo.

El siguiente gráfico muestra el porcentaje de personas que reciben o no ayudas según el tipo de discapacidad:

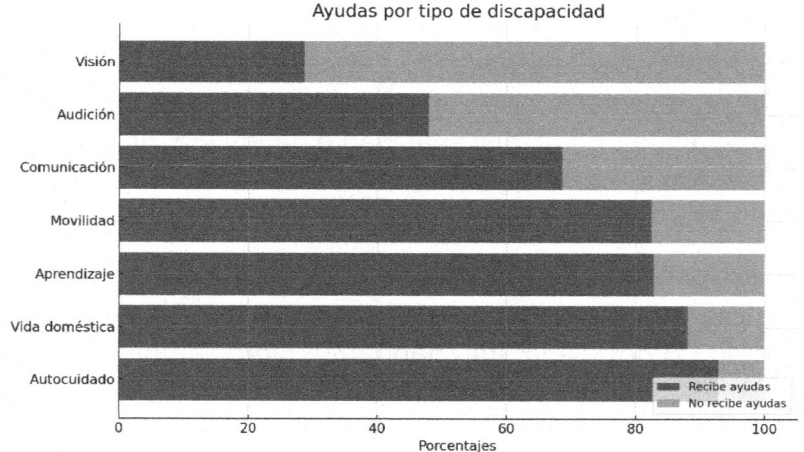

Elaboración propia a partir de datos extraídos de la Encuesta de Discapacidad, Autonomía Personal y Situaciones de Dependencia (EDAD) del Instituto Nacional de Estadística (INE).

La intervención en la atención a personas dependientes y su entorno requiere un abordaje integral basado en datos fiables que permitan comprender las necesidades específicas de esta población. La información proporcionada por fuentes oficiales como el Instituto Nacional de Estadística (INE) resulta esencial para diseñar estrategias que garanticen su bienestar. Los datos revelan la creciente incidencia de la discapacidad en los grupos de mayor edad, especialmente en mujeres, así como la importancia de las ayudas técnicas y personales en la mejora de la calidad de vida. Este análisis refuerza la necesidad de promover políticas inclusivas y adaptadas que aborden tanto las limitaciones físicas como las barreras sociales, permitiendo a las personas dependientes vivir con dignidad y autonomía en entornos que respondan a sus necesidades específicas.

2.3.1 Concepto

Cuando hablamos de discapacidad en personas dependientes, nos referimos a aquellas limitaciones físicas, intelectuales, sensoriales o psicosociales que dificultan o impiden a una persona realizar actividades cotidianas por sí misma. Dicho de manera sencilla: son personas que necesitan ayuda en mayor o menor medida para desenvolverse en su día a día. Esta dependencia puede variar desde pequeños apoyos puntuales hasta una atención más continua e intensa. Lo importante es comprender que la discapacidad no define a la persona; simplemente describe una situación concreta en la que esa persona requiere de apoyos para ejercer sus derechos y vivir de manera plena.

2.3.2 Clasificación y etiologías frecuentes

Las discapacidades pueden clasificarse principalmente en cuatro tipos: físicas, sensoriales, intelectuales y psicosociales. Las **físicas** son aquellas que afectan la movilidad o coordinación, como en el caso de la parálisis cerebral, lesiones medulares o enfermedades degenerativas tipo esclerosis múltiple. Las **sensoriales** incluyen dificultades relacionadas con los sentidos, como la discapacidad visual o auditiva. Las **intelectuales** implican limitaciones en el aprendizaje, la comprensión y la resolución de problemas cotidianos, por ejemplo, personas con síndrome de

Down o discapacidad intelectual causada por falta de oxígeno al nacer. Por último, las discapacidades **psicosociales** están relacionadas con trastornos mentales que limitan la autonomía, como la esquizofrenia o la depresión grave.

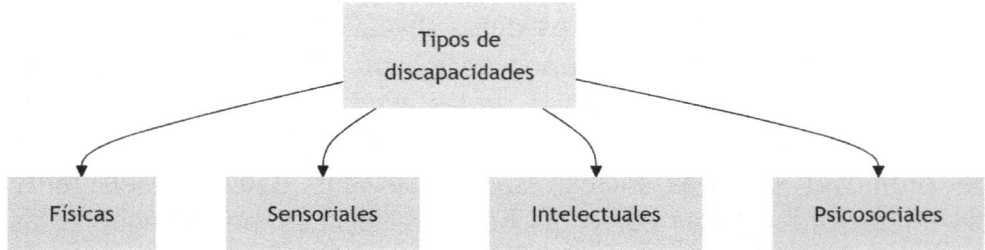

En cuanto a las causas (etiologías), pueden ser muy variadas. Algunas son congénitas (desde el nacimiento), como alteraciones genéticas o complicaciones durante el embarazo o parto. Otras son adquiridas a lo largo de la vida debido a enfermedades, accidentes laborales o de tráfico, o incluso por envejecimiento natural del cuerpo.

Enfermedad o condición	Tipo de discapacidad	Causas (etiología frecuente)
Parálisis cerebral	Física	Complicaciones durante embarazo o parto (falta oxígeno)
Esclerosis múltiple	Física	Autoinmune, causas desconocidas (factores genéticos/ambientales)
Lesión medular	Física	Accidentes (tráfico, laborales, deportivos)
Espina bífida	Física	Malformación congénita (falta ácido fólico embarazo)
Artritis reumatoide	Física	Autoinmune, causas genéticas y ambientales
Distrofia muscular de Duchenne	Física	Herencia genética (mutación cromosoma X)

Enfermedad o condición	Tipo de discapacidad	Causas (etiología frecuente)
Parkinson	Física	Degeneración neuronal, causas genéticas y ambientales
Osteogénesis imperfecta	Física	Hereditaria (alteración genética)
Amputaciones	Física	Accidentes laborales, tráfico, enfermedades vasculares
Escoliosis grave	Física	Congénita, idiopática o neuromuscular
Ceguera total o parcial	Sensorial	Congénita (alteraciones desarrollo ocular), accidentes, glaucoma
Sordera profunda	Sensorial	Congénita, infecciones (rubéola), exposición ruido excesivo
Síndrome de Usher	Sensorial	Hereditario, genético
Retinopatía diabética	Sensorial	Diabetes mellitus (mala regulación glucémica)
Cataratas congénitas	Sensorial	Congénitas (genéticas o infecciones en embarazo)
Neuropatía auditiva	Sensorial	Medicamentos tóxicos, infecciones, exposición a ruido.
Síndrome de Down	Intelectual	Alteración genética (trisomía del cromosoma 21)
Síndrome de X frágil	Intelectual	Alteración genética (mutación cromosoma X)
Fenilcetonuria	Intelectual	Hereditaria, metabólica (alteración genética)
Microcefalia	Intelectual	Infecciones durante embarazo (zika), alteraciones genéticas

Enfermedad o condición	Tipo de discapacidad	Causas (etiología frecuente)
Hidrocefalia	Intelectual	Malformaciones congénitas, infecciones en embarazo
Trastorno del espectro autista (TEA)	Intelectual	Componente genético multifactorial, causas ambientales
Discapacidad intelectual por hipoxia	Intelectual	Falta de oxígeno al nacer (problemas en parto)
Trastorno del espectro alcohólico fetal	Intelectual	Consumo de alcohol durante embarazo
Esquizofrenia	Psicosocial	Genéticas, ambientales, desequilibrios químicos cerebrales
Trastorno bipolar	Psicosocial	Genética, factores ambientales
Trastorno obsesivo-compulsivo (TOC)	Psicosocial	Factores genéticos, ambientales (estrés, traumas)
Depresión grave o trastorno depresivo mayor	Psicosocial	Factores bioquímicos, genéticos y ambientales (pérdidas, estrés)
Trastorno de ansiedad generalizada	Psicosocial	Combinación de factores genéticos, biológicos y estrés ambiental
Trastorno bipolar	Psicosocial	Factores genéticos y ambientales (estrés emocional)
Agorafobia	Psicosocial	Factores psicológicos, ambientales, experiencias traumáticas
Esquizofrenia paranoide	Psicosocial	Factores genéticos, alteraciones neuroquímicas, estrés ambiental

Enfermedad o condición	Tipo de discapacidad	Causas (etiología frecuente)
Demencia tipo Alzheimer	Intelectual/Física	Degeneración neuronal (factores genéticos, envejecimiento)
Autismo	Intelectual	Factores genéticos, ambientales (todavía en estudio)
Trastorno bipolar tipo I	Psicosocial	Alteraciones neuroquímicas, factores genéticos, ambientales
Parálisis cerebral	Física e intelectual	Daño cerebral durante embarazo o parto (falta de oxígeno, prematuridad)
Esclerosis múltiple	Física	Enfermedad autoinmune, genética, factores ambientales

2.3.3 Características y necesidades

Cada tipo de discapacidad presenta características diferentes, pero todas las personas con discapacidad comparten una necesidad básica: contar con apoyos adecuados para desarrollar al máximo sus capacidades. Por ejemplo, una persona con discapacidad física necesitará adaptación del hogar, ayudas técnicas como sillas de ruedas o muletas, y accesibilidad en espacios públicos. Alguien con discapacidad sensorial, como una persona sorda, requerirá apoyo en la comunicación mediante lengua de signos o subtítulos adaptados.

Quienes presentan discapacidad intelectual necesitarán especialmente entornos más estructurados y apoyos en habilidades cotidianas, como el manejo del dinero, la higiene personal o la vida laboral adaptada. Las personas con discapacidades psicosociales suelen requerir acompañamiento emocional y psicológico, así como soporte social que facilite su integración y autonomía.

Además, todas ellas comparten una necesidad común: ser aceptadas, respetadas y valoradas socialmente, pudiendo participar plenamente en la vida comunitaria, educativa y laboral.

Enfermedad o condición	Características	Necesidades
Esclerosis múltiple	Debilidad muscular, dificultad coordinación, fatiga	Apoyo fisioterapéutico, ayudas técnicas, rehabilitación
Parkinson	Temblor, rigidez muscular, problemas equilibrio	Medicación especializada, terapia física, adaptaciones
Lesión medular	Parálisis parcial o total, limitaciones movilidad	Silla de ruedas, accesibilidad, fisioterapia
Espina bífida	Problemas locomotores, sensibilidad alterada	Cirugía, rehabilitación, ayudas técnicas
Osteogénesis imperfecta	Huesos frágiles, fracturas frecuentes	Protección actividades cotidianas, terapia física
Amputación	Ausencia de extremidades, problemas equilibrio	Prótesis, terapia ocupacional y psicológica
Artrosis avanzada	Dolor crónico, movilidad reducida, dificultad funcional	Rehabilitación física, adaptaciones domésticas
Distrofia muscular	Debilidad muscular progresiva	Apoyo respiratorio, rehabilitación, fisioterapia
Fibromialgia	Dolor crónico generalizado, fatiga constante	Terapia multidisciplinar, manejo del dolor
Ceguera	Limitación visual total o parcial	Ayudas tecnológicas, braille, adaptaciones movilidad
Sordera profunda	Comunicación oral limitada	Implantes cocleares, intérpretes, lengua de signos
Retinosis pigmentaria	Pérdida progresiva de la visión	Adaptaciones tecnológicas, entrenamiento movilidad

Enfermedad o condición	Características	Necesidades
Glaucoma	Pérdida visión periférica progresiva	Apoyos técnicos, tratamientos médicos específicos
Ceguera por glaucoma	Pérdida total o parcial de visión	Adaptaciones ambientales, perros guía, bastones guía
Síndrome de Usher	Dificultades auditivas y visuales	Comunicación alternativa, apoyo en movilidad y accesibilidad
Síndrome de Down	Retraso cognitivo variable, rasgos físicos característicos	Educación especial, apoyos terapéuticos y laborales adaptados
X Frágil	Déficit intelectual moderado o severo	Apoyo educativo, terapias especializadas
Parálisis cerebral	Movilidad limitada, espasticidad, problemas aprendizaje	Terapia física, educativa y ocupacional adaptada
Microcefalia	Retraso intelectual, dificultades motoras	Estimulación temprana, programas educativos específicos
Hidrocefalia	Problemas cognitivos, aprendizaje lento	Intervención quirúrgica, terapias educativas específicas
Síndrome alcohólico fetal	Dificultades aprendizaje, conductuales y de memoria	Apoyos educativos especializados, terapia psicológica
Autismo	Comunicación limitada, rutinas rígidas, dificultades sociales	Terapias conductuales, educación inclusiva
Alzheimer	Pérdida memoria, deterioro cognitivo, dificultad autonomía	Cuidados asistenciales, terapias cognitivas y adaptación entorno
Esquizofrenia	Alucinaciones, aislamiento, paranoias	Tratamiento psiquiátrico, apoyo psicológico y social

Enfermedad o condición	Características	Necesidades
Trastorno bipolar	Cambios bruscos de ánimo (manía y depresión)	Medicación, terapia psicológica, apoyo social
Depresión mayor	Tristeza profunda, apatía, falta energía	Medicación, terapia psicológica
Ansiedad generalizada	Ansiedad constante, dificultad interacción social	Técnicas relajación, terapia psicológica
Trastorno obsesivo compulsivo (TOC)	Obsesiones recurrentes, compulsiones repetitivas	Terapia conductual especializada, apoyo psicológico
Agorafobia	Miedo intenso a espacios abiertos o públicos	Apoyo psicológico, terapia cognitivo-conductual
Trastorno límite personalidad (TLP)	Inestabilidad emocional, impulsividad, relaciones conflictivas	Psicoterapia especializada, grupos apoyo emocional
Distrofia muscular Duchenne	Debilidad muscular progresiva, dificultad movimiento	Terapia física, ayudas técnicas, apoyo respiratorio
Parálisis facial	Pérdida movilidad rostro, dificultad para hablar o expresarse	Terapia rehabilitadora, apoyo psicológico
Narcolepsia	Somnolencia excesiva, dificultad realizar actividades cotidianas	Tratamiento farmacológico, adaptaciones rutinas, apoyo psicológico

2.3.4 Calidad de vida, apoyo y autodeterminación de las personas con discapacidad

Hablar de calidad de vida en personas con discapacidad es hablar, fundamentalmente, de que puedan vivir la vida que desean, tomando sus propias decisiones y participando activamente en la sociedad. La calidad de vida no se limita a cubrir sus necesidades básicas, sino que implica fomentar su bienestar emocional, social y material, reconociendo siempre sus derechos como ciudadanos de pleno derecho.

El apoyo es clave para conseguir esa calidad de vida. No se trata solo de ofrecer ayudas técnicas o asistencia personal, sino también de garantizarles espacios inclusivos, igualdad de oportunidades laborales, educativas y sociales. Pero, sobre todo, apoyarlos implica escuchar y respetar su voz, dejando que expresen sus preferencias y deseos.

La autodeterminación es fundamental para que las personas con discapacidad puedan llevar una vida plena y digna. Consiste en su derecho a decidir sobre cuestiones importantes para ellas mismas: dónde vivir, con quién relacionarse, qué actividades realizar o incluso cómo gestionar sus recursos económicos. Una persona que tiene capacidad para decidir y controlar su propia vida es una persona que vive con dignidad y con sentido de pertenencia en la sociedad, algo que todos, independientemente de nuestras circunstancias, merecemos disfrutar.

Artículo

El artículo "Del bot social al hogar inteligente: la tecnología que cuida y acompaña a las personas mayores" aborda el impacto de las tecnologías en la mejora de la calidad de vida de las personas mayores, destacando las innovaciones en el ámbito de la gerontotecnología. Este término engloba herramientas tecnológicas diseñadas específicamente para promover la independencia, combatir la soledad y facilitar los cuidados domiciliarios. A continuación, se explican las ideas principales desarrolladas en el texto.

El papel de la tecnología en el cuidado de mayores

El artículo subraya que envejecer en casa es la opción preferida por la mayoría de las personas mayores en España. Sin embargo, este modelo plantea desafíos logísticos y emocionales para las familias. La tecnología, especialmente los asistentes virtuales y los sistemas de inteligencia artificial (IA), se presenta como una solución innovadora para permitir que los mayores permanezcan en su entorno habitual de forma segura y autónoma.

Estudios como los realizados por la Universitat Oberta de Catalunya (UOC) evidencian el impacto positivo de los asistentes de voz en la vida diaria de los mayores. Según los participantes, estas tecnologías ofrecen compañía, siendo percibidas como "amigas virtuales". No obstante, el artículo advierte que la tecnología no puede reemplazar las relaciones humanas y enfatiza la importancia de un uso equilibrado y supervisado para evitar el aislamiento social.

Asistentes virtuales como compañía y monitorización

Ejemplos concretos, como Celia, un asistente virtual desarrollado por la Universidad de Vigo, muestran cómo estas tecnologías pueden adaptarse a las necesidades de los usuarios mayores. Celia combina funciones de conversación, juegos cognitivos y monitorización de la salud emocional. Su capacidad para identificar patrones de comportamiento anómalos y enviar alertas a familiares o cuidadores la convierte en una herramienta valiosa en la prevención de problemas de salud.

El artículo resalta que Celia, disponible incluso a través de WhatsApp, busca eliminar barreras tecnológicas para las personas mayores. La facilidad de uso y la personalización son aspectos clave que favorecen su adopción, ya que se integran en hábitos cotidianos como la mensajería.

Hogares inteligentes y robots sociales

Otro avance destacado es la implementación de hogares inteligentes y robots sociales que mejoran la seguridad y autonomía de los mayores. En la Universidad de Valladolid, el proyecto EIAROB desarrolla sensores no invasivos y robots como Temi, que combinan monitorización, estimulación cognitiva y alertas en tiempo real. Temi, por ejemplo, puede detectar caídas, activar videollamadas de emergencia o recordar la toma de medicamentos. Además, su integración con asistentes como Alexa facilita su manejo mediante comandos de voz.

Estos sistemas son especialmente relevantes en zonas rurales o con baja densidad de población, donde los cuidadores no siempre pueden estar presentes físicamente. El artículo menciona que los avances en robótica, como brazos robóticos controlados a distancia mediante realidad virtual, están transformando la atención domiciliaria, permitiendo que los cuidadores puedan asistir a varias personas simultáneamente desde lugares remotos.

Gerontotecnología: un campo en crecimiento

El texto también introduce el concepto de gerontotecnología, un campo dedicado a desarrollar soluciones tecnológicas para mejorar el envejecimiento activo. Estas innovaciones incluyen desde dispositivos que previenen caídas hasta sistemas que monitorizan la salud y detectan problemas antes de que se produzcan. El objetivo es anticiparse a situaciones de riesgo mediante algoritmos que evalúan la fragilidad física y cognitiva.

Sin embargo, se señala que la aceptación de estas tecnologías enfrenta desafíos. Aunque los desarrollos son prometedores, muchos no llegan al mercado debido a la falta de apoyo institucional y la inversión inicial requerida. Asimismo, se plantea la necesidad de un enfoque ético que equilibre la privacidad con la utilidad de estas herramientas.

El artículo concluye que, si bien las tecnologías no sustituyen las relaciones humanas, su correcta integración puede ser transformadora para las personas mayores. Al combatir la soledad, mejorar la seguridad y facilitar el cuidado domiciliario, estas herramientas ayudan a los mayores a mantener su independencia y calidad de vida. Aún queda camino por recorrer en términos de accesibilidad, financiación y adopción, pero la gerontotecnología representa un paso significativo hacia un envejecimiento más saludable y conectado.

Enlace al artículo: https://www.rtve.es/noticias/20250114/bot-social-hogar-inteligente-tecnologia-cuida-acompana-personas-mayores/16282330.shtml

3

Acompañamiento de los usuarios

El acompañamiento en el ámbito sociosanitario va más allá de la asistencia física; implica crear un entorno de apoyo que fomente la autonomía y la integración de las personas dependientes. En esta sección se define el papel del profesional en este proceso, destacando sus funciones, áreas de intervención y principios éticos. Además, se presentan técnicas y actividades para fortalecer la relación social, mejorar la comunicación y garantizar un acompañamiento adecuado en el desarrollo de las actividades diarias, adaptándose a las necesidades de cada usuario para mejorar su bienestar y participación en la vida institucional.

3.1 CONCEPTO DE ACOMPAÑAMIENTO DE LAS PERSONAS DEPENDIENTES EN LA INSTITUCIÓN

Cuando hablamos de acompañamiento a personas dependientes, nos referimos a la atención y apoyo cercano que reciben estas personas para poder realizar actividades que, por sí solas, tendrían dificultad o no podrían llevar a cabo. Imagina a un profesional que no solo ayuda físicamente a una persona mayor o con discapacidad, sino que además le brinda seguridad emocional, escucha sus inquietudes y favorece que pueda decidir con autonomía en la medida de lo posible. Es decir, el acompañamiento va más allá del simple cuidado; implica cercanía, respeto, empatía y un vínculo de confianza.

El objetivo principal es mejorar la calidad de vida de la persona dependiente, proporcionándole seguridad y facilitando su integración social, así como reforzar su autoestima y promover su independencia dentro de las capacidades que posea.

3.2 ÁREAS DE INTERVENCIÓN, LÍMITES Y DEONTOLOGÍA

Para comprender mejor el acompañamiento, debemos conocer claramente los ámbitos en los que actuamos, así como los principios éticos que regulan nuestra intervención.

Primero, vamos a clasificar claramente las **áreas del acompañamiento**:

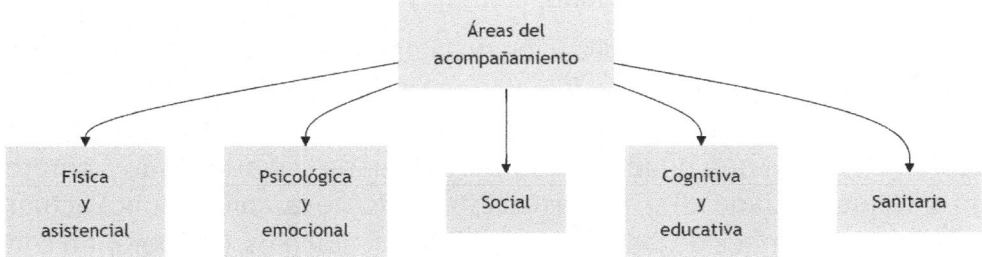

- ▼ **Área física y asistencial:** aquí entra la ayuda en actividades básicas del día a día, como levantarse, asearse, vestirse o comer. La persona que acompaña facilita estas actividades respetando siempre la dignidad y privacidad del dependiente.

- ▼ **Área psicológica y emocional:** este ámbito es muy importante, ya que implica apoyar emocionalmente a la persona, escuchar sus preocupaciones y ofrecer soporte emocional, ayudando a prevenir sentimientos de soledad, depresión o ansiedad.

- ▼ **Área social:** consiste en acompañar a la persona en la participación social, fomentando relaciones con otras personas, actividades comunitarias y de ocio, para evitar el aislamiento.

- ▼ **Área cognitiva y educativa:** se centra en estimular o mantener las habilidades cognitivas, apoyando en actividades que potencien la memoria, la atención o la comunicación, adaptadas al nivel y características de cada persona.

- ▼ **Área sanitaria:** contempla el seguimiento del tratamiento médico, acompañamiento en citas médicas, administración supervisada de medicamentos, respetando siempre las indicaciones del personal sanitario.

Cuando realizamos el acompañamiento a una persona dependiente, es fundamental conocer nuestros límites y actuar según una serie de principios éticos. Aquí es donde entra en juego la deontología profesional, que no es otra cosa que un conjunto de reglas que guían cómo debemos actuar correctamente. La deontología profesional regula el comportamiento de los profesionales de la atención sociosanitaria. Estas normas garantizan que las actuaciones de los trabajadores se desarrollen con responsabilidad, respeto y profesionalidad.

Un ejemplo claro de aplicación de la deontología es la obligación de informar a los usuarios y sus familias sobre las intervenciones previstas de manera clara y comprensible. Además, los profesionales deben evitar cualquier acción que pueda perjudicar al usuario, manteniendo siempre un enfoque centrado en su bienestar. Este principio también implica actuar dentro de los límites de las competencias profesionales, colaborando con otros miembros del equipo interdisciplinar cuando sea necesario.

Entre los principios de la deontología profesional destacan:

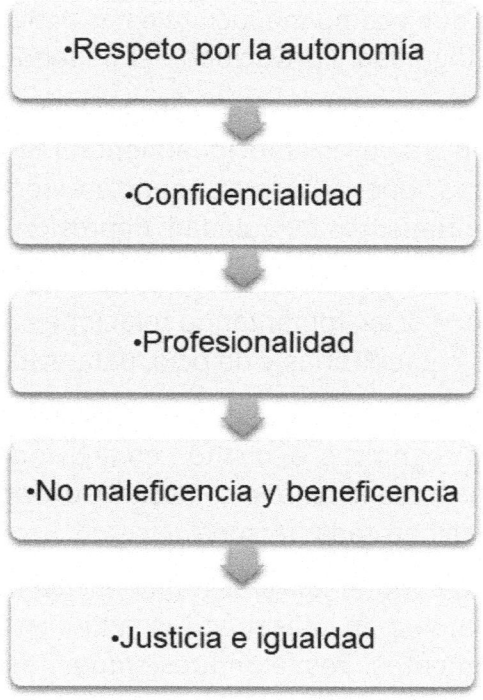

▼ **Respeto por la autonomía:** siempre que sea posible, debemos respetar las decisiones y preferencias de la persona dependiente, facilitando que tome decisiones sobre su propia vida. Aunque sea dependiente, no pierde su derecho a decidir qué quiere hacer, cómo y cuándo hacerlo.

▼ **Confidencialidad:** debemos guardar privacidad sobre los asuntos personales de la persona dependiente, respetando siempre su intimidad. No podemos compartir información personal con terceros sin consentimiento, salvo excepciones por seguridad o salud.

▼ **Profesionalidad:** actuar con responsabilidad y compromiso, reconociendo nuestras competencias y limitaciones. Si una tarea supera nuestro conocimiento, hay que pedir ayuda o derivarla a profesionales especializados.

▼ **No maleficencia y beneficencia:** siempre debemos buscar lo mejor para la persona dependiente, evitando cualquier daño físico o emocional, actuando siempre en beneficio de su bienestar integral.

▼ **Justicia e igualdad:** ofrecer atención sin discriminación, respetando las creencias, opiniones, género, orientación sexual, religión o cultura.

Las **actitudes y valores** de los profesionales desempeñan un papel fundamental en la calidad de la atención proporcionada. Entre las actitudes esenciales se encuentran la empatía, la paciencia, la tolerancia y el compromiso con el bienestar del usuario. Estos elementos son indispensables para establecer una relación de confianza.

Por otro lado, los valores que guían la intervención incluyen el respeto por la dignidad humana, la igualdad y la justicia. Esto implica tratar a todas las personas con equidad, adaptando las intervenciones a las necesidades específicas de cada individuo, sin discriminación por razones de edad, discapacidad, género u origen.

Actitudes y valores clave	
Empatía	Capacidad de ponerse en el lugar del usuario, comprendiendo sus necesidades y emociones para ofrecer una atención adecuada
Paciencia	Mantener la calma y mostrar comprensión ante situaciones desafiantes o procesos largos en el cuidado de las personas dependientes
Tolerancia	Aceptar y respetar las diferencias culturales, personales y sociales de los usuarios sin emitir juicios
Compromiso	Dedicar tiempo y esfuerzo al bienestar del usuario, priorizando siempre sus necesidades
Respeto por la dignidad	Tratar a cada persona como un individuo único, valorando sus derechos y deseos
Justicia	Asegurar que todos los usuarios reciban un trato equitativo y justo, sin discriminación de ningún tipo
Adaptabilidad	Ajustar las intervenciones a las necesidades específicas de cada usuario, siendo flexible ante los cambios

El **respeto por la confidencialidad e intimidad** de los usuarios es un principio ético esencial en el ámbito sociosanitario. Este principio obliga a proteger la información personal de los usuarios, asegurándose de que solo sea compartida con aquellos profesionales que necesiten conocerla para garantizar una atención adecuada.

En la práctica, este principio se traduce en medidas concretas como no discutir información sensible en espacios públicos, almacenar los datos personales de manera segura y respetar los momentos privados del usuario, como durante el aseo personal. Además, el respeto por la intimidad también incluye evitar cualquier acción que pueda vulnerar la privacidad del usuario, como realizar intervenciones sin su consentimiento.

La **delimitación del papel profesional** es fundamental para garantizar una atención eficaz y evitar conflictos de competencias. Cada profesional dentro del equipo interdisciplinar tiene responsabilidades claramente definidas, y es importante que se respeten para asegurar una coordinación adecuada.

Por ejemplo, el profesional de atención sociosanitaria debe centrarse en tareas como la asistencia en actividades de la vida diaria, el apoyo emocional y la colaboración con otros profesionales. Sin embargo, no debe asumir funciones propias del personal médico, como la realización de diagnósticos o la prescripción de tratamientos.

Asimismo, este principio también incluye reconocer los propios límites emocionales y físicos, buscando apoyo en el equipo cuando sea necesario para evitar el agotamiento laboral.

3.3 FUNCIONES Y PAPEL DEL PROFESIONAL EN EL ACOMPAÑAMIENTO

Cuando hablamos de profesionales que acompañan a personas dependientes, nos referimos a esas figuras clave que ayudan diariamente a mejorar su calidad de vida. Estos profesionales no solo prestan apoyo físico o asistencial, sino que además se convierten en un referente emocional y social para las personas a las que atienden.

Entre sus funciones principales está, por ejemplo, ayudar en las actividades cotidianas: desde tareas básicas como comer, vestirse o ducharse, hasta cosas tan simples como dar un paseo o realizar gestiones cotidianas como comprar en el supermercado. Pero la labor no termina ahí: también son los encargados de escuchar y comprender a la persona, motivarla, detectar cambios en su estado físico o emocional y, sobre todo, respetar siempre sus preferencias y decisiones, potenciando al máximo su autonomía.

Como sabemos, un buen profesional de acompañamiento debe actuar siempre con sensibilidad, paciencia y empatía, sabiendo adaptar su estilo de atención a las necesidades particulares de cada persona. Además, debe respetar la intimidad y dignidad del usuario, evitando actitudes paternalistas o sobreprotectoras que limiten innecesariamente su desarrollo personal.

A continuación, se exponen los profesionales más habituales que se encargan del acompañamiento de personas dependientes, así como las funciones específicas de cada uno explicadas de forma clara y sencilla.

3.3.1 Cuidador profesional

Es la persona que se encarga principalmente de atender las necesidades básicas cotidianas de la persona dependiente.

Funciones específicas:

- Aseo e higiene personal (ducha, baño, cambio de pañal o ropa).
- Ayudar en alimentación, hidratación y administración de medicamentos según indicaciones.
- Movilización (ayuda para levantarse, acostarse, trasladarse o posicionarse en la silla o cama).
- Controlar constantes vitales básicas (temperatura, tensión arterial).
- Observar y comunicar cualquier cambio físico o emocional significativo.

3.3.2 Auxiliar sociosanitario/a

Profesional con formación específica para proporcionar asistencia personalizada en cuidados básicos.

Funciones específicas:

- Apoyo en actividades básicas de la vida diaria (alimentación, vestido, movilidad).
- Estimular la autonomía funcional mediante ejercicios y rutinas diarias.
- Facilitar adaptaciones técnicas (andadores, muletas, sillas de ruedas).
- Apoyo emocional y supervisión directa de las necesidades cotidianas.

3.3.3 Educador/a social

Encargado principalmente de favorecer la inclusión social y mejorar relaciones interpersonales.

Funciones específicas:

- ▼ Diseñar y realizar actividades educativas y sociales adaptadas.

- ▼ Organizar talleres, actividades lúdicas o culturales.

- ▼ Facilitar la integración social en espacios comunitarios (bibliotecas, centros culturales, clubes deportivos).

- ▼ Detectar necesidades de integración y trabajar con familias y comunidad para la inclusión.

3.3.4 Terapeuta ocupacional

Su trabajo está centrado en facilitar que la persona dependiente sea lo más autónoma posible en sus actividades cotidianas.

Funciones específicas:

- ▼ Diseñar y supervisar actividades adaptadas a las habilidades del usuario (vestirse, comer, higiene, tareas domésticas).

- ▼ Entrenar en uso de ayudas técnicas (cubiertos adaptados, utensilios, barras de seguridad).

- ▼ Rehabilitación y mantenimiento de habilidades funcionales para mejorar independencia y calidad de vida.

- ▼ Adaptar entornos para facilitar el desarrollo cotidiano de actividades (casa, trabajo, escuela).

3.3.5 Fisioterapeuta

Se especializa en mejorar la capacidad física y motriz de las personas dependientes.

Funciones específicas:

▼ Ejercicios y terapia física para mejorar movilidad, equilibrio y coordinación.

▼ Tratamiento específico tras lesiones (fracturas, lesiones cerebrales, accidentes).

▼ Técnicas de prevención de caídas, ejercicios respiratorios o manejo del dolor.

▼ Formación a la familia y cuidadores en técnicas de movilización segura.

3.3.6 Psicólogo/a

Profesional especializado en el acompañamiento emocional y psicosocial.

Funciones específicas:

▼ Apoyo psicológico ante situaciones difíciles (depresión, ansiedad, duelo).

▼ Intervención en conductas conflictivas o desadaptativas.

▼ Terapia individual o grupal para favorecer bienestar emocional.

▼ Asesoramiento a la familia para mejorar convivencia y apoyo emocional adecuado.

3.3.7 Trabajador/a social

Se encarga del asesoramiento y apoyo en aspectos sociales, económicos y comunitarios.

Funciones específicas:

▼ Orientar sobre recursos sociales y económicos disponibles.

▼ Gestionar trámites administrativos y sociales (pensiones, ayudas públicas).

▼ Coordinar los apoyos familiares y comunitarios para mejorar la integración.

▼ Facilitar procesos de inclusión laboral, educativa y social.

3.3.8 Enfermero/a sociosanitario/a

Encargado de aspectos más sanitarios dentro del acompañamiento.

Funciones específicas:

▼ Supervisión y administración de medicación especializada.

▼ Valoración constante del estado de salud, detección precoz de complicaciones.

▼ Cura de heridas y atención sanitaria básica.

▼ Educación sanitaria a familiares o cuidadores.

3.3.9 Intérprete de lengua de signos

Facilita la comunicación de personas sordas o con discapacidad auditiva.

Funciones específicas:

▼ Interpretar conversaciones y facilitar la comunicación en actividades cotidianas.

▼ Acompañar en consultas médicas, eventos educativos o sociales.

▼ Promover inclusión social y autonomía en la comunicación diaria.

▼ Facilitar la accesibilidad comunicativa en espacios públicos y privados.

3.4 INTERVENCIONES MÁS FRECUENTES

Existen múltiples intervenciones o acciones habituales que un profesional de acompañamiento realiza en su día a día para mejorar la vida de las personas dependientes. Vamos a explicar algunas de las más frecuentes:

▼ **Ayuda en actividades básicas de la vida diaria (ABVD)**: acciones como comer, vestirse, ducharse o levantarse de la cama. Estas intervenciones son esenciales, ya que sin ellas muchas personas dependientes no podrían mantener una vida digna.

▼ **Intervenciones de estimulación cognitiva:** por ejemplo, realizar ejercicios de memoria, atención o razonamiento con personas mayores o aquellas con discapacidad intelectual, para prevenir o retrasar el deterioro de sus capacidades.

▼ **Intervenciones en comunicación y socialización:** acompañar a la persona a actividades comunitarias, visitas familiares, centros de día o reuniones sociales. Esto evita el aislamiento y ayuda a mantener vínculos sociales que mejoran su bienestar emocional.

▼ **Apoyo emocional y psicológico:** ofrecer escucha activa, comprensión, cercanía emocional y ayuda para manejar el estrés, la tristeza o la ansiedad. Algo tan sencillo como escuchar con atención y empatía puede tener un impacto muy positivo en la persona.

▼ **Supervisión y apoyo en la toma de medicación:** asegurarse de que la persona dependiente tome correctamente los medicamentos prescritos y avisar a familiares o profesionales sanitarios en caso de cambios importantes en su salud.

▼ **Ayuda en actividades básicas de la vida diaria (ABVD):** desde vestir, alimentarse, higiene personal, hasta movilización y transferencias (por ejemplo, del sofá a la silla de ruedas). Son tareas esenciales que garantizan la autonomía en el hogar y una vida cotidiana más cómoda y segura.

▼ **Intervenciones en el ámbito social y comunitario:** acompañar a paseos, facilitar la participación en talleres, actividades grupales o eventos culturales, lo que favorece las relaciones sociales y la autoestima de las personas dependientes.

3.5 TÉCNICAS Y ACTIVIDADES PARA FAVORECER LA RELACIÓN SOCIAL

Una de las cosas más importantes que necesitamos todos los individuos, especialmente las personas dependientes, es relacionarnos con los demás, porque somos seres sociales por naturaleza. Sin embargo, a veces las personas en situación de dependencia pueden encontrar dificultades para interactuar, bien porque no se sienten seguras, porque les falta confianza o porque no tienen suficientes oportunidades para socializar. Aquí es donde entran en juego técnicas y actividades diseñadas especialmente para romper esas barreras y favorecer las relaciones sociales.

Como sabemos, entre las actividades más útiles y prácticas están, por ejemplo, los talleres de ocio y tiempo libre adaptados, como manualidades, música, baile o teatro. Estas actividades permiten que las personas dependientes se conozcan entre sí, compartan intereses comunes y descubran habilidades ocultas que refuercen su autoestima y confianza. También son muy efectivas las actividades en grupo al aire libre, como paseos, excursiones culturales o visitas a museos adaptados, porque facilitan una participación natural y distendida.

Otra técnica muy sencilla pero valiosa es el uso de dinámicas de grupo que fomentan la conversación, la empatía y la colaboración, como juegos cooperativos, ejercicios de presentación personal, o incluso pequeños debates sobre temas cotidianos. Esto ayuda muchísimo a que las personas se conozcan mejor, desarrollen vínculos y se sientan más integradas.

También es fundamental aprovechar técnicas de empoderamiento social como la asignación de roles o tareas concretas en el grupo, lo que mejora su autoestima al sentirse útiles y valoradas. Además, no podemos olvidar la importancia de promover encuentros sociales frecuentes fuera del entorno habitual (visitas a centros culturales, excursiones, paseos por la ciudad) para que se sientan parte activa de la comunidad y su entorno cercano.

Por ejemplo...

A continuación, se presentan ejemplos de actividades concretas que ayudan mucho a fomentar las relaciones sociales entre personas en situación de dependencia:

1. Taller grupal de teatro adaptado:

   Imagina una actividad semanal donde varias personas dependientes se reúnen para hacer pequeñas representaciones teatrales adaptadas a sus posibilidades. Se podrían usar ejercicios sencillos como dramatizar situaciones cotidianas (comprar en una tienda, charlar en un parque o pedir ayuda). Esto no solo fomenta la expresión verbal y corporal, sino que además facilita que pierdan el miedo al hablar en público, fomenta la colaboración, la empatía y la complicidad, fortaleciendo sus vínculos y aumentando la confianza en sí mismas.

2. Excursión guiada por la ciudad o entorno rural:

   Otra actividad sencilla pero que da excelentes resultados es organizar paseos grupales por zonas emblemáticas de su entorno (monumentos históricos, parques naturales o rutas accesibles). Durante estos paseos, las personas dependientes tienen la oportunidad de conversar, compartir experiencias y disfrutar de nuevas vivencias juntos. Estas actividades no solo rompen la rutina diaria, sino que además promueven la conversación natural, el intercambio de impresiones y fortalecen los vínculos afectivos, combatiendo el aislamiento social.

3. Taller musical participativo:

   Una actividad muy enriquecedora es la música grupal. Organizar, por ejemplo, una sesión en la que los participantes puedan cantar, usar instrumentos sencillos como maracas, panderetas o tambores adaptados, es muy beneficioso. El objetivo no es la perfección musical, sino la interacción, el trabajo en equipo y el disfrute. Además, la música tiene un poder especial para reducir el estrés y potenciar la comunicación, facilitando la expresión de emociones de forma natural y espontánea.

4. Juegos cooperativos y dinámicas de grupo:

   Una técnica básica y fácil de implementar son los juegos cooperativos. Por ejemplo, juegos sencillos como pasarse un balón adaptado mientras se dice el nombre y algo que les guste, o actividades en las que se resuelven juntos pequeños acertijos o puzles adaptados. Este tipo de dinámicas favorece muchísimo la interacción social porque obliga a los participantes a colaborar, escucharse, comunicarse claramente y sentir que forman parte de un equipo, aumentando su sensación de pertenencia, aceptación y alegría de compartir momentos juntos.

3.6 TÉCNICAS BÁSICAS DE COMUNICACIÓN: INDIVIDUALES Y GRUPALES

Cuando hablamos de técnicas básicas de comunicación, nos referimos a estrategias simples pero eficaces que facilitan la interacción, entendimiento y confianza, especialmente cuando trabajamos con personas dependientes que tienen dificultades para expresarse o relacionarse.

En el ámbito individual, una técnica fundamental es la **escucha activa**. Esto significa escuchar atentamente, mirar a los ojos, asentir o mostrar gestos de aprobación que indiquen claramente que comprendemos lo que la persona quiere transmitirnos. Es importante también adaptar nuestro lenguaje al nivel de comprensión de cada persona, utilizando frases cortas, lenguaje sencillo y claro, y asegurándonos siempre de que nuestro mensaje se entiende.

Además, técnicas como el contacto visual directo, mostrar interés genuino en lo que dicen, hacer preguntas abiertas para favorecer la expresión y utilizar refuerzos positivos (una sonrisa, una palabra amable, un gesto cariñoso) ayudan a fortalecer la confianza y la comodidad en la comunicación individual.

En cuanto a la comunicación grupal, es fundamental crear un ambiente cómodo y de confianza donde todos se sientan respetados y escuchados. Técnicas muy efectivas son las dinámicas de grupo, donde cada participante tiene la oportunidad de hablar, compartir experiencias o dar su opinión en un entorno seguro. Ejercicios sencillos como sentarse en círculo, establecer turnos claros para hablar o utilizar objetos como una pelota para indicar quién tiene la palabra facilitan mucho la comunicación y aseguran que nadie quede excluido.

Por ejemplo...

Actividad individual: "la entrevista personal adaptada"

Esta técnica consiste en mantener una conversación cercana entre el profesional y la persona dependiente para favorecer la comunicación individual. Para realizarla, primero hay que escoger un lugar tranquilo, cómodo y sin interrupciones, donde la persona se sienta segura y relajada. Después, el profesional se sienta frente a ella, manteniendo siempre contacto visual directo.

Se empieza la conversación con preguntas abiertas, como: *"¿qué tal ha ido tu día?"* o *"cuéntame qué actividades te gustaría hacer mañana"*. Es fundamental que el profesional escuche atentamente lo que dice la persona, asintiendo suavemente con la cabeza y mostrando interés sincero con pequeños gestos, como sonreír, asentir o acercarse un poco para dar confianza. También debe utilizar frases cortas y lenguaje sencillo adaptado al nivel de comprensión de la persona, esperando siempre pacientemente su respuesta.

Durante la entrevista, el profesional puede repetir brevemente lo que la persona ha expresado para confirmar que la ha entendido correctamente, por ejemplo: *"entonces, te gustaría salir más al jardín porque te sientes bien allí, ¿verdad?"*. Finalmente, es importante acabar con un refuerzo positivo que agradezca su esfuerzo, por ejemplo: *"gracias por contarme todo esto; me ha gustado mucho escucharte"*.

Actividad grupal: "círculo de experiencias"

Esta técnica está pensada para favorecer la comunicación en grupo, creando un ambiente seguro, cómodo y cercano para que las personas dependientes puedan expresarse con confianza. Primero, se coloca a todos los participantes sentados formando un círculo, asegurándose de que puedan verse claramente entre sí. Es recomendable usar un objeto sencillo, como una pelota blanda, que indique quién tiene el turno para hablar.

El profesional explica claramente la dinámica antes de empezar, diciendo, por ejemplo: *"vamos a compartir algo bueno o agradable que hayamos vivido durante esta semana, y todos escucharemos con respeto a quien tenga la pelota"*. Después, se entrega el objeto al primer participante, quien contará brevemente su experiencia, como: *"ayer vino mi hijo a visitarme y eso me hizo sentir feliz"*.

Es fundamental que el profesional facilite la participación de todas las personas del grupo, ayudando con preguntas abiertas y sencillas a quien tenga más dificultades para expresarse. También debe animar al grupo a mantener una actitud de escucha activa, respetuosa y empática, utilizando gestos positivos (asentir con la cabeza, sonreír, mirar con atención).

Finalmente, para cerrar la actividad, el profesional realiza un breve resumen destacando lo positivo compartido por el grupo, reforzando la importancia de expresarse y escucharse mutuamente: *"gracias por compartir estas experiencias tan bonitas; nos ayuda mucho conocer lo bueno que nos pasa a todos"*.

Estas técnicas individuales y grupales contribuyen claramente a mejorar la confianza, comunicación y bienestar emocional de las personas dependientes.

A continuación, se exponen dos fichas de planificación detalladas que servirán como guía para el profesional durante el desarrollo de ambas actividades:

FICHA TÉCNICA Nº 1

Actividad: entrevista personal adaptada (Actividad individual)

Responsable: Beatriz

Fecha: _____

Duración: 20 minutos aproximadamente

Lugar: _____

Objetivo principal:

Facilitar la comunicación individual y mejorar la confianza personal de la persona dependiente.

Materiales necesarios:

▼ Sillas cómodas.

▼ Espacio tranquilo sin interrupciones.

▼ Material adaptado (imágenes, pictogramas, si se requieren).

Desarrollo detallado de la actividad:

1. **Acogida inicial (2-3 min):**

   • Saludar cordialmente a la persona y presentarse claramente.

   • Sentarse frente a la persona asegurando comodidad física y emocional.

2. **Introducción a la entrevista (2 min):**

   • Explicar brevemente en qué consiste la actividad: «Vamos a charlar tranquilamente sobre cómo te sientes y lo que te gustaría contarme».

3. **Fase central – Diálogo adaptado (10-12 min):**

   • Formular preguntas abiertas, claras y adaptadas al nivel de comprensión, como: «¿Cómo te encuentras hoy?», «¿Quieres contarme algo bueno que te haya pasado últimamente?»

   • Escuchar con atención, mantener contacto visual y usar lenguaje sencillo.

   • Utilizar refuerzos positivos (sonrisas, gestos amables, palabras de aprobación).

4. **Cierre y resumen (3 min):**

   • Hacer un breve resumen de lo expresado para confirmar comprensión.

   • Agradecer la participación: «Muchas gracias por compartir esto conmigo, me ha encantado escucharte».

Observaciones / Notas importantes:

_____

_____

Firma responsable (Beatriz): _____

FICHA TÉCNICA N.º 2

Actividad: Círculo de experiencias (actividad grupal)

Responsable: Gorka

Fecha: _____

Duración: 30 minutos aproximadamente

Número de participantes: _____ (Recomendado entre 5-8)

Lugar: _____

Objetivo principal:

Fomentar la comunicación y favorecer relaciones sociales entre personas dependientes mediante el intercambio de experiencias positivas.

Materiales necesarios:

- Sillas dispuestas en círculo.
- Una pelota blanda u objeto ligero para pasar entre participantes.

Desarrollo paso a paso:

1. **Preparación inicial (3 min):**
   - Colocar al grupo sentado en círculo y saludar afectuosamente a los participantes.
   - Explicar claramente la dinámica: «Vamos a compartir algo bueno que nos haya sucedido esta semana. Quien tenga la pelota en sus manos podrá hablar, y los demás escucharemos con atención y respeto».

2. **Inicio de la actividad (2 min):**
   - Comenzar entregando la pelota a la primera persona participante para iniciar la ronda.

3. **Realización de la ronda (15 min):**
   - Cada persona compartirá brevemente una experiencia positiva reciente. Ejemplos: «He recibido la visita de mi familia, y me ha alegrado mucho». «Pude salir al jardín y sentí tranquilidad».

- Facilitar la participación haciendo preguntas breves en caso necesario: «¿Quieres contarnos algo bonito que te haya pasado estos días?»

4. **Dinamización continua:**
   - Mantener atención constante al desarrollo del grupo.
   - Asegurar contacto visual, escucha activa, sonrisas, y comentarios positivos hacia cada participante.

5. **Conclusión (3 min):**
   - Resumir brevemente las experiencias compartidas, destacando la participación de todos: «Muchas gracias por compartir estas experiencias. Ha sido muy bonito escuchar todo lo positivo que habéis vivido esta semana».

Materiales necesarios:

Pelota u objeto ligero para turno de palabra.

Observaciones / Notas importantes:

_____

_____

_____

3.7 ACOMPAÑAMIENTO EN LAS ACTIVIDADES

El acompañamiento en las actividades de la vida diaria de una persona dependiente implica proporcionar asistencia física, **apoyar emocionalmente** y fomentar la autonomía del usuario en la medida de sus posibilidades. Pero, ¿cómo debe realizarse este acompañamiento de manera adecuada?

El acompañamiento debe estar siempre guiado por las **instrucciones del profesional responsable**, quien evalúa las necesidades específicas del usuario y diseña un plan de intervención personalizado. Este plan puede incluir tanto las actividades básicas de la vida diaria (ABVD), como el aseo personal, la alimentación o la movilidad, como las actividades instrumentales de la vida diaria (AIVD), como la gestión del hogar o el uso de dispositivos tecnológicos. **La coordinación entre el profesional y el cuidador es esencial para garantizar la calidad del apoyo brindado.**

Los principios fundamentales en el acompañamiento son:

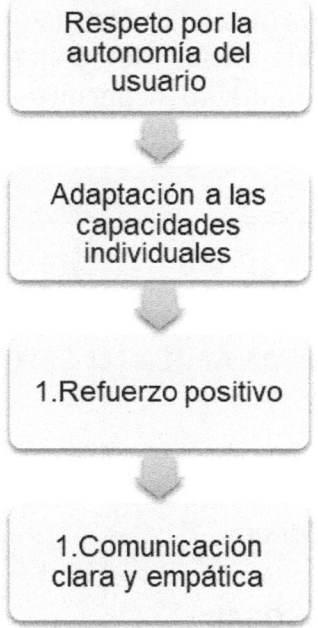

1. **Respeto por la autonomía del usuario:** aunque el usuario necesite ayuda, es importante permitirle participar activamente en las tareas siempre que sea posible. Por ejemplo, en el momento del vestido, el cuidador puede ayudar solo con las prendas más complicadas y dejar que el usuario se encargue del resto.

2. **Adaptación a las capacidades individuales:** cada usuario tiene un nivel diferente de dependencia. Por ello, el acompañamiento debe ajustarse a sus capacidades físicas, mentales y emocionales. ¿Puede el usuario sostener un utensilio, pero no llevarlo a la boca? En ese caso, el cuidador debe proporcionar apoyo parcial en lugar de realizar toda la tarea.

3. **Refuerzo positivo:** reconocer los logros del usuario, por pequeños que sean, contribuye a fortalecer su autoestima y motivación. Este aspecto es especialmente importante en usuarios que están recuperando habilidades perdidas o aprendiendo nuevas.

4. **Comunicación clara y empática:** durante el acompañamiento, es fundamental explicar las acciones que se van a realizar y escuchar las preferencias del usuario. ¿El usuario prefiere bañarse en un momento específico del día? Respetar estas preferencias mejora su bienestar y percepción de control.

Por ejemplo...

PROTOCOLO DE ACOMPAÑAMIENTO EFECTIVO EN CINCO CONTEXTOS DIVERSOS

Fecha de implementación: _____

Responsables: Beatriz y Gorka

ACOMPAÑAMIENTO EN EL HOGAR

Objetivo:

Facilitar la autonomía de la persona dependiente dentro de su entorno doméstico, promoviendo su bienestar y confort.

Estrategias:

▸ Establecer una rutina estructurada para generar confianza y seguridad.

▸ Adaptar los espacios para mejorar la movilidad y evitar riesgos (eliminar obstáculos, colocar barras de apoyo).

▸ Fomentar la independencia, permitiendo que realice actividades con supervisión, pero sin intervención innecesaria.

▸ Aplicar la escucha activa, mostrando interés y empatía en la comunicación diaria.

▸ Mantener el espacio limpio y ordenado para mejorar el bienestar físico y emocional.

▸ Acompañar en la toma de medicación siguiendo las indicaciones médicas.

Puntos de control:

▸ Evaluar semanalmente el nivel de autonomía y posibles mejoras en el entorno.

▸ Identificar signos de malestar emocional o físico y actuar en consecuencia.

ACOMPAÑAMIENTO EN CENTROS RESIDENCIALES

Objetivo:

Favorecer la integración social y la participación en actividades dentro del centro, respetando la individualidad de cada persona.

Estrategias:

▸ Facilitar la adaptación del residente al entorno, explicando claramente horarios, espacios y actividades.

▸ Promover la interacción social a través de actividades grupales (talleres, juegos, charlas).

▸ Asegurar que las necesidades básicas estén cubiertas (higiene, alimentación, movilidad).

▸ Reforzar la autoestima con comentarios positivos sobre sus logros diarios.

▸ Observar signos de aislamiento o tristeza y fomentar el apoyo emocional.

▸ Coordinarse con el equipo interdisciplinar para ajustar la atención según las necesidades.

Puntos de control:

- ▶ Realizar reuniones periódicas con el equipo para compartir observaciones sobre el bienestar del residente.

- ▶ Valorar la integración y la participación en actividades grupales.

ACOMPAÑAMIENTO EN SALIDAS Y ACTIVIDADES CULTURALES

Objetivo:

Garantizar que la persona dependiente disfrute de experiencias sociales y culturales en un entorno seguro y accesible.

Estrategias:

- ▶ Planificar con antelación la salida, asegurando accesibilidad en el transporte y en los lugares a visitar.

- ▶ Explicar el itinerario y la actividad en un lenguaje claro y adaptado.

- ▶ Mantener una actitud tranquila y flexible, adaptando la actividad según la energía y el estado de ánimo de la persona.

- ▶ Fomentar la participación activa en la actividad (comentarios sobre lo que se observa, preguntas sencillas para motivar la conversación).

- ▶ Hacer pausas periódicas para evitar la fatiga.

- ▶ Registrar cómo se ha sentido la persona tras la salida para futuras mejoras.

Puntos de control:

- ▶ Revisar que la actividad ha sido satisfactoria y evaluar necesidades de adaptación para futuras salidas.

- ▶ Comprobar que la persona ha mantenido un buen nivel de confort y disfrute.

ACOMPAÑAMIENTO EN VISITAS MÉDICAS O HOSPITALARIAS

Objetivo:

Garantizar que la persona dependiente reciba atención médica adecuada, comprendiendo y siguiendo las indicaciones del personal sanitario.

Estrategias:

- Explicar con antelación la visita médica para reducir ansiedad.
- Preparar la documentación necesaria (informes médicos, medicación actual, tarjeta sanitaria).
- Durante la consulta, ayudar a expresar síntomas o preocupaciones en caso de dificultad comunicativa.
- Tomar notas sobre indicaciones médicas para transmitirlas claramente después.
- Asegurar un ambiente de tranquilidad antes, durante y después de la cita.
- Preguntar a la persona si ha comprendido las indicaciones médicas y reforzarlas con explicaciones claras.

Puntos de control:

- Evaluar el nivel de comprensión de la persona sobre su estado de salud y tratamiento.
- Revisar si es necesario programar seguimiento con otros especialistas.

ACOMPAÑAMIENTO EMOCIONAL EN SITUACIONES DE CRISIS

Objetivo:

Brindar apoyo emocional en momentos de angustia, ansiedad o tristeza, favoreciendo la estabilidad emocional y el bienestar psicológico.

Estrategias:

- ▼ Aplicar escucha activa, permitiendo que la persona exprese libremente sus emociones sin interrupciones.

- ▼ Utilizar un tono de voz tranquilo y pausado para generar seguridad.

- ▼ Evitar frases como "no pasa nada" y en su lugar emplear mensajes de validación emocional como: *"Entiendo que te sientas así, estoy aquí para apoyarte".*

- ▼ Implementar técnicas de relajación como respiración guiada en caso de ansiedad.

- ▼ Evitar presionar para hablar si la persona no está preparada, respetando sus tiempos.

- ▼ Si la crisis emocional es frecuente o intensa, coordinar con profesionales de salud mental.

Puntos de control:

- ▼ Observar evolución emocional y determinar si se requieren intervenciones adicionales.

- ▼ Informar a familiares o responsables sobre el estado emocional de la persona si es necesario.

SEGUIMIENTO Y EVALUACIÓN

Frecuencia de revisión:

Se recomienda evaluar el protocolo cada 3 meses para detectar posibles mejoras.

Coordinación con el equipo interdisciplinar:

Es fundamental mantener reuniones periódicas con otros profesionales para ajustar estrategias según las necesidades individuales.

Registro y documentación:

Cada intervención debe documentarse brevemente para garantizar una atención personalizada y eficiente.

Firma responsables:

Beatriz _____

Gorka _____

Recurso

Lista de 15 juegos diseñados para fomentar la autonomía en personas dependientes, ya sea por edad avanzada, discapacidad o enfermedades como el Alzheimer. Estos juegos están pensados para mejorar su independencia en actividades diarias, reforzar la autoestima y mantener habilidades esenciales de la vida cotidiana.

1. Sigue la rutina
   - Descripción: se presentan tarjetas con imágenes de actividades diarias (desayunar, vestirse, lavarse las manos). La persona debe ordenarlas correctamente y explicar cómo las haría.
   - Objetivo: potencia la planificación y la memoria secuencial, ayudando a estructurar la rutina diaria.

2. Elige tu ropa
   - Descripción: se colocan diferentes prendas y se plantea una situación ("Hoy hace frío", "Vamos a una fiesta"). La persona debe seleccionar la ropa adecuada.
   - Objetivo: fomenta la toma de decisiones y la independencia en el vestir.

3. Chef por un día

   - Descripción: se presenta una receta sencilla con imágenes. La persona debe organizar los ingredientes y ayudar en su preparación.

   - Objetivo: mejora la coordinación motora fina, la autoconfianza y la capacidad de planificación.

4. Encuentra tu camino

   - Descripción: se crean recorridos dentro de la institución con señales visuales y se pide a la persona que llegue a un destino sin ayuda.

   - Objetivo: refuerza la orientación espacial y la autoconfianza en la movilidad.

5. Juego del dinero

   - Descripción: se usan billetes y monedas de juguete para simular compras sencillas. La persona debe pagar el importe correcto.

   - Objetivo: fomenta la gestión del dinero y la toma de decisiones en compras.

6. La lista de la compra

   - Descripción: se da una lista con productos y la persona debe buscar los objetos en una estantería simulada o en una tienda real con apoyo.

   - Objetivo: desarrolla la planificación, la memoria de trabajo y la organización en tareas cotidianas.

7. Lavandería divertida

   - Descripción: se colocan prendas de distintos colores y materiales. La persona debe clasificarlas según color y tipo antes de meterlas en una lavadora ficticia.

   - Objetivo: fomenta la autonomía en el cuidado personal y la organización.

8. Simulacro de llamada

   - Descripción: se usan teléfonos de juguete o reales con números pregrabados. La persona debe practicar hacer una llamada de emergencia o pedir ayuda.

   - Objetivo: refuerza la seguridad personal y la comunicación en situaciones de emergencia.

9. Mesa bien puesta

   - Descripción: se le da un set de cubiertos, platos y vasos para que ponga la mesa correctamente según una referencia visual.

   - Objetivo: estimula la coordinación motriz y la independencia en tareas domésticas.

10. Dibujo de recorridos

    - Descripción: se le da un plano simple de la institución y se le pide que trace la mejor ruta para llegar a diferentes lugares.

    - Objetivo: mejora la orientación espacial y la planificación de desplazamientos.

11. Ordenando mi espacio

    - Descripción: se le asigna una pequeña área (como una mesa o cajón) y debe organizar los objetos según una lógica propia.

    - Objetivo: desarrolla la autonomía en el mantenimiento del espacio personal.

12. Juega con los botones

    - Descripción: se usan camisas con diferentes tipos de botones y cremalleras para que la persona practique cerrarlos y abrirlos.

    - Objetivo: mejora la coordinación fina y la habilidad para vestirse sin ayuda.

13. ¡Hora del autobús!

- Descripción: se presenta un horario de transporte público simulado y se le pide a la persona que identifique qué autobús tomaría y a qué hora.

- Objetivo: refuerza la autonomía en desplazamientos y la toma de decisiones en la movilidad.

14. Caja de herramientas

- Descripción: se le da un set de herramientas seguras (como destornilladores de juguete) y se le pide que identifique su función y las use en una tarea sencilla.

- Objetivo: mejora la motricidad fina, la resolución de problemas y la independencia en pequeñas reparaciones.

15. ¡Soy reportero!

- Descripción: se le da una libreta y se le pide que escriba o dibuje algo que le gustó del día y lo comparta con los demás.

- Objetivo: potencia la expresión emocional, la comunicación y la memoria a largo plazo.

3.8 RESUMEN

La atención psicosocial, relacional y comunicativa en instituciones constituye una parte esencial para mejorar la calidad de vida de personas en situación de dependencia en España. Este ámbito se estructura en tres áreas principales: la animación social para facilitar la adaptación institucional y fomentar relaciones interpersonales; la mejora y mantenimiento de capacidades cognitivas y autonomía personal mediante técnicas específicas; y finalmente, el abordaje comunicativo, superando barreras y aplicando métodos alternativos de expresión y comprensión que faciliten la interacción cotidiana.

La atención institucional a personas dependientes en España está regulada por la Ley 39/2006, conocida como Ley de Dependencia, que establece el marco normativo para el sistema de servicios y ayudas económicas. Las instituciones responsables de esta atención pueden ser públicas, privadas o del tercer sector, como asociaciones y ONGs. Entre los servicios más comunes destacan el Servicio de Ayuda a Domicilio, la teleasistencia avanzada, los centros de día, las residencias y las unidades de respiro familiar. Cada uno de estos recursos se adapta al grado de dependencia del usuario, definido oficialmente como moderado, severo o de gran dependencia, siendo indispensable realizar previamente una valoración mediante un baremo oficial común en toda España.

El proceso de adaptación a las instituciones sociosanitarias implica diferentes estrategias específicas, ya que la incorporación puede ser emocionalmente compleja. Factores como información previa clara, participación en la toma de decisiones, apoyo emocional continuo y entornos físicos adaptados facilitan esta transición. En contraste, un ingreso forzado, deterioro cognitivo avanzado, ausencia de apoyo familiar o un ambiente institucional rígido suelen dificultar significativamente este proceso. Por ello, es esencial una planificación individualizada, flexible y cercana por parte de los profesionales implicados, para garantizar una integración adecuada y respetuosa con las circunstancias particulares de cada usuario.

3.9 PRUEBA DE AUTOEVALUACIÓN

1. **¿Cuál es uno de los objetivos principales de la animación social en instituciones?**

    a) Ofrecer atención médica continua.

    b) Mejorar la comunicación institucional.

    c) **Favorecer la integración social de las personas dependientes.**

    d) Aplicar terapias psicológicas individuales.

2. **¿Qué programa proporciona ayuda para actividades cotidianas en casa como limpieza, aseo o alimentación?**

    a) Teleasistencia avanzada.

    b) **Servicio de ayuda a domicilio (SAD).**

    c) Unidad de respiro familiar.

    d) Centros ocupacionales.

3. **¿Qué profesionales se encargan de evaluar las necesidades y coordinar recursos para personas dependientes?**

   a) Terapeutas ocupacionales.

   b) **Trabajadores sociales.**

   c) Auxiliares de ayuda a domicilio.

   d) Animadores socioculturales.

4. **¿Qué caracteriza el Grado II de dependencia (severa)?**

   a) Necesidad de ayuda puntual en algunas actividades.

   b) Necesidad constante de asistencia en todas las actividades básicas.

   c) **Necesidad de ayuda varias veces al día, aunque no continuamente.**

   d) Total autonomía excepto en momentos puntuales.

5. **¿Qué programa ofrece monitorización continua para personas dependientes que viven solas?**

   a) Servicio de ayuda a domicilio (SAD).

   b) **Teleasistencia avanzada.**

   c) Unidades de respiro familiar.

   d) Hospitales de media estancia.

6. **¿Qué estrategia facilita la adaptación inicial a una institución sociosanitaria?**

   a) Imponer estrictamente horarios fijos desde el primer día.

   b) Restringir el contacto con la familia durante el primer mes.

   c) **Permitir visitas previas y proporcionar información detallada antes del ingreso.**

   d) Evitar personalizar la habitación para mantener uniformidad institucional.

7. **¿Cuál es una causa frecuente para suspender o cancelar las prestaciones de dependencia?**

   a) **Mejorar la situación de salud del beneficiario.**

   b) Cambiar de domicilio dentro de la misma localidad.

   c) Recibir visitas familiares frecuentes.

   d) Solicitar actividades adicionales dentro de la institución.

8. **¿Qué indica una puntuación entre 25 y 49 en el baremo de dependencia?**

   a) Dependencia leve.

   b) **Dependencia moderada.**

   c) Dependencia severa.

   d) Gran dependencia.

9. **¿Qué tipo de institución ofrece alojamiento temporal para descanso de los cuidadores principales?**

   a) Centros ocupacionales.

   b) Viviendas tuteladas.

   c) **Unidades de respiro familiar.**

   d) Centros de día.

10. **¿Cómo se determina el grado de dependencia según la normativa española?**

   a) Mediante entrevistas telefónicas.

   b) Aplicando únicamente criterios médicos generales.

   c) **Mediante el baremo oficial de valoración de la dependencia.**

   d) Según la preferencia de la familia del usuario.

1. La _____ social en instituciones favorece la integración de las personas dependientes y mejora sus relaciones interpersonales.

2. El _____ de ayuda a domicilio proporciona asistencia en tareas cotidianas como la higiene personal, la alimentación y la limpieza del hogar.

3. Los _____ sociales son los profesionales encargados de evaluar las necesidades de las personas dependientes y coordinar los recursos adecuados.

4. El grado _____ de dependencia implica la necesidad de ayuda varias veces al día, aunque no de forma continua.

5. La _____ permite que las personas dependientes reciban asistencia remota mediante dispositivos de emergencia y monitorización.

6. Para facilitar la adaptación a una institución, es recomendable proporcionar _____ previa sobre el entorno y las normas del centro.

7. Uno de los motivos para suspender una prestación de dependencia es la _____ del estado de salud del beneficiario.

8. Una puntuación de 25 a 49 en el baremo de dependencia corresponde al grado de dependencia _____.

9. Las _____ de respiro familiar ofrecen alojamiento temporal a personas dependientes cuando sus cuidadores necesitan descanso.

10. El _____ de dependencia en España se determina mediante una evaluación oficial basada en el baremo de valoración.

1. Animación	6. Información
2. Servicio	7. Mejoría
3. Trabajadores	8. Moderada
4. II	9. Unidades
5. Teleasistencia	10. Grado

UF0130.
Mantenimiento y mejora de las actividades diarias de personas dependientes en instituciones

El mantenimiento de las capacidades cognitivas y la autonomía personal es fundamental para que las personas dependientes puedan desarrollar sus actividades diarias con la mayor independencia posible. En esta unidad se presentan técnicas para entrenar funciones como la memoria, la atención y el razonamiento, así como estrategias para fomentar hábitos que refuercen su autonomía en la vida cotidiana. Además, se trabaja en la resolución de conflictos, la modificación de conductas y la observación en situaciones especiales, garantizando un acompañamiento que favorezca su bienestar y su participación en la dinámica del centro.

4

Mantenimiento y entrenamiento de las funciones cognitivas en situaciones cotidianas de la institución

El adecuado funcionamiento cognitivo es esencial para que las personas dependientes mantengan su autonomía y calidad de vida. En este apartado se trabajan técnicas para estimular la memoria, la atención, la orientación y el razonamiento, ayudando a los usuarios a desenvolverse mejor en su entorno. A través de estrategias específicas, se busca reforzar sus capacidades mentales y prevenir el deterioro cognitivo, adaptando las intervenciones a sus necesidades individuales y fomentando su participación en actividades cotidianas.

4.1 TÉCNICAS PARA EL ENTRENAMIENTO DE LA MEMORIA

A continuación, se exponen algunas **técnicas para el entrenamiento de la memoria** en personas dependientes, junto con ejemplos específicos:

4.1.1 Estimulación cognitiva

Actividades diseñadas para reforzar la memoria mediante ejercicios de atención, asociación y evocación de recuerdos.

Actividad 1: "Recuerdos en cadena"

▸ Objetivo: estimular la memoria episódica y la capacidad de asociación mediante la evocación de recuerdos secuenciales.

▸ Material necesario:

- Tarjetas con imágenes de objetos, lugares o situaciones cotidianas.

- Papel y lápiz o grabadora para registrar respuestas.

▸ Desarrollo:

- Se muestra al participante una tarjeta con una imagen sencilla (por ejemplo, una playa).

- Se le pide que diga la primera palabra o recuerdo que le venga a la mente al ver la imagen.

- Luego, se muestra otra tarjeta relacionada con el tema (por ejemplo, un helado) y se le pide que continúe la cadena de recuerdos.

- Se repite este proceso hasta formar una secuencia de recuerdos o experiencias personales.

- Finalmente, se le solicita que intente recordar la cadena completa en orden o que cuente una pequeña historia con los elementos mencionados.

▸ Variantes:

- Se puede hacer en grupo y cada participante añade un recuerdo a la historia colectiva.

- Si la persona tiene dificultades para recordar, se le pueden dar pistas o usar imágenes más detalladas.

Actividad 2: "Caminos de palabras"

▸ Objetivo: mejorar la memoria semántica y la capacidad de asociación de conceptos.

▼ Material necesario:

- Cartas o tarjetas con palabras escritas (por ejemplo, "casa", "mesa", "verde", "feliz").
- Un tablero o una hoja con un esquema de caminos o conexiones.

▼ Desarrollo:

- Se entregan al participante 5 tarjetas con palabras distintas.
- Se le pide que relacione cada palabra con otra que se le ocurra y explique por qué las conecta. Por ejemplo: "mesa" → "comida" (porque se come en la mesa).
- Luego, se le presentan nuevas tarjetas y se le solicita que continúe creando asociaciones en forma de cadena.
- Al final, se revisa la cadena de palabras creada y se le pide que intente recordar el orden de las conexiones sin mirar las tarjetas.

▼ Variantes:

- Se pueden usar imágenes en lugar de palabras para hacerlo más visual.
- En versión grupal, cada participante añade una palabra nueva a la cadena creada por el anterior.

4.1.2 Terapia de reminiscencia

Uso de fotografías, objetos antiguos, música y conversaciones guiadas para estimular recuerdos positivos del pasado.

Actividad 1: "El baúl de los recuerdos"

▼ Objetivo: estimular la memoria autobiográfica a través de objetos personales y fomentar la conversación sobre experiencias pasadas.

- Material necesario:
  - Un baúl, caja o bolsa con objetos antiguos (fotos, relojes, llaves, discos de vinilo, libros, utensilios de cocina, juguetes, etc.).
  - Música de épocas pasadas, si es posible.
- Desarrollo:
  - Se invita a la persona a sacar un objeto del baúl y observarlo detenidamente.
  - Se le pregunta si le recuerda a algo o a alguien, animándola a compartir una historia relacionada con ese objeto.
  - Se pueden hacer preguntas guiadas como:
  - ¿Quién usaba esto en tu familia?
  - ¿Cuándo fue la última vez que viste o usaste algo similar?
  - ¿Qué sentías en aquella época?
  - Si la persona tiene dificultades para recordar, se pueden dar pistas o utilizar música de fondo relacionada con la época del objeto.
  - Se finaliza la actividad con una breve conversación sobre cómo estos recuerdos le hacen sentir y qué significan para ella.
- Variantes:
  - Se puede realizar en grupo, permitiendo que cada participante comparta un recuerdo relacionado con el objeto.
  - Se pueden incluir fotografías o vídeos de la época para reforzar la evocación de recuerdos.

Actividad 2: "Diario de vida"

- Objetivo: reforzar la identidad personal y la memoria episódica a través de la reconstrucción de momentos significativos de la vida del participante.

▼ Material necesario:

- Cuaderno o libreta de apuntes.
- Fotografías familiares o imágenes de eventos históricos que la persona haya vivido.
- Lápices de colores o bolígrafos.

▼ Desarrollo:

- Se le pide a la persona que intente recordar momentos importantes de su vida (su infancia, juventud, familia, trabajo, viajes, etc.).
- Se le presentan fotografías antiguas (pueden ser propias o imágenes de su época) y se le pregunta qué recuerda de ese momento.
- Se le invita a escribir o dictar una breve historia sobre ese recuerdo en su cuaderno. Si la persona no puede escribir, el facilitador puede hacerlo por ella.
- Puede decorarlo con dibujos, recortes o detalles que le ayuden a evocar más recuerdos.
- Se repite la actividad en diferentes sesiones para construir un pequeño "diario de vida" que refleje sus experiencias y emociones.

▼ Variantes:

- Se puede grabar la narración en audio o vídeo para que la persona pueda escucharla después.
- Se puede realizar en grupo, compartiendo recuerdos similares y creando un álbum colectivo.

4.1.3 Ejercicios de categorización

Organización de palabras, imágenes o conceptos en categorías para mejorar la capacidad de asociación y memoria semántica.

Actividad 1: "Clasificando el mercado"

▼ Objetivo: mejorar la memoria semántica mediante la categorización de objetos de uso cotidiano, fortaleciendo la asociación de conceptos.

▼ Material necesario:

- Tarjetas con imágenes o nombres de diferentes alimentos (frutas, verduras, lácteos, carnes, bebidas, etc.).
- Cestas o bandejas para clasificar.

▼ Desarrollo:

- Se entrega al participante un conjunto de tarjetas con imágenes o palabras de distintos alimentos.
- Se le pide que agrupe los alimentos según una categoría determinada (por ejemplo: frutas, verduras, lácteos, carnes, etc.).
- Una vez organizadas, se le pregunta sobre las características de cada categoría:
  - ¿Dónde se guardan estos alimentos?
  - ¿Cuáles se comen crudos y cuáles cocidos?
  - ¿Cuáles sueles comprar más a menudo?
- Para añadir dificultad, se puede pedir que clasifique los alimentos según otras categorías, como color, textura o si necesitan refrigeración.
- Se finaliza haciendo un repaso de las categorías y relacionándolas con experiencias personales, como comidas favoritas o recetas familiares.

▼ Variantes:

- Se puede hacer en grupo, convirtiéndolo en un juego de rapidez para ver quién clasifica más rápido.
- Se pueden utilizar objetos reales en lugar de tarjetas para hacerlo más tangible.

Actividad 2: "Familias de palabras"

- ▼ Objetivo: potenciar la memoria y la asociación de conceptos a través de la clasificación de palabras en diferentes grupos temáticos.

- ▼ Material necesario:
  - Tarjetas con palabras de diferentes categorías (ropa, medios de transporte, herramientas, animales, muebles, etc.).
  - Pizarra o papel grande para anotar grupos de palabras.

- ▼ Desarrollo:
  - Se entrega al participante un conjunto de tarjetas con palabras de distintas categorías mezcladas.
  - Se le pide que agrupe las palabras que tengan relación entre sí y explique el criterio que ha usado para clasificarlas.
  - Luego, se le presentan nuevas tarjetas con palabras que podrían encajar en una de las categorías existentes y se le pregunta dónde las colocaría.
  - Para aumentar la dificultad, se le puede pedir que recuerde las categorías y mencione otros ejemplos sin mirar las tarjetas.
  - Al finalizar, se hace una pequeña reflexión sobre qué categorías fueron más fáciles de completar y cuáles resultaron más difíciles.

- ▼ Variantes:
  - Se puede jugar con un límite de tiempo para añadir un componente lúdico.
  - Se pueden utilizar imágenes en lugar de palabras para hacerlo más accesible a personas con dificultades de lectura.

4.1.4 Uso de mnemotecnias

Aplicación de reglas, acrónimos o imágenes mentales para recordar información de manera más sencilla y estructurada.

Actividad 1: "Creando acrónimos divertidos"

▶ Objetivo: facilitar la retención de información mediante la creación de acrónimos que ayuden a recordar listas de palabras o conceptos.

▶ Material necesario:

- Papel y bolígrafos.

- Tarjetas con listas de palabras de una misma categoría (por ejemplo, frutas, colores, ciudades, etc.).

▶ Desarrollo:

- Se entrega al participante una lista de 5 a 7 palabras relacionadas con un tema (ejemplo: plátano, manzana, uva, naranja, fresa, pera, kiwi).

- Se le pide que forme un acrónimo o palabra inventada usando las iniciales de cada palabra de la lista.

- Una vez creada la palabra, se le anima a relacionarla con una historia o imagen divertida para reforzar la memoria.

- Se repite el ejercicio con diferentes listas y se le pide que intente recordar los acrónimos creados sin ver las tarjetas.

- Se finaliza reflexionando sobre cuáles fueron más fáciles de recordar y por qué.

▶ Variantes:

- Se puede hacer en grupo y que cada persona cree su propio acrónimo y lo comparta con los demás.

- En lugar de listas de palabras, se pueden usar nombres de personas importantes en la vida del participante.

Actividad 2: "El viaje imaginario"

▶ Objetivo: usar imágenes mentales y asociaciones espaciales para recordar información de manera estructurada.

▼ Material necesario:

- Una lista de palabras o conceptos a recordar (pueden ser de un tema concreto, como objetos de la casa o nombres de familiares).
- Espacio tranquilo para la visualización.

▼ Desarrollo:

- Se pide al participante que imagine que va a dar un paseo por su casa, su barrio o un lugar conocido.
- Se le dan 5 a 10 palabras y se le pide que las asocie con diferentes partes del recorrido. Por ejemplo, si tiene que recordar la palabra "gafas", puede imaginar que las deja en la mesa del salón; si es "teléfono", puede visualizarlo sonando en la cocina.
- Se le da un tiempo para memorizar las asociaciones y después se le pide que recorra mentalmente el lugar e intente recordar las palabras en orden.
- Se repite con nuevas listas para reforzar la técnica.

▼ Variantes:

- Se pueden añadir sonidos o emociones a cada escena para hacerla más memorable.
- Se puede pedir que haga un dibujo del recorrido con los objetos en su lugar correspondiente.

4.1.5 Juegos de memoria

Actividades como sopas de letras, crucigramas, juegos de emparejamiento o cartas que refuercen la memoria visual y verbal.

Actividad 1: "El dominó de palabras"

▼ Objetivo: fortalecer la memoria visual y verbal mediante la asociación de palabras relacionadas.

▶ Material necesario:

- Cartas tipo dominó con palabras en lugar de números (cada carta tiene dos palabras que pueden relacionarse con otras).
- Mesa o superficie plana para jugar.

▶ Desarrollo:

- Se reparte un conjunto de cartas a cada participante.
- Se coloca una carta inicial sobre la mesa y los jugadores deben encontrar en su mano una carta con una palabra relacionada para colocarla junto a la primera. Por ejemplo, si la carta en la mesa dice "sol", se puede colocar una que diga "calor" o "verano".
- Si un jugador no encuentra una carta adecuada, puede pedir una pista o pasar el turno.
- Se continúa hasta que todas las cartas sean colocadas.
- Al final, se hace un repaso de las palabras colocadas y se pregunta a los participantes si recuerdan la secuencia de palabras sin mirar el tablero.

▶ Variantes:

- Se pueden usar imágenes en lugar de palabras para trabajar la memoria visual.
- Se puede hacer con pares de sinónimos, antónimos o categorías específicas (ejemplo: animales y su hábitat).

Actividad 2: "Memoria de imágenes"

▶ Objetivo: mejorar la memoria visual mediante la observación y el recuerdo de detalles.

▶ Material necesario:

- Un conjunto de imágenes variadas (fotografías, ilustraciones, recortes de revistas, etc.).
- Papel y lápiz para anotar respuestas.

▸ Desarrollo:

- Se coloca una imagen frente al participante durante 30 segundos.

- Luego, se retira la imagen y se le hacen preguntas sobre los detalles observados:
  - ¿De qué color era la camisa del hombre en la foto?
  - ¿Cuántas personas había en la imagen?
  - ¿Había algún animal o vehículo?

- Se repite con diferentes imágenes, aumentando la dificultad con detalles más sutiles.

- Para reforzar la memoria, se puede volver a mostrar la imagen y comprobar qué detalles recordaron correctamente.

▸ Variantes:

- Se pueden usar secuencias de imágenes y pedir que se recuerden en el orden correcto.

- En grupo, un participante describe la imagen sin verla y los demás deben adivinar qué contiene.

4.1.6 Repetición espaciada

Revisión de la información en intervalos de tiempo progresivos para mejorar la retención a largo plazo.

Actividad 1: "Recordemos después"

▸ Objetivo: mejorar la retención de información utilizando la repetición en intervalos de tiempo crecientes.

▸ Material necesario:

- Una lista de palabras, conceptos o imágenes para memorizar.

- Un cronómetro o reloj.

▸ Desarrollo:

- Se presentan al participante 5 a 10 palabras o imágenes durante 30 segundos para que las observe y memorice.

- Se le pide que realice otra actividad breve (como una conversación ligera o un ejercicio de relajación) durante 1 minuto.
- Pasado ese tiempo, se le pregunta qué palabras recuerda.
- Luego, se repite la revisión en intervalos más largos: a los 5 minutos, a los 10 minutos y finalmente a los 30 minutos.
- Se comparan los resultados de cada intervalo y se refuerzan las palabras olvidadas.

▼ Variantes:

- Se pueden usar frases en lugar de palabras sueltas para mejorar la retención de ideas más complejas.
- En lugar de palabras, se pueden utilizar nombres de familiares o eventos importantes para la persona.

Actividad 2: "El desafío de los tres días"

▼ Objetivo: fomentar la retención de información a largo plazo mediante la revisión progresiva.

▼ Material necesario:

- Tarjetas con información breve (por ejemplo, nombres de ciudades, personajes históricos o datos personales del participante).
- Un calendario o una agenda para anotar los días de revisión.

▼ Desarrollo:

- Se le entrega al participante un conjunto de 5 a 7 tarjetas con información para memorizar.
- Se le pide que las lea en voz alta y trate de recordarlas sin mirar.
- La primera revisión se realiza a los 10 minutos, la segunda a las 24 horas y la tercera a los tres días.
- En cada revisión, se le pide que recuerde los datos antes de ver las tarjetas. Si olvida alguna, se le da una pista en lugar de mostrarle la respuesta completa.

- Se refuerzan las tarjetas más difíciles mediante asociaciones o imágenes mentales.

▼ Variantes:

- Se pueden usar tarjetas con imágenes en lugar de texto para quienes tienen mejor memoria visual.

- En versión grupal, se pueden intercambiar tarjetas entre participantes para aumentar la dificultad.

4.1.7 Entrenamiento con rutinas

Creación de hábitos diarios estructurados que refuercen la memoria procedural y reduzcan la desorientación.

Actividad 1: "Mi día paso a paso"

▼ Objetivo: reforzar la memoria procedural mediante la estructuración de una rutina diaria personalizada.

▼ Material necesario:

- Tarjetas con imágenes o palabras representando actividades diarias (levantarse, asearse, vestirse, desayunar, tomar la medicación, etc.).

- Un panel o pizarra donde organizar las tarjetas en orden secuencial.

▼ Desarrollo:

- Se presentan al participante varias tarjetas con actividades cotidianas.

- Se le pide que ordene las tarjetas según el orden en que realiza sus actividades diarias.

- Una vez establecida su rutina, se revisa con él y se hacen ajustes si es necesario.

- Se practica la rutina diariamente, reforzándola con señales visuales (como relojes o alarmas para recordar horarios).

- Al final de la semana, se le pregunta si recuerda su rutina sin mirar las tarjetas y se refuerzan las actividades olvidadas.

▸ Variantes:

  • En vez de tarjetas, se puede pedir que el participante dibuje sus propias actividades.

  • Se puede introducir una variante en la que cada día se altere un paso y el participante deba identificar qué cambió.

Actividad 2: "Reloj de tareas"

▸ Objetivo: facilitar la memorización de actividades cotidianas mediante un esquema visual de horarios.

▸ Material necesario:

  • Un reloj de cartón o digital con espacios para escribir.

  • Pegatinas o imágenes representando actividades cotidianas.

▸ Desarrollo:

  • Se crea un reloj con divisiones en las que se colocarán imágenes o palabras que representen las actividades del día (por ejemplo, desayuno a las 8:00, paseo a las 10:00, comida a las 13:00).

  • Se explica al participante cómo usar el reloj para recordar sus tareas diarias.

  • Durante el día, se le anima a mirar el reloj y anticipar qué actividad viene después.

  • Al final del día, se repasa la rutina con preguntas como:
    – ¿Qué hiciste a las 10 de la mañana?
    – ¿Cuál es la siguiente actividad después de la comida?

  • Con el tiempo, se intenta que el participante recuerde su rutina sin necesidad del reloj.

▸ Variantes:

  • Se pueden usar alarmas sonoras asociadas a cada actividad para reforzar la rutina.

  • Si es en grupo, se puede jugar a recordar el horario de otros compañeros y comparar diferencias.

4.1.8 Ejercicios de atención y concentración

Actividades que fomenten la focalización, como identificar diferencias en imágenes o resolver pequeños cálculos.

Actividad 1: "Encuentra las diferencias"

▼ Objetivo: mejorar la atención visual y la capacidad de concentración a través de la observación de detalles.

▼ Material necesario:

- Imágenes similares con pequeñas diferencias (pueden ser dibujos, fotografías o láminas impresas).

▼ Desarrollo:

- Se presentan dos imágenes aparentemente iguales, pero con pequeños cambios.
- Se le pide al participante que observe las imágenes durante 30 segundos.
- Luego, debe señalar o describir las diferencias que encuentre.
- Si tiene dificultades, se le dan pistas o se amplía el tiempo de observación.
- Se repite con imágenes de distinta dificultad para reforzar la concentración.

▼ Variantes:

- Se puede hacer con secuencias de imágenes en las que una ha cambiado ligeramente.
- Se puede agregar un cronómetro para hacerlo más dinámico.

Actividad 2: "Cálculo rápido"

▼ Objetivo: fortalecer la concentración y la atención mediante el cálculo mental sencillo.

▼ Material necesario:

- Tarjetas con operaciones matemáticas simples (sumas, restas, multiplicaciones).
- Un reloj o cronómetro.

▼ Desarrollo:

- Se muestran al participante tarjetas con operaciones matemáticas sencillas.

- Se le pide que resuelva cada operación en el menor tiempo posible.

- Si responde correctamente, se pasa a una operación más difícil.

- Si se equivoca, se le permite intentarlo de nuevo con pistas.

- Se registra el tiempo que tarda en resolver cada conjunto de operaciones y se compara con intentos anteriores.

▼ Variantes:

- En lugar de números, se pueden usar objetos físicos para contar.

- Se puede hacer en grupo y competir amistosamente por quién resuelve más operaciones en menos tiempo.

4.1.9 Narración de historias

Pedir a la persona que cuente historias o experiencias propias para ejercitar la memoria episódica y la expresión verbal.

Actividad 1: "El álbum de mi vida"

▼ Objetivo: estimular la memoria episódica y la expresión verbal a través de la narración de experiencias personales.

▼ Material necesario:

- Fotografías personales o imágenes de la época en la que vivió el participante.

- Cuaderno o grabadora para registrar la historia.

▼ Desarrollo:

- Se le muestra al participante una fotografía de su pasado o una imagen relacionada con una época significativa para él.

- Se le pregunta qué recuerda sobre la imagen y se le anima a contar una historia relacionada con ese momento.
- Se le puede guiar con preguntas como:
  - ¿Dónde estabas en esa foto?
  - ¿Quiénes estaban contigo?
  - ¿Qué hacías en ese momento?
  - ¿Cómo te sentías ese día?
- Se registra la narración en un cuaderno o grabadora para que pueda revisarla más adelante.
- Se repite con otras imágenes y se intenta conectar diferentes recuerdos en una historia más extensa.

▶ Variantes:

- Si la persona tiene dificultades para recordar, se pueden usar imágenes generales (como una plaza, una escuela, un coche antiguo) para activar la memoria.
- En grupo, cada participante comparte una historia basada en su propia foto y los demás pueden hacer preguntas o comentar.

Actividad 2: "Érase una vez..."

▶ Objetivo: ejercitar la creatividad y la memoria mediante la construcción de una historia improvisada.

▶ Material necesario:

- Tarjetas con palabras o imágenes variadas (por ejemplo: un árbol, una bicicleta, un perro, un viaje).
- Reloj o cronómetro para medir el tiempo.

▶ Desarrollo:

- Se entrega al participante una tarjeta con una palabra o imagen y se le pide que inicie una historia basada en ella.
- Después de un minuto, se le entrega una nueva tarjeta con otro elemento y debe incorporarlo a la historia de forma coherente.

- Se continúa añadiendo elementos hasta que la historia tenga un desarrollo completo.
- Al finalizar, se le pide que intente recordar los elementos utilizados y el orden en que los incorporó.
- Se comenta cómo se sintió al crear la historia y si le recordó a alguna experiencia personal.

▼ Variantes:

- Se puede hacer en grupo, donde cada persona añade una parte de la historia según la tarjeta que le toque.
- En lugar de palabras o imágenes, se pueden usar sonidos grabados (como olas del mar o una campana) para inspirar la narración.

4.1.10 Uso de ayudas externas

Implementación de calendarios, agendas, alarmas y notas visuales como apoyo para recordar tareas y citas importantes.

Actividad 1: "Mi calendario visual"

▼ Objetivo: facilitar la organización y recuerdo de actividades diarias mediante el uso de un calendario personalizado.

▼ Material necesario:

- Un calendario de pared o agenda semanal.
- Pegatinas o post-its de colores.
- Rotuladores o bolígrafos de diferentes colores.

▼ Desarrollo:

- Se le entrega al participante un calendario con espacios para escribir.
- Se le pide que registre sus actividades diarias (citas médicas, toma de medicación, visitas familiares, etc.).

- Se utilizan colores o pegatinas para destacar actividades importantes (por ejemplo, rojo para citas médicas, verde para reuniones familiares).
- Cada día, se revisa el calendario para reforzar la memoria de las tareas pendientes.
- Se le anima a marcar las actividades completadas para generar un hábito de seguimiento.

▼ Variantes:
- Se puede usar una pizarra de borrado en seco en lugar de un calendario impreso.
- Se pueden incluir imágenes en lugar de texto para personas con dificultades de lectura.

Actividad 2: "Alarmas inteligentes"

▼ Objetivo: mejorar la autonomía mediante el uso de recordatorios auditivos y visuales para las tareas diarias.

▼ Material necesario:
- Un reloj con alarma o un teléfono móvil con recordatorios programables.
- Notas adhesivas o tarjetas con instrucciones breves.

▼ Desarrollo:
- Se identifican las tareas importantes que el participante debe recordar (medicación, comidas, ejercicios, etc.).
- Se configuran alarmas en el reloj o móvil con sonidos distintos para cada tipo de tarea.
- Junto a cada alarma, se coloca una nota visual en un lugar visible (por ejemplo, en la mesa de noche o en la nevera) con un mensaje como: "Hora de tomar tu medicación".
- Cada vez que suene la alarma, el participante debe leer la nota y realizar la tarea.
- Se revisa periódicamente si los recordatorios son efectivos o si es necesario ajustar los horarios.

▼ Variantes:

- Se pueden grabar mensajes de voz personalizados en las alarmas para hacerlas más comprensibles.

- En lugar de alarmas digitales, se pueden usar relojes de pared con marcas de colores en las horas clave.

4.2 TÉCNICAS PARA EL ENTRENAMIENTO DE LA ATENCIÓN

La atención es una capacidad fundamental para procesar la información del entorno y llevar a cabo actividades cotidianas. En personas dependientes, especialmente en aquellas con deterioro cognitivo, entrenar la atención ayuda a mejorar la concentración, la memoria y la autonomía en sus tareas diarias. Existen diferentes técnicas que pueden utilizarse para fortalecer esta habilidad.

Una de las más efectivas es el **juego de diferencias**, donde se presentan dos imágenes aparentemente iguales y se deben encontrar los pequeños cambios entre ellas. Esto obliga a la persona a fijarse en los detalles, fomentando la atención sostenida. También se pueden usar **secuencias numéricas o de letras** para que la persona intente detectar errores o continuar la serie lógica, lo que estimula tanto la atención como el razonamiento.

Otra estrategia muy útil es la **atención selectiva a través de la música**. Se puede poner una canción e indicar a la persona que debe prestar atención solo a un sonido o palabra específica dentro de la melodía. Esto ayuda a entrenar la capacidad de concentrarse en un estímulo concreto y descartar los demás.

Las actividades diarias también pueden convertirse en ejercicios de atención si se aplican correctamente. Por ejemplo, al acompañar a una persona a hacer la compra, se le puede pedir que busque en los estantes un producto con características específicas, o que recuerde los artículos de la lista de compras sin mirarla. Estas dinámicas refuerzan la capacidad de concentración de manera práctica y entretenida.

Situación	Tipo de entrenamiento
Buscar diferencias entre dos imágenes similares	Atención sostenida
Seguir una secuencia numérica y detectar errores	Atención selectiva
Escuchar una canción e identificar una palabra clave	Atención selectiva
Jugar con una serie de cartas y recordar su orden	Atención y memoria visual
Observar una bandeja con objetos y recordar cuáles desaparecen	Atención y memoria de trabajo
Buscar un producto con características específicas en la tienda	Atención dividida y concentración
Ordenar imágenes según la secuencia de una acción cotidiana	Atención y razonamiento lógico
Escuchar una historia breve y responder preguntas sobre ella	Atención auditiva y comprensión
Realizar un puzle de pocas piezas observando bien los detalles	Atención visual y concentración
Contar elementos específicos en una ilustración compleja	Atención al detalle
Seguir instrucciones con órdenes en secuencia (ejemplo: levanta la mano y luego toca la cabeza)	Atención y procesamiento secuencial
Leer un listado de palabras y señalar las que se repiten	Atención visual
Realizar un laberinto visual con un lápiz sin salirse de los bordes	Atención y control motor
Identificar sonidos en el entorno y diferenciarlos (ejemplo: timbre vs. teléfono)	Atención auditiva
Memorizar una lista corta de palabras y repetirlas tras unos minutos	Atención y memoria de trabajo
Buscar un objeto escondido en una habitación guiándose por pistas	Atención y resolución de problemas
Dibujar una figura simple observando un modelo previo	Atención y memoria visual
Escuchar una serie de números y repetirlos en el mismo orden	Atención y memoria auditiva
Observar una imagen durante un tiempo y luego describir lo que recuerda	Atención y memoria visual
Seguir una receta sencilla recordando los ingredientes y pasos en orden	Atención y planificación secuencial

4.3 TÉCNICAS PARA EL ENTRENAMIENTO DE LA ORIENTACIÓN ESPACIAL, TEMPORAL Y PERSONAL

La orientación es clave para que una persona pueda desenvolverse con autonomía en su entorno. Se divide en tres tipos: **espacial (ubicación en el espacio), temporal (noción del tiempo) y personal (identidad y datos propios)**. Cuando alguna de estas habilidades se ve afectada, es importante aplicar técnicas específicas para reforzarla.

Para trabajar la **orientación espacial**, una técnica sencilla pero muy efectiva es el **uso de mapas o planos del entorno**. Se pueden emplear imágenes del hogar o del barrio, y pedirle a la persona que identifique lugares clave como la cocina, la habitación o la tienda más cercana. También se pueden realizar recorridos guiados en los que el usuario deba indicar la dirección que debe seguir para llegar a un destino. Otra estrategia útil es el uso de señales visuales, como carteles con colores llamativos en distintas áreas de la casa para que asocie cada espacio con su función.

En cuanto a la **orientación temporal**, una herramienta básica es el **calendario visual**. Se coloca en un lugar accesible y se usa para marcar eventos importantes, los días de la semana y las estaciones del año. También es muy útil realizar actividades diarias con horarios establecidos, como comer siempre a la misma hora o señalar la hora en el reloj al realizar ciertas tareas. Los juegos de secuencias temporales, donde se deben ordenar imágenes según la progresión de un día o una actividad (por ejemplo, levantarse, desayunar, vestirse, salir), ayudan a reforzar la noción del tiempo.

Por último, la **orientación personal** puede fortalecerse con ejercicios de identificación. Preguntar a la persona su nombre completo, edad, dirección o el nombre de sus familiares fomenta la memorización de información personal. También es útil la repetición de datos importantes en distintas conversaciones y el uso de tarjetas con información clave en caso de que tenga dificultades para recordarla.

Situación	Tipo de orientación
Identificar la fecha y el día de la semana en un calendario	Orientación temporal
Ordenar imágenes de eventos diarios en la secuencia correcta	Orientación temporal
Indicar la hora en un reloj analógico y digital	Orientación temporal
Relacionar las estaciones del año con eventos o festividades	Orientación temporal
Ubicarse en un mapa del barrio y señalar lugares importantes	Orientación espacial
Seguir un recorrido en un espacio conocido y recordar los puntos clave	Orientación espacial
Nombrar a familiares y recordar su relación con la persona	Orientación personal
Reconocer su propia dirección y describir su entorno cercano	Orientación personal
Señalar en qué parte del día se realizan ciertas actividades	Orientación temporal
Distinguir entre ayer, hoy y mañana con ejemplos prácticos	Orientación temporal
Identificar los nombres de los meses y su orden correcto	Orientación temporal
Colocar etiquetas con los nombres de las habitaciones en casa	Orientación espacial
Dibujar un plano simple de su habitación o casa	Orientación espacial
Seguir instrucciones para moverse en el espacio (izquierda, derecha, adelante, atrás)	Orientación espacial
Describir cómo llegar a un lugar conocido sin ayuda	Orientación espacial
Asociar imágenes de eventos pasados con fechas específicas	Orientación temporal
Completar una línea de tiempo de su vida con hitos importantes	Orientación temporal y personal
Organizar objetos en orden de uso diario (ejemplo: ropa, desayuno, aseo)	Orientación temporal
Reconocer fotografías antiguas y ubicar a las personas en ellas	Orientación personal
Jugar a encontrar objetos escondidos en una habitación usando pistas espaciales	Orientación espacial

4.4 TÉCNICAS PARA EL ENTRENAMIENTO DEL RAZONAMIENTO

El razonamiento es la capacidad de analizar situaciones, resolver problemas y tomar decisiones. En personas dependientes, especialmente en aquellas con deterioro cognitivo leve o moderado, entrenar esta habilidad les ayuda a mantener su autonomía y mejorar su capacidad de adaptación a distintas circunstancias.

Una técnica muy efectiva es el **uso de acertijos y juegos de lógica**, como preguntas que impliquen deducción o pequeños desafíos matemáticos adaptados al nivel de la persona. Por ejemplo, se pueden presentar situaciones cotidianas y pedir a la persona que elija la mejor solución: *"Si estás en la cocina y te das cuenta de que no hay pan, ¿qué podrías hacer?"*. Este tipo de ejercicios fomenta la capacidad de análisis y resolución de problemas.

Otra técnica útil es el **uso de juegos de categorización**, donde la persona debe agrupar objetos o palabras según un criterio lógico. Por ejemplo, se pueden presentar imágenes de frutas, utensilios de cocina y prendas de vestir, y pedirle que las clasifique en grupos. Este ejercicio ayuda a fortalecer la capacidad de asociación y organización de la información.

Por ejemplo...

TEMA DEL JUEGO: CATEGORIZACIÓN DE ALIMENTOS

Objetivo: ayudar a entrenar la atención y el razonamiento clasificando alimentos en diferentes grupos.

PASO 1: CREAR EL FORMATO EN CANVA

- Entra en Canva y haz clic en "Crear un diseño"
- Busca y selecciona el formato Presentación (1920x1080 px) o A4 (si quieres imprimirlo).
- Elige un fondo limpio y colorido, pero sin distraer demasiado. Puedes usar un color pastel o un degradado suave.

PASO 2: DISEÑAR LAS CATEGORÍAS

- Añadir los títulos de las categorías

  En la parte superior del diseño, escribe con letras grandes y llamativas:
  - Frutas.
  - Verduras.
  - Dulces.

- Dibuja tres recuadros o áreas donde se colocarán los alimentos según su categoría.

  Puedes hacer esto en "Elementos" > buscar "cuadro de color" y elegir formas redondeadas o rectángulos.

- Añadir imágenes representativas

  Para cada categoría, pon un pequeño icono o imagen en la parte superior:
  - Para frutas.
  - Para verduras.
  - Para dulces.

PASO 3: AÑADIR LOS ELEMENTOS A CLASIFICAR

- Busca imágenes de alimentos en "Elementos" de Canva

  Puedes escribir en la barra de búsqueda términos como:
  - Frutas: manzana, plátano, uva, naranja, fresa.
  - Verduras: zanahoria, brócoli, tomate, lechuga, calabacín.
  - Dulces: chocolate, galletas, caramelos, helado, magdalena.

- Coloca los alimentos en la parte inferior o lateral

  Los jugadores deberán arrastrarlos a la categoría correcta.

PASO 4: AÑADIR INSTRUCCIONES

En la parte superior del diseño, escribe:

"Observa bien y clasifica cada alimento según su tipo".

PASO 5: EXPORTAR Y USAR EL JUEGO

▸ Haz clic en "Compartir" y selecciona "Descargar".
Si quieres imprimirlo, elige PDF para impresión.
Si quieres jugarlo digitalmente, usa PDF interactivo.

CONSEJOS ADICIONALES:

▸ Usa colores contrastantes para que cada categoría sea fácil de diferenciar.

▸ Si es para personas con dificultades visuales, usa imágenes grandes y bien definidas.

▸ Puedes hacer más versiones del juego, por ejemplo, con animales domésticos vs. salvajes u objetos de cocina vs. baño.

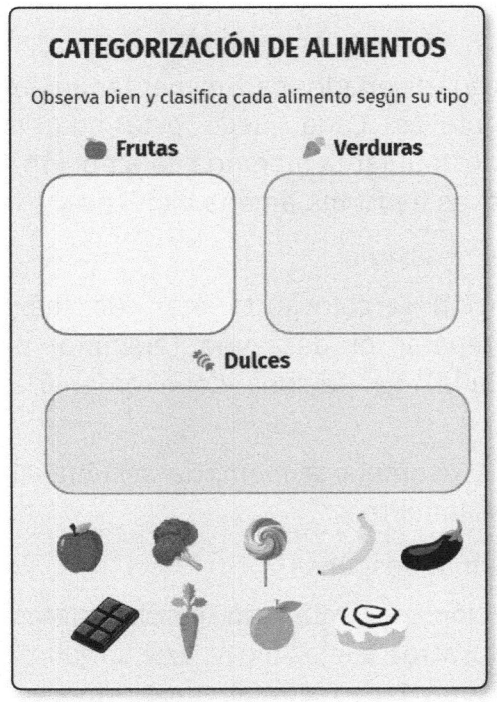

El **entrenamiento con secuencias de acciones** también es una excelente forma de trabajar el razonamiento. Se pueden presentar imágenes o tarjetas con pasos de una tarea (como lavarse las manos, preparar un bocadillo o vestirse) y pedirle a la persona que las ordene en la secuencia correcta. Este tipo de ejercicios ayuda a reforzar la lógica y la planificación de actividades.

Por último, las **preguntas abiertas sobre experiencias pasadas** son una herramienta poderosa para estimular el razonamiento y la memoria. Se pueden plantear preguntas como *"¿Qué hacías cuando eras más joven en los días de lluvia?"* o *"¿Cómo celebrabas los cumpleaños?"*. Esto entrena la capacidad de recordar y estructurar pensamientos, y, también genera bienestar emocional al conectar con recuerdos positivos.

Recurso

Lista de 15 juegos diseñados para el mantenimiento y entrenamiento de funciones cognitivas. Cada juego está adaptado a situaciones cotidianas y busca estimular la memoria, la atención, el lenguaje y otras habilidades cognitivas de forma amena y efectiva.

1. La ruta del desayuno

   - Descripción: se colocan tarjetas con imágenes de los pasos para preparar el desayuno (ejemplo: pan, taza, cuchillo, mermelada). La persona debe ordenarlas y explicar cada paso.

   - Objetivo: estimula la memoria secuencial y la organización del pensamiento.

2. ¿Qué hay en la despensa?

   - Descripción: se muestran cinco objetos de la despensa (ejemplo: arroz, aceite, leche, azúcar, galletas). Luego se tapan y la persona debe recordar cuáles eran.

   - Objetivo: mejora la memoria a corto plazo y la atención visual.

3. Caja sensorial de objetos cotidianos

- Descripción: se introducen objetos comunes (llaves, peine, cuchara, calcetín) en una caja opaca. La persona los toca y debe adivinar qué es.
- Objetivo: potencia la memoria táctil, la atención y la asociación de conceptos.

4. Historias con fichas

- Descripción: se presentan fichas con palabras como "niño", "parque", "helado" y "perro". La persona debe formar una historia utilizando esas palabras.
- Objetivo: fomenta la imaginación, la fluidez verbal y la memoria semántica.

5. Detectives del hogar

- Descripción: se dan pistas sobre un objeto común (ejemplo: "Es de metal, lo usamos para comer sopa, está en la cocina"). La persona debe descubrir de qué se trata.
- Objetivo: refuerza el razonamiento lógico y la memoria semántica.

6. Dibujo en el aire

- Descripción: con los dedos en el aire, la persona dibuja una letra o número que otro participante debe adivinar.
- Objetivo: mejora la coordinación motora fina y la atención.

7. La canción interrumpida

- Descripción: se canta una canción conocida y en un punto se detiene. La persona debe continuarla.
- Objetivo: fortalece la memoria musical y la capacidad de evocación.

8. La cesta de las compras

- Descripción: se menciona una lista de compras y la persona debe recordarla en el orden correcto o completar lo que falta.
- Objetivo: desarrolla la memoria a corto plazo y la planificación secuencial.

9. Juego de olores

   - Descripción: se presentan diferentes frascos con olores familiares (canela, café, jabón). La persona debe identificar cada uno.

   - Objetivo: potencia la memoria olfativa y la conexión emocional con recuerdos.

10. Diario visual

   - Descripción: se muestran fotos de momentos cotidianos de la institución (comida, juegos, paseos) y se anima a la persona a contar lo que recuerda.

   - Objetivo: refuerza la memoria episódica y la expresión verbal.

11. La lista del mercado

   - Descripción: se entrega una lista de compras con imágenes y palabras. Luego, se retira la lista y la persona debe recordar al menos cinco elementos.

   - Objetivo: trabaja la memoria de trabajo y la asociación visual.

12. Cambios en la habitación

   - Descripción: se modifican pequeños elementos en la sala (se mueve una silla, se quita un cuadro). Luego, la persona debe identificar qué ha cambiado.

   - Objetivo: mejora la percepción visual y la atención a los detalles.

13. Encuentra el refrán

   - Descripción: se presenta la mitad de un refrán conocido y la persona debe completarlo (ejemplo: "Más vale tarde... que nunca").

   - Objetivo: fortalece la memoria cultural y la asociación de ideas.

14. Circuito de sonidos

   - Descripción: se reproducen sonidos cotidianos (timbre, pájaros, agua corriendo) y la persona debe identificar de qué se trata.

- Objetivo: estimula la memoria auditiva y la atención selectiva.

15. Tarjetas de emociones

- Descripción: se muestran imágenes de diferentes expresiones faciales (feliz, triste, sorprendido) y se pide a la persona que relacione cada emoción con una situación de su vida.

- Objetivo: refuerza la empatía, la expresión emocional y el reconocimiento de emociones.

4.5 ELABORACIÓN DE ESTRATEGIAS BÁSICAS DE INTERVENCIÓN

Cuando se trabaja con personas dependientes, es fundamental contar con estrategias de intervención que permitan mejorar su calidad de vida, favorecer su autonomía en la medida de lo posible y atender sus necesidades de manera personalizada. Diseñar estas estrategias significa actuar en el momento en que surja una necesidad y planificar con antelación las mejores formas de acompañamiento, estimulación y apoyo para cada persona.

Para elaborar una estrategia básica de intervención, lo primero es **identificar las necesidades específicas** de la persona dependiente. No todas las personas requieren el mismo tipo de apoyo: algunas necesitan ayuda física para moverse, otras tienen dificultades cognitivas y requieren estimulación mental, y otras pueden necesitar acompañamiento emocional y social para evitar el aislamiento. Por eso, lo primero es conocer bien la situación de cada persona y evaluar qué tipo de apoyo será más útil.

Una vez identificadas las necesidades, es importante **definir objetivos claros y alcanzables**. Por ejemplo, si una persona tiene problemas de orientación temporal, un objetivo podría ser que aprenda a identificar los días de la semana con el uso de un calendario visual. Si tiene dificultades de movilidad, el objetivo podría ser que logre trasladarse de la cama a la silla con el menor apoyo posible. Los objetivos deben ser realistas y adaptados a cada caso, ya que lo más importante es que la persona logre avances que mejoren su día a día.

Después de definir los objetivos, hay que **seleccionar las técnicas y herramientas más adecuadas** para conseguirlos. Si el objetivo es mejorar la atención y la memoria, se pueden utilizar ejercicios de categorización, juegos de diferencias o dinámicas de repetición. Si el objetivo es fomentar la autonomía en el hogar, se pueden aplicar técnicas como la rutina estructurada o la señalización con pictogramas. Todo dependerá de la capacidad de la persona y del entorno en el que se desenvuelve.

Otro punto clave en la elaboración de estrategias es **evaluar los resultados de forma periódica**. No se trata solo de aplicar una técnica y esperar que funcione, sino de observar si realmente está ayudando a la persona. Si una estrategia no da buenos resultados, es necesario ajustarla o probar un enfoque diferente. La intervención debe ser flexible y adaptarse a los cambios en la situación de la persona.

Por último, hay que **involucrar al entorno de la persona dependiente** en la estrategia. Si familiares, cuidadores o profesionales están alineados en los mismos objetivos y utilizan las mismas técnicas, el progreso será más efectivo. La coordinación entre todos los implicados es clave para que la persona reciba un apoyo consistente y continuo.

Por ejemplo

ESTRATEGIA DE INTERVENCIÓN: MEJORA DE LA ORIENTACIÓN TEMPORAL Y ESTRUCTURACIÓN DE LA RUTINA DIARIA

Contexto

Residencia de mayores con usuarios que presentan deterioro cognitivo leve o moderado, donde se detecta desorientación temporal y dificultades para recordar rutinas diarias.

Situación específica

Se ha observado que algunos residentes tienen dificultades para recordar el día de la semana, la hora de las comidas y el momento adecuado para realizar ciertas actividades. Esto genera confusión, ansiedad y dependencia de los cuidadores para estructurar su día.

Objetivo general

Fomentar la autonomía de los residentes mediante el uso de herramientas visuales y actividades estructuradas que les ayuden a mejorar la orientación temporal y la organización de su día a día.

Acciones específicas

Implementación de un calendario visual y reloj adaptado

▼ Colocar en un espacio visible un calendario grande con los días de la semana claramente marcados.

▼ Usar colores diferenciados para cada día y actualizarlo con los residentes al inicio de cada jornada.

▼ Incorporar relojes de gran tamaño con indicaciones de "mañana", "tarde" y "noche" para facilitar la asociación del momento del día.

Creación de rutinas estructuradas con apoyo visual

▼ Diseñar un panel de actividades diarias con imágenes representativas de cada momento (desayuno, paseo, terapia ocupacional, comida, etc.).

▼ Al comenzar el día, repasar con los residentes la agenda para anticipar las actividades y reforzar su estructura mental.

▼ Usar recordatorios auditivos (campanas o melodías suaves) antes de cada actividad para ayudar a la asociación temporal.

Dinámicas grupales de orientación temporal

▼ Realizar cada mañana una breve conversación sobre el día en curso:

• Preguntar: "¿Qué día es hoy?" y reforzarlo con la visualización del calendario.

• Asociar el día con eventos importantes o actividades programadas.

- Hacer ejercicios con tarjetas donde los residentes deben ordenar imágenes de actividades diarias según el momento del día en el que se realizan.

- Usar música para reforzar la estructura temporal, por ejemplo, canciones específicas para la hora del desayuno o la gimnasia matutina.

Refuerzo individualizado con los residentes más afectados

- Asignar a cada cuidador la tarea de recordar amablemente la hora y el día a los residentes con mayores dificultades.

- Utilizar pulseras de colores con el nombre del día para quienes tengan más problemas de memoria.

- Aplicar la técnica de repetición suave: cada vez que un residente pregunte por la hora o el día, responder con calma y señalar el calendario o el reloj.

Evaluación y seguimiento

Indicadores de éxito

- Mayor autonomía en la identificación del día y la rutina diaria.

- Reducción del número de veces que los residentes preguntan por la hora o la actividad siguiente.

- Participación en la actualización del calendario y en las dinámicas grupales.

Revisión periódica

- Supervisar semanalmente si los residentes se adaptan mejor a su rutina.

- Ajustar las estrategias según las dificultades observadas (por ejemplo, aumentar el uso de pictogramas o reforzar con más actividades).

- Reuniones mensuales con el equipo de cuidadores para evaluar el impacto de la intervención y realizar ajustes.

ESTRATEGIA DE INTERVENCIÓN EN UN CENTRO DE DÍA PARA PERSONAS CON DISCAPACIDAD INTELECTUAL. FOMENTO DE LA AUTONOMÍA Y EL RAZONAMIENTO EN LA TOMA DE DECISIONES

Contexto

Centro de día que atiende a personas adultas con discapacidad intelectual moderada. Se ha detectado que varios usuarios presentan dificultades en la toma de decisiones y en la planificación de actividades, lo que les genera frustración y dependencia de los cuidadores para resolver situaciones cotidianas.

Situación específica

Muchos de los usuarios tienen problemas para organizar sus tareas diarias, elegir entre distintas opciones y resolver pequeños problemas cotidianos. A menudo esperan indicaciones en lugar de tomar decisiones por sí mismos, lo que limita su autonomía.

Objetivo general

Potenciar la autonomía de los usuarios en la planificación de sus actividades y en la toma de decisiones a través de ejercicios prácticos y técnicas de razonamiento guiado.

Acciones específicas

Implementación de un panel de elección de actividades

- Diseñar un panel con imágenes de distintas actividades disponibles en el centro (manualidades, jardinería, lectura, deporte, música).

- Cada usuario seleccionará diariamente una actividad que desee realizar, fomentando la elección personal.

- Refuerzo positivo tras cada decisión para fortalecer la confianza: "¡Muy buena elección! Hoy vas a disfrutar mucho con la jardinería".

Juegos de resolución de problemas cotidianos

- ▼ Presentar a los usuarios situaciones de la vida diaria y plantearles posibles soluciones. Ejemplos:
  - • "Si vas a la cocina y no encuentras tu vaso, ¿qué podrías hacer?"
  - • "Si está lloviendo y querías ir al jardín, ¿qué puedes hacer en su lugar?"
- ▼ Usar imágenes y tarjetas con respuestas posibles para facilitar la comprensión.
- ▼ Fomentar el pensamiento crítico preguntando: "¿Por qué elegiste esa opción?"

Rutina de planificación personalizada

- ▼ Al inicio del día, cada usuario organizará sus tareas con ayuda de un tablero visual con pictogramas.
- ▼ Se colocarán tarjetas con imágenes de actividades y horarios (por ejemplo: desayuno, deporte, manualidades, descanso, comida).
- ▼ Revisión diaria para reforzar la memoria y la organización.

Dinámica "Tú decides"

- ▼ Se organizarán juegos en los que los usuarios deberán tomar decisiones sobre situaciones específicas.
- ▼ Se les darán dos opciones y deberán escoger una, explicando su elección. Ejemplo:
  - • "Tienes dos actividades disponibles: música y dibujo. ¿Cuál prefieres y por qué?"
- ▼ Se reforzará la capacidad de argumentar y expresar sus preferencias.

Evaluación y seguimiento

Indicadores de éxito

- ▶ Mayor autonomía en la toma de decisiones diarias.

- ▶ Disminución de preguntas como "¿Qué hago ahora?" o "¿Puedo hacer esto?".

- ▶ Aumento de la confianza en sus propias elecciones.

Revisión periódica

- ▶ Evaluaciones quincenales para valorar avances en autonomía.

- ▶ Observación por parte de los cuidadores para ajustar las estrategias si es necesario.

- ▶ Reuniones mensuales con el equipo del centro para compartir progresos y áreas de mejora.

ESTRATEGIA DE INTERVENCIÓN: REHABILITACIÓN ACTIVA Y FOMENTO DE LA AUTONOMÍA EN LAS ACTIVIDADES DIARIAS

Contexto

Unidad de rehabilitación en un hospital donde pacientes con movilidad reducida, debido a accidentes cerebrovasculares o lesiones medulares, requieren apoyo para recuperar la independencia en la realización de actividades básicas de la vida diaria (ABVD).

Situación específica

Se ha observado que algunos pacientes presentan dificultades para aceptar su nueva condición, lo que afecta su motivación en la rehabilitación. Además, otros han desarrollado una fuerte dependencia del personal sanitario para tareas en las que podrían participar más activamente.

Objetivo general

Motivar a los pacientes a participar activamente en su rehabilitación, fortaleciendo su autonomía y confianza en sus capacidades para realizar actividades diarias con apoyo progresivo.

Acciones específicas

Rutina de participación en actividades básicas

▶ Dividir las tareas diarias en pequeños pasos y fomentar que el paciente realice la parte que pueda por sí mismo.

▶ Implementar el método de asistencia progresiva:

- Semana 1: el profesional realiza la tarea con el paciente observando.

- Semana 2: el paciente participa con ayuda parcial.

- Semana 3: el paciente intenta realizar la tarea con supervisión mínima.

▶ Usar refuerzo positivo tras cada avance, destacando el esfuerzo realizado.

Técnicas de reentrenamiento en actividades de la vida diaria

▶ Organizar sesiones de entrenamiento en habilidades como:

- Uso del baño con ayudas técnicas (barras de apoyo, elevadores).

- Transferencias seguras de la cama a la silla de ruedas.

- Manipulación de cubiertos adaptados para la alimentación.

▶ Adaptar los ejercicios a la capacidad individual de cada paciente.

▶ Facilitar el uso de tecnología asistida (andadores, sillas de ruedas eléctricas) y enseñar su manejo.

Plan de motivación y apoyo emocional

▶ Establecer objetivos realistas y personalizados con cada paciente.

▶ Realizar sesiones de apoyo grupal donde los pacientes compartan avances y estrategias.

- Incluir a familiares y cuidadores en la rehabilitación para que refuercen la independencia en casa.
- Usar testimonios de otros pacientes que hayan logrado mejoras para aumentar la motivación.

Evaluación semanal del progreso

- Observar cambios en la actitud del paciente hacia la rehabilitación.
- Registrar los niveles de independencia en tareas específicas.
- Ajustar los ejercicios y estrategias según la evolución del paciente.

Evaluación y seguimiento

Indicadores de éxito

- Mayor participación del paciente en sus actividades diarias.
- Reducción de la dependencia en tareas básicas.
- Mayor confianza en su capacidad de recuperación.

Revisión periódica

- Evaluaciones semanales con el equipo de rehabilitación.
- Reuniones con familiares para reforzar el plan en casa.

ESTRATEGIA DE INTERVENCIÓN EN UN CENTRO EDUCATIVO PARA NIÑOS CON TRASTORNO DEL ESPECTRO AUTISTA (TEA). MEJORA DE LA COMUNICACIÓN Y LA INTERACCIÓN SOCIAL

Contexto

Aula de educación especial dentro de un centro educativo donde asisten niños con Trastorno del Espectro Autista (TEA). Se ha identificado que varios alumnos presentan dificultades en la comunicación y en la interacción social, lo que limita su participación en actividades grupales y el desarrollo de habilidades sociales.

Situación específica

Muchos de los niños evitan el contacto visual, tienen dificultades para iniciar o mantener una conversación, y en algunos casos muestran conductas de aislamiento o ansiedad ante situaciones sociales nuevas.

Objetivo general

Favorecer la comunicación y la integración social de los niños con TEA a través de técnicas estructuradas y adaptadas a sus necesidades individuales.

ACCIONES ESPECÍFICAS

Uso de Sistemas Aumentativos y Alternativos de Comunicación (SAAC)

- Implementar pictogramas para ayudar a los niños a expresar sus necesidades y emociones.
- Usar tableros de comunicación con imágenes para facilitar la elección de actividades.
- Incorporar el uso de tecnología asistida (tabletas con aplicaciones de comunicación).
- Reforzar cada intento de comunicación con gestos positivos y palabras de ánimo.

Dinámicas de interacción social guiada

- Organizar juegos estructurados con turnos claramente definidos para mejorar la interacción.
- Introducir actividades en parejas o pequeños grupos con apoyo del docente.
- Utilizar historias sociales con imágenes para enseñar cómo actuar en distintas situaciones sociales.
- Fomentar el contacto visual y la expresión emocional mediante ejercicios adaptados.

Rutina predecible y ambiente estructurado

- ◤ Establecer horarios visuales con pictogramas para cada momento del día.

- ◤ Avisar con anticipación cualquier cambio en la rutina para reducir ansiedad.

- ◤ Mantener un ambiente con pocos estímulos visuales y auditivos que puedan generar sobrecarga sensorial.

Estrategias de regulación emocional

- ◤ Implementar técnicas de respiración y relajación antes de actividades nuevas.

- ◤ Proporcionar un "rincón de calma" donde los niños puedan autorregularse.

- ◤ Enseñar estrategias para identificar y expresar emociones de manera adecuada.

Evaluación y seguimiento

Indicadores de éxito

- ◤ Mayor uso de pictogramas o comunicación verbal para expresar necesidades.

- ◤ Participación en actividades grupales con menos ansiedad.

- ◤ Mejor tolerancia a los cambios en la rutina diaria.

Revisión periódica

- ◤ Evaluaciones quincenales del progreso en la comunicación.

- ◤ Ajustes en las estrategias según las necesidades individuales.

- ◤ Reuniones con familias para reforzar el aprendizaje en casa.

5

Mantenimiento y entrenamiento de hábitos de autonomía personal en situaciones cotidianas de la institución

La autonomía es un aspecto esencial en la vida de cualquier persona, ya que influye directamente en su calidad de vida, autoestima y capacidad para participar activamente en su entorno. En el caso de las personas dependientes que residen en instituciones, fomentar su autonomía es un objetivo prioritario.

Las **actividades de la vida diaria (AVD)** comprenden el conjunto de tareas y rutinas necesarias para que una persona pueda vivir de manera autónoma y participar activamente en la sociedad. Estas actividades se clasifican en **básicas, instrumentales y avanzadas**, según su complejidad y el nivel de interacción que requieren con el entorno. La capacidad para realizarlas es fundamental para evaluar la autonomía y calidad de vida de una persona.

En el contexto de las personas dependientes, estas actividades son especialmente relevantes, ya que constituyen un indicador clave del grado de ayuda que necesitan. El marco legal español, recogido en la **Ley de Promoción de la Autonomía y Atención a las Personas en Situación de Dependencia**, define la dependencia como un **estado permanente asociado a la falta de autonomía física, mental, intelectual o sensorial**, que requiere el apoyo de terceros o ayudas técnicas para llevar a cabo estas actividades.

Las **actividades básicas de la vida diaria (ABVD)** incluyen aquellas rutinas esenciales para el cuidado personal. Estas tareas son indispensables para satisfacer necesidades físicas inmediatas, como la higiene, la alimentación y la movilidad. Cuando una persona pierde la capacidad de realizarlas de forma independiente, su autonomía se ve gravemente afectada, requiriendo apoyo externo o ayudas técnicas.

Entre las **ABVD más comunes** se encuentran:

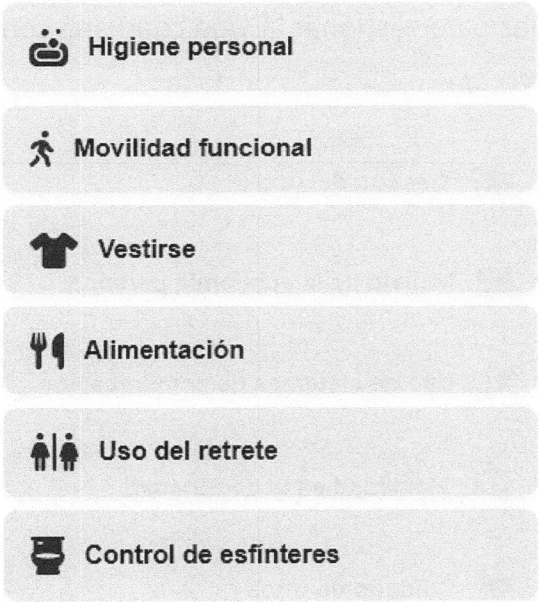

- ▶ **Higiene personal:** lavarse, ducharse y mantener la limpieza corporal.

- ▶ **Movilidad funcional:** moverse de manera autónoma, levantarse de la cama o desplazarse en silla de ruedas.

- ▶ **Vestirse:** elegir y ponerse ropa sin ayuda externa.

- ▶ **Alimentación:** comer y beber sin asistencia, o con el uso de utensilios adaptados.

- ▶ **Uso del retrete:** acceder y utilizar el baño de forma autónoma.

- ▶ **Control de esfínteres:** manejar la continencia urinaria y fecal.

Cuando las personas mayores o dependientes no pueden realizar estas tareas, suelen requerir intervenciones específicas como la **instalación de barras de apoyo en baños**, el uso de grúas para la movilización o utensilios diseñados para facilitar la alimentación.

Las **actividades instrumentales de la vida diaria (AIVD)** son aquellas que permiten a una persona desenvolverse en su entorno social y mantener una vida independiente en la comunidad. A diferencia de las básicas, no son imprescindibles para la supervivencia, pero sí resultan necesarias para gestionar la vida cotidiana con autonomía.

Entre las **AIVD más relevantes** destacan:

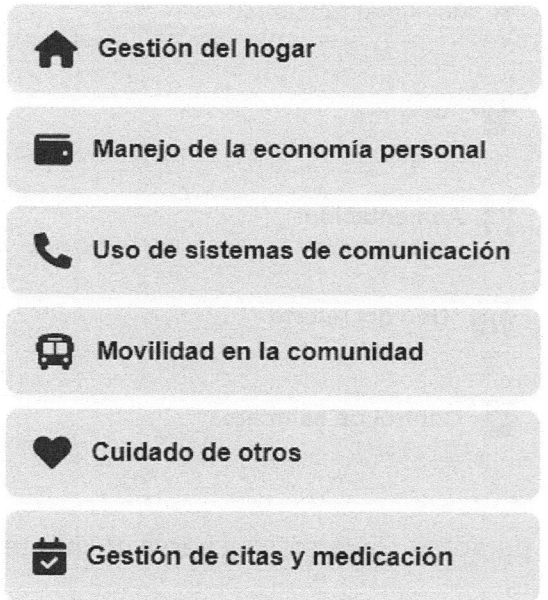

- ▶ **Gestión del hogar:** cocinar, limpiar y lavar la ropa.
- ▶ **Manejo de la economía personal:** administrar el dinero, pagar facturas y gestionar gastos.

▶ **Uso de sistemas de comunicación:** manejar teléfonos móviles, ordenadores o tabletas.

▶ **Movilidad en la comunidad:** desplazarse en transporte público o conducir.

▶ **Cuidado de otros:** atender a mascotas o supervisar a niños.

▶ **Gestión de citas y medicación:** planificar y cumplir con actividades relacionadas con la salud.

Aunque estas tareas pueden delegarse en terceros, es recomendable fomentar al máximo la autonomía del usuario en su realización. Por ejemplo, una persona mayor podría usar aplicaciones adaptadas para gestionar su calendario de citas médicas o participar en talleres de cocina para practicar estas habilidades en un entorno seguro.

El trabajo sistemático de las **ABVD y AIVD** tiene un impacto directo en la **autonomía personal y la calidad de vida de las personas dependientes.** Al fomentar su participación en estas tareas, se mejora su funcionalidad, su autoestima y su bienestar emocional. ¿No es reconfortante recuperar la capacidad para decidir qué ropa ponerse o planificar el menú del día?

Además, promover estas actividades contribuye a retrasar el deterioro físico y cognitivo, fortaleciendo habilidades motoras, sensoriales y sociales. Por ello, los profesionales que trabajan en el ámbito de la dependencia deben diseñar programas de intervención personalizados, considerando las capacidades y necesidades específicas de cada usuario.

En España, la valoración del grado de autonomía de una persona se realiza mediante escalas reconocidas como el **Índice de Barthel** y la **Escala de Incapacidad de la Cruz Roja.** Estas herramientas miden la capacidad para llevar a cabo las ABVD y AIVD, determinando el nivel de ayuda necesario para garantizar su bienestar.

Sabías que...

Según la Encuesta de Discapacidad, Autonomía Personal y Situaciones de Dependencia (EDAD) 2020, realizada por el Instituto Nacional de Estadística (INE), 1,58 millones de personas con discapacidad estaban en edad laboral (16-64 años). De este total, 765,5 mil eran hombres y 818,2 mil mujeres. Aproximadamente, una de cada cuatro personas con discapacidad trabajaba (23,7% hombres y 23,5% mujeres). Entre los hombres ocupados, las discapacidades más comunes eran problemas de audición (37,9%) y movilidad (25,7%), mientras que entre las mujeres ocupadas destacaban los problemas de movilidad (37,2%) y de visión (31,0%).

En cuanto al tipo de empleo, el 88,0% de los ocupados eran asalariados, de los cuales siete de cada diez tenían contratos indefinidos y el 76,3% trabajaba jornada completa. Por otro lado, un 10,6% trabajaba por cuenta propia, desempeñando principalmente ocupaciones elementales (30,4%), seguidas de puestos técnicos (17,5%) y administrativos (15,9%).

El informe también analiza las barreras arquitectónicas y de transporte que limitan la vida diaria de las personas con discapacidad. Un 34,0% (1,4 millones) manifestó dificultades para desenvolverse en su vivienda o edificio, siendo las mujeres las que reportaron mayores problemas (38,0%) en comparación con los hombres (28,4%). Estas dificultades aumentaban con la edad, afectando al 48,0% de las mujeres y al 39,6% de los hombres en el grupo de 80 años o más. Los principales obstáculos se encontraban en portales, escaleras y garajes, impactando al 24,6% del total, con mayor incidencia en mayores de 80 años (33,4%).

En edificios públicos y entornos urbanos, un 36,2% (1,5 millones de personas) reportó dificultades, siendo el transporte otro ámbito crítico: el 43,8% (1,8 millones) indicó problemas al desplazarse, cifra que aumentó al 60,8% entre mayores de 80 años. Las mayores dificultades se dieron en el transporte público (40,3%) y vehículos particulares (21,4%), mientras que fueron menores en medios especializados como ambulancias (11,4%).

Respecto a las tecnologías de la información y comunicación (TIC), el 39,4% de las personas con discapacidad tuvo dificultades para su uso, afectando más a mujeres (41,1%) que a hombres (37,0%). Esta barrera se incrementaba con la edad, alcanzando al 57,6% de las personas mayores de 80 años. Por tipo de discapacidad, las personas con problemas de autocuidado enfrentaron las mayores barreras, excepto en TIC, donde fueron las personas con dificultades de aprendizaje quienes encontraron más obstáculos.

En uno de cada cinco hogares españoles (20,5%) vivía al menos una persona con discapacidad en 2020. Más de un millón de hogares tenían personas con discapacidad que vivían solas, y en 270.000 hogares, todos los miembros presentaban algún tipo de discapacidad. Entre las personas con discapacidad que vivían solas, seis de cada diez mantuvieron contacto regular con sus familiares. Sin embargo, un 15,4% indicó no tener contacto con ellos.

En cuanto a las relaciones sociales, el 44,3% de las personas con discapacidad afirmó tener interacciones frecuentes con amigos, vecinos o conocidos. Esta frecuencia disminuyó con la edad, pasando del 51,8% entre los 6 y 44 años al 39,9% en mayores de 80 años. Además, una de cada tres personas con discapacidad que vivía sola afirmó no tener ninguna relación social.

Como ya hemos visto, las actividades básicas de la vida diaria (ABVD) incluyen tareas fundamentales como el aseo personal, vestirse, comer, movilizarse, y usar el baño. Facilitar que una persona dependiente pueda realizar estas actividades por sí misma, o al menos con el menor apoyo posible, tiene un impacto significativo en su percepción de independencia.

Para fomentar esta autonomía, los profesionales deben seguir ciertos principios clave:

- ▼ **Evaluación personalizada**: es necesario valorar las capacidades individuales de cada usuario. ¿Puede realizar parcialmente alguna tarea? ¿Qué apoyos específicos necesita?

- **Apoyo progresivo**: en lugar de realizar todas las tareas por ellos, los cuidadores pueden ofrecer ayuda solo cuando sea estrictamente necesario, permitiendo que el usuario mantenga el control en las partes que puede gestionar.

- **Adaptación del entorno:** el uso de herramientas como grúas, barras de sujeción o utensilios adaptados puede marcar la diferencia. Por ejemplo, ¿una cuchara con mango ergonómico puede ayudar a alguien con problemas de agarre a comer de manera autónoma?

Además, es esencial promover la participación de la persona en estas actividades. Si bien el tiempo requerido puede ser mayor, el beneficio en términos de autoestima y bienestar es incalculable. Por ejemplo, permitir que una persona elija su ropa, aunque tarde más en vestirse, fomenta su sentido de control sobre su vida.

Las actividades instrumentales de la vida diaria (AIVD) son aquellas que, aunque no sean esenciales para la supervivencia, son fundamentales para mantener una vida independiente. Entre estas tareas se incluyen la gestión de la economía personal, el uso de dispositivos electrónicos, la preparación de comidas o la planificación de citas.

En un entorno institucional, fomentar estas actividades puede parecer un reto mayor, pero no es imposible. Por ejemplo, algunas estrategias incluyen:

- **Talleres ocupacionales:** organizar sesiones donde los usuarios puedan practicar tareas como cocinar platos sencillos o usar el ordenador. ¿Qué mejor manera de aprender que en un entorno controlado y adaptado?

- **Tecnología accesible:** el uso de dispositivos adaptados, como teléfonos con botones grandes o tabletas con aplicaciones intuitivas, puede facilitar la realización de estas actividades.

- **Fomentar la toma de decisiones:** incluso en pequeñas acciones, como elegir el menú semanal o planificar actividades grupales, se puede reforzar la capacidad de decisión y organización de los usuarios.

Favorecer la autonomía personal en el día a día permite que las personas dependientes puedan realizar sus actividades con mayor seguridad y confianza.

La información es un elemento clave para garantizar la participación efectiva de los usuarios en las actividades programadas dentro de una institución. Esto incluye tanto el conocimiento de las características individuales como la capacidad de gestionar incidencias que puedan surgir durante el desarrollo de estas actividades. ¿Cómo asegurarnos de que esta información se utiliza de manera efectiva? Para responder, es fundamental analizar los aspectos relacionados con los intereses y necesidades de los usuarios, así como la forma en la que se afrontan los imprevistos.

El conocimiento de las características y los intereses de cada usuario es esencial para diseñar actividades que promuevan su bienestar y participación. **Cada persona tiene necesidades y preferencias diferentes, determinadas por factores como su edad, grado de dependencia, capacidades físicas y cognitivas, antecedentes culturales y sociales, así como sus propias aficiones y objetivos personales.** Por ejemplo, un usuario que disfruta de actividades manuales puede beneficiarse más de talleres de artesanía que de actividades físicas intensas.

Para identificar estas características, los profesionales suelen utilizar herramientas como cuestionarios, entrevistas personalizadas y observación directa. Este proceso ayuda a planificar actividades adaptadas y fomenta un vínculo de confianza entre el usuario y el personal. Por ejemplo, ¿qué mejor manera de motivar a alguien que ofreciéndole una actividad que realmente le apasione?

Además, es importante **mantener actualizados los perfiles de los usuarios**. Con el tiempo, las preferencias y las capacidades de una persona pueden cambiar debido a factores como su estado de salud, experiencias vividas o el propio envejecimiento. Una revisión periódica asegura que las actividades propuestas sigan siendo significativas y adecuadas para ellos.

También es fundamental involucrar a los usuarios en la planificación, permitiéndoles expresar sus intereses y sugerencias. Por ejemplo, en una institución que atiende a personas mayores, organizar un cine fórum basado en películas elegidas por los usuarios puede aumentar significativamente su participación y satisfacción.

En cualquier actividad dirigida a personas dependientes, pueden surgir incidencias que requieran una respuesta inmediata y adecuada. Las incidencias pueden variar desde problemas físicos, como una caída, hasta cuestiones emocionales, como episodios de ansiedad o frustración.

Para gestionar estas situaciones, es imprescindible que el personal esté **formado en protocolos de actuación específicos**. Por ejemplo, ante una caída, los profesionales deben actuar con calma, evaluar el estado del usuario y, si es necesario, solicitar asistencia médica. En el caso de una incidencia emocional, como un ataque de ansiedad, ofrecer apoyo psicológico inmediato y un ambiente seguro puede marcar la diferencia.

Un elemento importante en la gestión de incidencias es la **comunicación con los usuarios**. Es esencial informarles sobre cómo se manejarán las situaciones imprevistas para que se sientan seguros y confiados. Además, **la documentación de las incidencias** es clave para realizar un seguimiento y prevenir que vuelvan a ocurrir. Esto incluye registrar los detalles del incidente, las acciones tomadas y cualquier recomendación para mejorar los procedimientos.

Por último, la capacidad de respuesta también incluye **adaptar las actividades ante cambios inesperados**. Por ejemplo, si un grupo de usuarios muestra fatiga durante una actividad física, el profesional puede optar por reducir la intensidad o cambiar a una actividad más relajada. La flexibilidad es una herramienta fundamental para garantizar que las actividades se mantengan seguras y agradables.

5.1 TÉCNICAS, PROCEDIMIENTOS Y ESTRATEGIAS DE INTERVENCIÓN

Cuando se trabaja con personas dependientes, no se trata solo de ayudar en las tareas diarias, sino de aplicar métodos que favorezcan su desarrollo personal y social, respetando siempre sus necesidades individuales.

Como ya sabemos, entre las técnicas más utilizadas, destacan las **técnicas de refuerzo positivo**, que consisten en premiar o reconocer los avances y logros de la persona para motivarla a continuar con una determinada conducta. Por ejemplo, si una persona con dificultades de movilidad intenta caminar sin ayuda, se le puede felicitar con frases como *"Lo estás haciendo muy bien"* o con gestos de aprobación. Este tipo de refuerzo hace que la persona se sienta valorada y quiera seguir mejorando.

También son muy efectivas las **estrategias estructuradas**, que consisten en establecer rutinas y pautas claras para que la persona sepa qué esperar en su día a día. Muchas personas dependientes, especialmente aquellas con deterioro cognitivo, se sienten más seguras cuando siguen una estructura predecible. Para ello, se pueden usar horarios visuales, pictogramas o calendarios con imágenes.

Los **procedimientos de intervención** varían según la necesidad de cada persona. Por ejemplo, en una persona con problemas de comunicación, se pueden emplear sistemas alternativos como tableros de imágenes o aplicaciones móviles que le permitan expresarse. En otros casos, se pueden usar estrategias más prácticas, como entrenamientos en la vida diaria, donde la persona aprende poco a poco a vestirse, comer o desplazarse con mayor independencia.

Toda intervención debe personalizarse, adaptada al nivel de cada persona y basada en un trato respetuoso que potencie sus capacidades en lugar de centrarse en sus limitaciones.

Circunstancia	Técnica aplicada	Procedimiento utilizado	Estrategia para favorecer la autonomía
Persona mayor con deterioro cognitivo leve	Uso de recordatorios visuales y rutinas estructuradas	Creación de un calendario con imágenes y horarios fijos	Estructurar la rutina para evitar confusión y ansiedad
Persona con movilidad reducida tras un accidente	Entrenamiento en movilidad con apoyo técnico	Sesiones progresivas de movilidad asistida	Facilitar desplazamientos con ayuda progresiva

Circunstancia	Técnica aplicada	Procedimiento utilizado	Estrategia para favorecer la autonomía
Persona con discapacidad intelectual moderada	Refuerzo positivo en tareas diarias	Motivación con elogios y recompensas simbólicas	Motivar el esfuerzo y la iniciativa personal
Persona con Trastorno del Espectro Autista (TEA)	Uso de pictogramas y comunicación estructurada	Implementación de tableros de comunicación visual	Promover la comunicación alternativa sin barreras
Persona con parálisis cerebral en silla de ruedas	Adaptación del entorno y fomento de la independencia	Ubicación estratégica de apoyos en casa	Permitir la participación en actividades cotidianas
Persona mayor con inicio de demencia	Ejercicios de memoria y orientación espacial	Juegos de memoria y orientación en el espacio	Mantener la orientación temporal con señales visuales
Persona con enfermedad de Parkinson	Uso de utensilios adaptados y fisioterapia	Reforzar el uso de cucharas y platos especiales	Facilitar la autoalimentación con utensilios adaptados
Persona con ceguera adquirida	Entrenamiento en movilidad con bastón y braille	Tacto guiado y práctica diaria de orientación	Garantizar seguridad y movilidad en entornos familiares
Persona con sordera profunda	Aprendizaje de lengua de signos y tecnología accesible	Terapias de lenguaje y dispositivos de comunicación	Incentivar el uso autónomo de herramientas tecnológicas
Persona con ansiedad severa y dependencia emocional	Técnicas de relajación y apoyo psicológico	Sesiones estructuradas de manejo del estrés	Fomentar la autorregulación emocional
Niño con discapacidad motriz leve	Ejercicios de coordinación y autonomía funcional	Uso de material adaptado para escritura y dibujo	Potenciar la escritura y el dibujo sin frustración

Circunstancia	Técnica aplicada	Procedimiento utilizado	Estrategia para favorecer la autonomía
Joven con lesión medular reciente	Entrenamiento en adaptaciones del hogar	Adaptación de muebles y accesos en el hogar	Promover la autosuficiencia en el hogar
Adulto con esquizofrenia estabilizada	Terapia ocupacional y establecimiento de rutinas	Tareas secuenciadas con supervisión parcial	Asegurar una rutina con autonomía progresiva
Persona con Síndrome de Down en proceso de independencia	Plan de habilidades para la vida independiente	Planificación semanal de actividades y tareas	Enseñar estrategias de planificación personal
Adulto mayor con deterioro funcional en el hogar	Técnicas de simplificación de tareas domésticas	Uso de ayudas técnicas para la limpieza y cocina	Evitar la sobreasistencia y permitir la toma de decisiones
Adolescente con discapacidad intelectual leve	Enseñanza de normas sociales y autonomía personal	Prácticas en entornos reales de socialización	Reforzar habilidades básicas para la vida diaria
Persona en rehabilitación tras un ictus	Rehabilitación física y terapia del habla	Ejercicios repetitivos con apoyo del terapeuta	Proporcionar autonomía con refuerzos visuales
Persona con Alzheimer en fase inicial	Mantenimiento de habilidades cognitivas con ejercicios prácticos	Actividades de estimulación cognitiva con familiares	Favorecer la memoria con ejercicios personalizados
Persona con depresión crónica y baja motivación	Fomento de actividades placenteras y terapia motivacional	Terapia ocupacional enfocada en logros progresivos	Motivar con recompensas emocionales y actividades grupales
Persona con amputación de una extremidad reciente	Uso de prótesis y reeducación en la movilidad	Fisioterapia para mejorar la movilidad con prótesis	Apoyar la adaptación con herramientas de movilidad

5.2 TÉCNICAS DE RESOLUCIÓN DE CONFLICTOS

Los conflictos son parte natural de la convivencia, y en el trabajo con personas dependientes es común encontrarse con situaciones en las que surjan desacuerdos o tensiones. Es importante saber cómo abordarlos de forma adecuada para evitar que se conviertan en problemas mayores y para mantener un ambiente armonioso.

Una de las técnicas más efectivas es la **escucha activa**, que consiste en prestar atención a lo que la otra persona dice, sin interrumpir y sin juzgar. Muchas veces, el simple hecho de sentirse escuchado reduce la tensión y evita que la situación escale. Además, al demostrar empatía con frases como *"Entiendo que te sientas así"*, la otra persona se sentirá comprendida y estará más abierta a buscar soluciones.

Otra estrategia útil es la **negociación**, que implica buscar un punto intermedio donde ambas partes cedan un poco para llegar a un acuerdo. Por ejemplo, si un residente de una institución no quiere participar en una actividad grupal, en lugar de obligarlo, se le puede ofrecer una alternativa más flexible, como observar primero y decidir después si quiere unirse.

Por ejemplo

Negociar no significa imponer ni ceder por completo, sino encontrar un punto en común que beneficie a ambas partes. En el contexto de las personas dependientes, la negociación debe estar basada en la empatía, el respeto y la búsqueda del bienestar. Aquí tienes algunos consejos adaptados a diferentes situaciones:

1. Negociación en el cuidado domiciliario

Cuando se cuida a una persona dependiente en casa, pueden surgir desacuerdos sobre horarios, rutinas o formas de asistencia.

- ⊳ Escuchar activamente sus deseos y preocupaciones antes de tomar decisiones.

- ⊳ Ofrecer alternativas en lugar de imponer cambios: en lugar de decir "Debes acostarte a las 9", preguntar "¿Prefieres acostarte a las 9 o a las 9:30?".

- ⊳ Explicar las razones de las decisiones para que comprenda su importancia (por ejemplo, el horario de medicamentos o la seguridad en la alimentación).

- ⊳ Respetar su autonomía dentro de sus capacidades, evitando la infantilización.

- ⊳ Ser paciente y evitar los ultimátums, ya que pueden generar resistencia y frustración.

2. Negociación en una residencia o centro de día

En centros de atención, pueden surgir conflictos sobre actividades, participación en eventos o relaciones con otros residentes.

- ⊳ Permitir la elección de actividades dentro de un abanico de opciones controladas, para que la persona sienta que tiene el control.

- ⊳ Crear acuerdos progresivos: si alguien no quiere participar en una actividad, se puede negociar que observe primero y luego decida si unirse.

- ⊳ Evitar imponer normas de manera rígida y explicarlas con claridad, destacando los beneficios de su cumplimiento.

- ⊳ Utilizar incentivos positivos: reforzar con elogios o pequeñas recompensas cuando se aceptan compromisos.

- ⊳ Meditar sobre la verdadera necesidad del desacuerdo: si la persona se niega a participar en algo, reflexionar si es realmente esencial para su bienestar o si se puede ser flexible.

3. Negociación en el ámbito sanitario (visitas médicas y tratamientos)

Las personas dependientes pueden mostrar rechazo a tratamientos médicos, terapias o controles médicos.

- Explicar la importancia del tratamiento con un lenguaje claro y sencillo, adaptado a su comprensión.

- Buscar acuerdos parciales, como aceptar una parte del tratamiento antes de introducir el resto progresivamente.

- Usar ejemplos visuales o prácticos para ilustrar los beneficios del tratamiento (mostrar cómo ayuda a otras personas en su situación).

- Incluir a un familiar o persona de confianza en la conversación para que el paciente se sienta respaldado.

- Evitar el autoritarismo y fomentar la colaboración, resaltando que el objetivo es su bienestar.

4. Negociación en la rehabilitación y autonomía personal

Cuando se trabaja en la recuperación de habilidades o independencia, la persona dependiente puede sentirse desmotivada o temerosa.

- Dividir los objetivos en pasos pequeños y alcanzables, evitando presionarla con metas muy grandes de inmediato.

- Reconocer cada avance y celebrar los logros, por pequeños que sean.

- Adaptar las actividades a sus intereses: si una persona necesita mejorar su movilidad, incluir ejercicios que involucren actividades que disfrute.

- Dar espacio a la toma de decisiones, permitiendo que la persona elija qué ejercicios o tareas quiere realizar primero.

- Evitar comparaciones con otros pacientes, ya que cada proceso es único.

5. Negociación en la convivencia y resolución de conflictos en grupos

En situaciones donde varias personas dependientes conviven juntas, pueden surgir desacuerdos por espacios compartidos, turnos de uso o relaciones interpersonales.

- ▼ Establecer normas claras y consensuadas, asegurando que todos las comprendan.

- ▼ Facilitar la mediación en caso de conflicto, permitiendo que cada persona exprese su punto de vista sin interrupciones.

- ▼ Buscar soluciones equitativas: si dos personas quieren usar el mismo espacio, negociar un sistema de turnos justo.

- ▼ Promover el respeto mutuo y la empatía, ayudando a que cada persona entienda la perspectiva del otro.

- ▼ Evitar imponer soluciones sin permitir la participación del grupo, fomentando el diálogo en la toma de decisiones.

También se pueden emplear **técnicas de mediación**, donde una tercera persona (ya sea un cuidador, educador o familiar) actúa como intermediario para ayudar a resolver la situación de forma justa. Esta técnica es especialmente útil en conflictos entre residentes o usuarios que conviven en el mismo espacio.

El objetivo final no es solo solucionar el problema inmediato, sino enseñar habilidades que ayuden a manejar mejor futuras situaciones, promoviendo el respeto y la convivencia positiva.

A continuación, se expone una lista de técnicas de mediación diseñadas específicamente para este contexto:

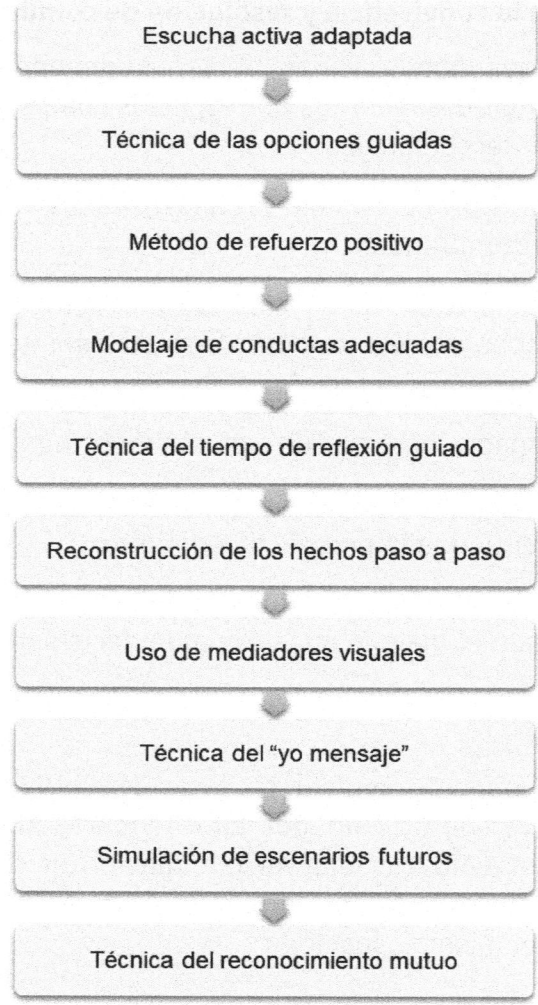

5.2.1 Escucha activa adaptada

- ▶ Utilizar un tono de voz calmado y pausado, asegurando que la persona comprenda lo que se le dice.

- ▶ Repetir o reformular lo que expresa para confirmar que se ha entendido correctamente.

- ▶ Evitar interrupciones y demostrar interés mediante contacto visual y lenguaje corporal positivo.

5.2.2 Técnica de las opciones guiadas

▼ En lugar de dar soluciones cerradas, ofrecer dos o tres opciones posibles adaptadas a la persona.

▼ Usar imágenes o pictogramas en personas con dificultades de comunicación verbal para facilitar la elección.

▼ Ejemplo: si una persona en una residencia discute por el turno en una actividad, preguntarle *"¿Prefieres participar primero o esperar a que te avise en cinco minutos?"*.

5.2.3 Método de refuerzo positivo

▼ Reconocer cualquier intento de cooperación en la resolución del conflicto.

▼ Utilizar frases como *"Has hecho un gran esfuerzo en escuchar a tu compañero"* o *"Me gusta cómo has buscado una solución"*.

▼ Adaptar las recompensas a cada persona (elogios verbales, permitir elegir la siguiente actividad, etc.).

5.2.4 Modelaje de conductas adecuadas

▼ Actuar como ejemplo mostrando paciencia, empatía y respeto durante la mediación.

▼ Utilizar lenguaje sencillo para explicar cómo actuar en situaciones de conflicto.

▼ Ejemplo: *"Si no te gusta lo que ha pasado, en vez de enfadarte, podrías decir 'no estoy de acuerdo porque...'"*.

5.2.5 Técnica del tiempo de reflexión guiado

▼ Si la persona está muy alterada, permitir un breve periodo de descanso antes de intentar resolver el conflicto.

▼ Proporcionar un espacio tranquilo donde pueda relajarse y luego retomar la conversación.

▼ Ejemplo: *"Sé que ahora estás molesto. Vamos a tomarnos unos minutos y después hablamos sobre cómo podemos solucionarlo"*.

5.2.6 Reconstrucción de los hechos paso a paso

▼ Pedir a cada persona involucrada que explique su versión de manera simple.

▼ En casos de deterioro cognitivo, ayudar con preguntas específicas para recordar la secuencia de eventos.

▼ Ejemplo: *"Primero pasó esto... ¿y después qué ocurrió?"*.

5.2.7 Uso de mediadores visuales

▼ Emplear imágenes, pictogramas o tarjetas con emociones para que la persona exprese cómo se siente.

▼ Especialmente útil en personas con autismo o con dificultades del lenguaje.

▼ Ejemplo: mostrar tarjetas con caritas felices, neutras o tristes para que elijan la que representa su emoción.

5.2.8 Técnica del "yo mensaje"

▼ Enseñar a la persona a expresar sus emociones sin culpar a los demás.

▼ En lugar de *"Tú me molestas"*, fomentar frases como *"Me siento triste cuando me quitan mi turno"*.

5.2.9 Simulación de escenarios futuros

▼ Plantear preguntas que ayuden a anticipar las consecuencias de cada opción de solución.

▼ Ejemplo: *"Si decides compartir el espacio con tu compañero, ¿cómo crees que te sentirás después?"*.

5.2.10 Técnica del reconocimiento mutuo

▼ Ayudar a que ambas partes reconozcan las necesidades y emociones del otro.

▼ Ejemplo: *"Ambos queréis jugar con el mismo objeto, ¿cómo podemos hacer para que los dos estéis contentos?"*.

5.3 PROCEDIMIENTOS Y ESTRATEGIAS DE MODIFICACIÓN DE CONDUCTA

A veces, en el trabajo con personas dependientes es necesario intervenir en ciertos comportamientos que pueden ser perjudiciales para ellos mismos o para los demás. Para esto, se utilizan estrategias de **modificación de conducta**, que ayudan a reforzar actitudes positivas y a reducir aquellas que puedan generar problemas.

Uno de los métodos más utilizados es el **refuerzo positivo**, que consiste en premiar las buenas conductas con elogios, actividades agradables o pequeños incentivos. Por ejemplo, si una persona con dificultades de socialización logra saludar a un compañero, se le puede felicitar con una frase como *"Me ha gustado mucho cómo saludaste a tu amigo"*. Esto refuerza el comportamiento y aumenta la probabilidad de que se repita en el futuro.

También se puede emplear el **refuerzo negativo**, que no significa castigar, sino retirar algo que la persona considera incómodo para fomentar una conducta deseada. Por ejemplo, si una persona rechaza hacer ejercicios de movilidad porque le resultan aburridos, se puede acortar la sesión cuando demuestre esfuerzo, de manera que asocie el ejercicio con una recompensa.

En algunos casos, se utilizan **técnicas de extinción**, que consisten en ignorar ciertos comportamientos inadecuados para evitar reforzarlos. Si una persona grita para llamar la atención, pero se le ignora hasta que hable en un tono adecuado, aprenderá que la mejor forma de comunicarse es de manera calmada.

Otro procedimiento es el **modelado**, donde el profesional actúa como ejemplo y guía la conducta de la persona paso a paso. Por ejemplo, si se quiere que una persona aprenda a pedir las cosas de forma adecuada, el cuidador puede hacer una demostración clara y sencilla, repitiendo el comportamiento hasta que la persona lo interiorice.

Por ejemplo

El modelado es una técnica muy efectiva para enseñar conductas adecuadas a personas dependientes, ya que se basa en la imitación y la repetición guiada. Esta estrategia es especialmente útil en personas con dificultades cognitivas o comunicativas, permitiendo que el aprendizaje se produzca de manera natural y progresiva.

Imaginemos un escenario en una residencia para personas con discapacidad intelectual moderada. Una de las residentes, Elsa, tiene dificultades para pedir las cosas de manera adecuada. En lugar de expresar verbalmente lo que necesita, suele señalar los objetos o hacer gestos que a veces no son comprensibles para los cuidadores. Como resultado, a menudo se frustra cuando los demás no entienden lo que quiere. Para ayudarle a mejorar esta habilidad, la cuidadora, Sara, aplicará el procedimiento de modelado para enseñarle a hacer peticiones de forma clara y estructurada.

El primer paso consiste en mostrarle el comportamiento deseado. En un momento del día, Sara se sienta junto a Elsa y, de manera intencionada, le muestra cómo pedir un vaso de agua de forma verbal y gestual. Ella se lleva la mano al pecho y dice con voz calmada y clara: "Quiero un vaso de agua, por favor". Luego mira a Elsa y le sonríe, reforzando la acción con un gesto positivo.

A continuación, Sara repite el proceso varias veces mientras Elsa observa. Después, la invita a intentarlo con ayuda. Primero, si Elsa no se siente cómoda expresándolo verbalmente, se le anima a usar una palabra clave o una tarjeta con la imagen de un vaso de agua. Si Elsa logra emitir algún sonido relacionado o intenta expresarse con palabras, aunque no sea exacto, se le refuerza con un "Muy bien, estás pidiendo el agua", y se le entrega inmediatamente lo que ha pedido para que asocie la acción con el resultado positivo.

Conforme avanza la práctica, Sara reduce poco a poco su ayuda, dejando que Elsa haga la petición de forma cada vez más autónoma. Si al principio necesita que la cuidadora le guíe físicamente o le recuerde con una pregunta como "¿Qué necesitas?", con el tiempo se espera que

Elsa pueda hacer la solicitud sin ayuda externa. Cuando consigue hacerlo correctamente, Sara la felicita con un "¡Muy bien, lo has pedido tú sola!" y un gesto de aprobación.

Este procedimiento se repite en distintas situaciones del día, con diferentes objetos o necesidades, para que Elsa generalice la habilidad. A medida que avanza, se puede introducir una pequeña variación, como enseñarle a hacer contacto visual cuando hace una petición o a usar frases más completas, siempre respetando su ritmo de aprendizaje.

Es importante que cualquier estrategia de modificación de conducta se aplique con respeto y paciencia, evitando castigos innecesarios y asegurando que la persona comprenda qué se espera de ella.

5.4 COMPORTAMIENTOS EN GRUPO

Las interacciones en grupo pueden ser una gran oportunidad para que las personas dependientes desarrollen habilidades sociales, pero también pueden generar retos, especialmente si existen diferencias en la comunicación, los niveles de autonomía o los intereses individuales.

Uno de los comportamientos más comunes en grupo es la **imitación**, donde los miembros tienden a replicar las conductas de los demás. Por eso, es importante que los profesionales fomenten **modelos de conducta positivos**, asegurándose de que en el grupo se respeten normas básicas como esperar turnos para hablar, respetar los espacios personales y colaborar en actividades.

También es habitual que en los grupos surjan **líderes y seguidores**. Algunos participantes pueden asumir un rol más activo, mientras que otros prefieren observar o seguir la iniciativa de los demás. En estos casos, se debe buscar un equilibrio para que todos tengan la oportunidad de participar sin sentirse excluidos. Se pueden emplear estrategias como repartir roles en las actividades grupales o asignar pequeñas responsabilidades a cada persona.

Sabías que...

En cualquier grupo, ya sea en una residencia, un centro de día o una comunidad terapéutica, las personas suelen adoptar diferentes roles sociales en función de su personalidad, experiencias previas y nivel de autonomía. Aunque pueda parecer que en un entorno de personas dependientes estos roles son menos evidentes, lo cierto es que se forman de manera natural y tienen un impacto significativo en la dinámica del grupo.

El líder: más allá de la autoridad

Dentro de los grupos de personas dependientes, los líderes no siempre son los más fuertes ni los más autónomos. A veces, el liderazgo surge de la experiencia, del carisma o simplemente de la capacidad de comunicar mejor sus necesidades y las de los demás. Un líder en este contexto puede ser aquella persona que:

▼ Motiva a los demás a participar en actividades grupales.

▼ Transmite tranquilidad en momentos de incertidumbre.

▼ Actúa como mediador en conflictos menores entre compañeros.

▼ Es el primero en tomar decisiones cuando hay dudas.

Por ejemplo, en un centro de día, un residente con mayor habilidad verbal y confianza puede asumir el rol de líder espontáneamente, ayudando a otros a comprender las instrucciones o animando a sus compañeros a integrarse en juegos y dinámicas.

Los seguidores: el papel de la cohesión social

No todo el mundo se siente cómodo asumiendo un rol de liderazgo. Los seguidores suelen ser personas que prefieren observar, adaptarse y actuar en base a lo que hacen otros. En el contexto de personas dependientes, este rol tiene un valor importante, ya que:

▼ Asegura la armonía en el grupo, ya que los seguidores tienden a cooperar y no generar conflicto.

▼ Son clave en la imitación de conductas adecuadas, especialmente cuando el líder modela buenas prácticas.

▼ Favorecen el sentido de pertenencia dentro del grupo, al buscar guía y protección en figuras más activas.

Un ejemplo de esto se da en los talleres de manualidades o musicoterapia, donde algunos usuarios esperan a que otros comiencen antes de sentirse seguros para participar. En este caso, tener un líder positivo facilita la integración de los seguidores en la actividad.

El facilitador: el rol de los profesionales o cuidadores

En los grupos de personas dependientes, los cuidadores o terapeutas muchas veces actúan como facilitadores, asegurando que cada persona tenga su espacio y pueda asumir un rol en el que se sienta cómoda. Su trabajo consiste en:

▼ Equilibrar la participación, evitando que un solo líder monopolice el grupo.

▼ Motivar a los seguidores a expresarse más y ganar confianza.

▼ Intervenir cuando un rol se vuelve disfuncional, como cuando un líder impone demasiado sus ideas o cuando un seguidor se aísla del grupo.

El protector: un rol común entre los mismos usuarios

En algunos grupos, aparece una figura de protector, alguien que asume el papel de cuidar a otros, incluso sin ser el líder principal. Estas personas suelen ser muy empáticas y buscan ayudar a quienes perciben como más vulnerables dentro del grupo. Por ejemplo, en una residencia, un residente con mayor autonomía puede encargarse de acompañar a otro que tiene más dificultades para moverse o recordar sus rutinas.

El desafiante: cuando el rol de líder se convierte en resistencia

No todos los roles dentro de un grupo son siempre positivos. A veces, una persona adopta el rol de desafiante, cuestionando constantemente las normas o resistiéndose a participar. Este rol puede deberse a:

- Dificultades para aceptar la autoridad de cuidadores o profesionales.

- Necesidad de reafirmar su identidad en un entorno donde siente que ha perdido autonomía.

- Falta de motivación o problemas emocionales no gestionados.

En estos casos, el facilitador debe intervenir con paciencia, evitando una confrontación directa y ayudando a que esta persona canalice su actitud en algo constructivo, como darle responsabilidades dentro del grupo para que se sienta valorada.

Otro aspecto clave es la **resolución de conflictos dentro del grupo**. Cuando hay desacuerdos, es fundamental que los profesionales intervengan promoviendo la mediación y el diálogo. En lugar de imponer una solución, se puede hacer que los propios miembros del grupo propongan formas de resolver la situación, fomentando así la toma de decisiones conjunta.

Consejo	Ejemplo de aplicación
Escuchar activamente a ambas partes antes de intervenir	Dos residentes discuten por un asiento. Antes de intervenir, se les deja explicar su versión del problema para que se sientan escuchados
Evitar tomar partido y mantener una postura neutral	Un grupo de usuarios se queja porque uno de ellos siempre quiere elegir la actividad. El mediador no toma partido, sino que sugiere un sistema rotativo de elección
Usar un lenguaje claro y calmado para mediar	En una residencia, dos compañeros se gritan por un malentendido. El cuidador usa un tono tranquilo y palabras sencillas para explicarles cómo resolverlo

Consejo	Ejemplo de aplicación
Fomentar el diálogo y la búsqueda de soluciones conjuntas	En un taller de cocina, dos usuarios se pelean por los utensilios. En lugar de decidir por ellos, se les guía para que encuentren juntos una solución justa
Aplicar la técnica de opciones guiadas	Un usuario no quiere compartir un material con otro. Se le ofrecen dos opciones: compartirlo durante cinco minutos o alternar el uso cada turno
Usar el refuerzo positivo para conductas adecuadas	Un residente acepta ceder su turno sin discutir. Se le refuerza con un comentario positivo: 'Me ha gustado mucho cómo has encontrado una solución con tu compañero'
Evitar respuestas impulsivas y dar tiempo para reflexionar	Dos usuarios están alterados tras una discusión. En lugar de obligarlos a hablar de inmediato, se les da tiempo para calmarse y retomar la conversación después
Ayudar a las personas a expresar sus emociones de manera adecuada	En un centro de día, un usuario empuja a otro enojado. El facilitador le ayuda a verbalizar su molestia en lugar de reaccionar con violencia
Identificar la causa real del conflicto	En un grupo de terapia ocupacional, dos personas discuten frecuentemente. Se analiza si la causa del conflicto es la competencia, la falta de comunicación o problemas previos
Utilizar el modelado para enseñar formas adecuadas de resolver problemas	Un usuario tiene dificultades para resolver conflictos pacíficamente. Se le muestra paso a paso cómo expresar desacuerdos con respeto y buscar soluciones

Para mejorar la dinámica grupal, se pueden utilizar **juegos cooperativos**, donde los participantes trabajen juntos para lograr un objetivo común. Actividades como resolver un puzle en equipo, participar en dinámicas de teatro o realizar ejercicios físicos grupales ayudan a fortalecer los lazos sociales y a desarrollar la empatía. A continuación, se dejan algunos consejos clave para llevarlos a cabo con éxito:

Adaptar el juego a las capacidades del grupo

↓

Explicar las reglas de forma clara y sencilla

↓

Fomentar la participación de todos los jugadores

↓

Evitar la competencia y reforzar el trabajo en equipo

↓

Dar más importancia al proceso que al resultado

↓

Adaptar el ritmo del juego a las necesidades del grupo

↓

Fomentar la comunicación y la interacción social

↓

Crear un ambiente de confianza y respeto

↓

Evaluar la experiencia y reforzar el aprendizaje

↓

Ser flexible y adaptar el juego si es necesario

5.4.1 Adaptar el juego a las capacidades del grupo

Es fundamental elegir un juego que sea accesible para todos los participantes. Si en el grupo hay personas con dificultades motoras, cognitivas o sensoriales, hay que asegurarse de que puedan participar sin sentirse excluidas. Por ejemplo, si se trata de un juego de relevos, se pueden modificar las reglas para que quienes tienen movilidad reducida participen de otra forma, como dando instrucciones o marcando los tiempos.

5.4.2 Explicar las reglas de forma clara y sencilla

Antes de empezar, hay que asegurarse de que todos comprendan el objetivo del juego y las normas. Para ello, es útil explicarlo con frases cortas y simples, acompañando la explicación con demostraciones visuales o ejemplos prácticos. En algunos casos, se pueden usar pictogramas o apoyos visuales para facilitar la comprensión.

5.4.3 Fomentar la participación de todos los jugadores

En los juegos cooperativos no hay ganadores ni perdedores, por lo que es importante que **todos los participantes sientan que tienen un rol dentro del equipo**. Si una persona es más reservada o duda en participar, se le puede asignar una tarea concreta que le ayude a integrarse de forma progresiva. Lo ideal es que cada jugador tenga una función adaptada a sus habilidades y capacidades.

5.4.4 Evitar la competencia y reforzar el trabajo en equipo

La clave de los juegos cooperativos es que los participantes trabajen juntos para alcanzar un objetivo común. Si alguien empieza a actuar de forma competitiva o busca destacar sobre los demás, es importante recordarle que la meta es lograr algo en equipo. Un refuerzo positivo, como decir *"Lo estáis haciendo muy bien juntos"* o *"Me encanta cómo os ayudáis"*, puede motivar a los jugadores a seguir colaborando.

5.4.5 Dar más importancia al proceso que al resultado

No se trata de que el grupo termine el juego lo más rápido posible o de que lo hagan "perfecto". Lo realmente importante es que disfruten de la experiencia y se sientan parte del equipo. Si hay errores o dificultades, se pueden convertir en oportunidades de aprendizaje en lugar de motivos de frustración. Frases como *"No importa si tardamos un poco más, lo importante es que lo hacemos juntos"* ayudan a que los participantes disfruten más de la actividad.

5.4.6 Adaptar el ritmo del juego a las necesidades del grupo

En grupos de personas dependientes, es importante **ajustar el ritmo** para que nadie se sienta presionado o quede rezagado. Algunas personas pueden necesitar más tiempo para comprender las instrucciones o para realizar una acción dentro del juego. Permitir pausas, repetir explicaciones y dar tiempo para procesar la información hará que la actividad sea más inclusiva.

5.4.7 Fomentar la comunicación y la interacción social

El juego es una gran oportunidad para mejorar la comunicación entre los participantes. Se pueden proponer dinámicas donde las personas deban expresar ideas, turnarse para hablar o tomar decisiones en conjunto. Para quienes tienen dificultades de comunicación, se pueden usar gestos, tarjetas con palabras clave o tableros de comunicación.

5.4.8 Crear un ambiente de confianza y respeto

Para que todos se sientan cómodos participando, es fundamental generar un ambiente seguro, sin presiones ni críticas. Se debe animar a cada persona a dar lo mejor de sí misma sin miedo al error. Si alguien comete un fallo, en lugar de señalarlo, se le puede apoyar con un *"No pasa nada, lo intentamos otra vez"*.

5.4.9 Evaluar la experiencia y reforzar el aprendizaje

Al finalizar el juego, es muy útil hacer una breve reflexión con los participantes. Se les puede preguntar cómo se han sentido, qué les ha gustado más y si les gustaría hacer algo diferente la próxima vez. También se pueden reforzar los logros del equipo con comentarios como *"Habéis trabajado genial juntos"* o *"Me ha encantado cómo os habéis ayudado"*.

5.4.10 Ser flexible y adaptar el juego si es necesario

Si en mitad de la actividad se nota que el juego no está funcionando como se esperaba (por falta de interés, dificultades para seguir las reglas o frustración), se pueden hacer ajustes sobre la marcha. No hay problema en modificar algunas normas, simplificar el juego o cambiarlo por otro más adecuado al grupo en ese momento. Lo importante es que todos disfruten y participen activamente.

ROLES EN GRUPOS DE PERSONAS DEPENDIENTES

1 LÍDER
- Anima y motiva al resto del grupo.
- Facilita la toma de decisiones.
- Actúa como mediador en conflictos.

2 SEGUIDOR
- Mantiene la cohesión del grupo.
- Se adapta a la dinámica sin generar conflictos.
- Puede necesitar apoyo para expresarse más.

3 FACILITADOR
- Equilibrar los roles para que todos tengan un espacio.
- Evitar que un líder monopolice el grupo.
- Resolver conflictos de manera imparcial.

4 PROTECTOR
- Brinda apoyo a quienes percibe como más vulnerables.
- Favorece la integración de personas más tímidas o inseguras.
- Puede generar dependencia si su apoyo es excesivo.

5 DESAFIANTE
- Expresa desacuerdo con frecuencia.
- Puede generar conflictos si no se canaliza su actitud.
- A veces necesita más atención o sentir que tiene cierto control.

La infografía presenta los roles en grupos de personas dependientes, destacando cinco categorías principales: líder, seguidor, facilitador, protector y desafiante.

Por ejemplo

En un centro de día para personas mayores, se organizan diversas actividades con el objetivo de fomentar la autonomía, la socialización y el bienestar de los usuarios. Una de las actividades más valoradas por los residentes es la preparación de un pequeño huerto en el patio del centro. Sin embargo, debido a las limitaciones físicas y cognitivas de algunos participantes, se requiere un enfoque cooperativo para que todos puedan contribuir en la medida de sus posibilidades.

Para ello, el equipo de profesionales divide a los participantes en pequeños grupos de trabajo, asignando tareas según sus capacidades. Por ejemplo, Manuel, un residente con movilidad reducida, pero con gran conocimiento sobre jardinería, se encarga de explicar a sus compañeros cómo plantar correctamente las semillas y cómo cuidar de las plantas. Mientras tanto, Carmen, quien tiene más facilidad para la movilidad, pero problemas de memoria, se encarga de regar el huerto siguiendo las instrucciones de los profesionales y apoyándose en un recordatorio visual con los horarios de riego.

Otro residente, José, que tiene dificultades para inclinarse, pero cuenta con buena fuerza en los brazos, ayuda a transportar la tierra y a preparar los maceteros desde una mesa elevada. Por otro lado, Luisa, que tiene una excelente motricidad fina pero una movilidad limitada, se encarga de colocar las semillas en la tierra y asegurarse de que cada una esté bien cubierta. En este proceso, la colaboración es clave, ya que ninguno de ellos podría completar la actividad por sí solo, pero juntos logran avanzar en la creación del huerto.

Además del beneficio práctico de esta actividad, se fomenta el apoyo mutuo y el refuerzo social entre los participantes. Cuando Carmen olvida regar en su turno, Manuel amablemente le recuerda sin regañarla, demostrando cómo el grupo se complementa y se apoya. En el caso de José, quien a veces se impacienta cuando los trabajos no avanzan con rapidez, Luisa le tranquiliza con una broma, suavizando la tensión y promoviendo un ambiente colaborativo.

Al final del día, todos sienten que han contribuido de alguna manera al proyecto común. La actividad no solo fortalece sus habilidades individuales, sino que también mejora la convivencia dentro del centro, refuerza la autoestima de los participantes y les da un propósito compartido.

5.5 UTILIZACIÓN DE LAS DINÁMICAS DE GRUPO

Las **dinámicas de grupo** son herramientas clave en la intervención con personas dependientes, ya que permiten mejorar la comunicación, fomentar la cooperación y fortalecer la integración social. Su uso es especialmente útil en entornos como residencias, centros de día o terapias grupales, donde la convivencia y la interacción entre los participantes influyen directamente en su bienestar emocional y social.

El principal objetivo de estas dinámicas es crear un espacio donde **todas las personas puedan participar activamente** dentro de sus capacidades. No se trata solo de realizar una actividad en grupo, sino de estructurarla de manera que fomente la inclusión y el aprendizaje. Por ejemplo, en una residencia para mayores, una dinámica de presentación puede ayudar a nuevos residentes a integrarse más fácilmente, mientras que en un centro para personas con discapacidad intelectual, los juegos cooperativos pueden reforzar habilidades sociales como el respeto de turnos y la escucha activa.

Para que las dinámicas de grupo sean efectivas, es fundamental **adaptarlas a las características de los participantes**. Algunas personas pueden tener dificultades motoras, cognitivas o sensoriales que requieren ajustes en la actividad. Por ejemplo, si se realiza un juego de memoria con tarjetas, se puede proporcionar una versión con imágenes grandes y colores llamativos para facilitar la identificación a personas con baja visión. Si se trata de una actividad de comunicación, se pueden incluir apoyos visuales o pictogramas para quienes tienen dificultades verbales.

Otro aspecto importante en la utilización de estas dinámicas es la **creación de un ambiente seguro y motivador**. Es común que algunas personas dependientes tengan inseguridad o miedo a participar por temor al error o al juicio de los demás. Por ello, es clave que el profesional o facilitador refuerce constantemente la participación con comentarios positivos y cree un espacio libre de presiones. Expresiones como *"No pasa nada si te equivocas, lo importante es que lo intentaste"* o *"Me ha encantado cómo has colaborado con tu compañero"* pueden marcar la diferencia en la experiencia de los participantes.

Las dinámicas de grupo también pueden utilizarse como herramienta para la **resolución de conflictos y el fortalecimiento de la convivencia**. En entornos donde las personas pasan muchas horas juntas, pueden surgir desacuerdos o tensiones que dificultan la relación. Juegos de roles, debates guiados o actividades de mediación pueden ayudar a que los participantes comprendan mejor las emociones y perspectivas de los demás, facilitando un ambiente más armonioso.

Por último, una buena **evaluación posterior** a la dinámica es fundamental para conocer su impacto. Preguntar a los participantes cómo se sintieron, qué les gustó y qué mejorarían en la actividad ayuda a ajustar futuras dinámicas y a garantizar que realmente cumplan su propósito.

A continuación, se expone una ficha modelo para evaluar una dinámica de grupo:

Ejemplo

FICHA DE EVALUACIÓN DE DINÁMICA DE GRUPO

Nombre de la dinámica: _____

Fecha: _____

Lugar: _____

Facilitador/a: _____

Participantes: _____

1. Objetivo de la dinámica

▶ ¿Se ha cumplido el objetivo propuesto?
  ☐ Sí, completamente
  ☐ Parcialmente
  ☐ No se ha logrado

Comentarios: _____

_____

2. Participación de los usuarios

▶ Nivel de implicación de los participantes:
  ☐ Alta (todos han participado activamente)
  ☐ Media (algunos han participado más que otros)
  ☐ Baja (poca participación en general)

▶ Actitud durante la dinámica:
  ☐ Entusiasta y motivada
  ☐ Indiferente
  ☐ Reacia o negativa

Observaciones: _____

_____

3. Interacción y cooperación

▶ ¿Ha habido comunicación entre los participantes?
  ☐ Sí, han interactuado positivamente
  ☐ Sí, pero con dificultades
  ☐ No ha habido comunicación

▶ ¿Se ha fomentado el trabajo en equipo?
  ☐ Sí, todos han colaborado
  ☐ Parcialmente, algunos más que otros
  ☐ No, ha habido individualismo o conflicto

Observaciones: _____

_____

4. Adaptación y accesibilidad

▶ ¿La dinámica ha sido adecuada para el grupo?
☐ Sí, ha sido accesible y comprensible para todos
☐ Parcialmente, algunos han necesitado apoyo extra
☐ No, ha sido difícil para varios participantes

▶ ¿Se han utilizado apoyos o adaptaciones necesarias?
☐ Sí, se han ajustado las necesidades de cada persona
☐ Se han realizado algunas adaptaciones, pero insuficientes
☐ No, no se han hecho adaptaciones

Observaciones: _____

_____

5. Resultado general y mejoras

▶ ¿Cómo ha sido la experiencia general de la dinámica?
☐ Muy positiva
☐ Positiva
☐ Neutra
☐ Negativa

▶ ¿Qué se podría mejorar en futuras sesiones?

Firma del facilitador/a: _____

▶ Cumplimiento del objetivo
Cada dinámica se diseña con un propósito específico: fortalecer el trabajo en equipo, mejorar la expresión emocional, fomentar la toma de decisiones, entre otros. Al finalizar la actividad, es importante reflexionar sobre si el objetivo se ha logrado o si ha sido necesario hacer ajustes para que funcione mejor.

▼ Participación de los usuarios

No todas las personas se implican de la misma manera en una actividad grupal. Hay quienes disfrutan participando activamente y otros que prefieren observar. Evaluar la participación permite identificar si hay personas que necesitan más apoyo o si es necesario modificar la dinámica para hacerla más atractiva y accesible.

▼ Interacción y cooperación

Uno de los mayores beneficios de las dinámicas de grupo es que permiten mejorar la relación entre los participantes. Si una actividad genera conflicto o exclusión, es necesario analizar por qué ha ocurrido y cómo se puede mejorar la próxima vez. También es útil observar si se han formado subgrupos o si la actividad ha favorecido la integración de todos.

▼ Adaptación y accesibilidad

En grupos con personas dependientes, es imprescindible que las dinámicas estén adaptadas a sus capacidades. Evaluar si los materiales, el ritmo de la actividad y las instrucciones han sido adecuados es clave para que todos los participantes puedan disfrutar y aprender sin frustraciones.

▼ Resultados y mejoras

Una evaluación debe incluir un espacio para proponer mejoras. Quizás sea necesario modificar el tiempo de duración, ajustar las reglas o incluir más apoyos visuales. También es importante recoger el feedback de los propios participantes para entender qué les ha resultado más útil y qué les gustaría cambiar.

Recurso

Lista de 15 juegos para fomentar la comunicación entre grupos de personas dependientes. Estos juegos están adaptados a diferentes niveles de capacidad y buscan mejorar la interacción social, la expresión verbal y no verbal, la escucha activa y la conexión emocional.

1. El eco de las palabras

   - Descripción: una persona dice una palabra y la siguiente tiene que decir otra que empiece con la última sílaba de la anterior (ejemplo: "casa" → "sapo" → "pollo").

   - Objetivo: mejora la fluidez verbal, la atención y la memoria mientras promueve la interacción entre los participantes.

2. La historia compartida

   - Descripción: un participante empieza con una frase como "Había una vez un perro aventurero..." y los demás van añadiendo una nueva oración a la historia.

   - Objetivo: fomenta la creatividad, la cooperación y la expresión oral.

3. La caja de los recuerdos

   - Descripción: se llena una caja con objetos cotidianos o fotos antiguas. Cada persona saca un objeto y cuenta qué le recuerda o inventa una historia sobre él.

   - Objetivo: potencia la memoria, la narración oral y la conexión emocional con los demás.

4. El teléfono descompuesto

   - Descripción: se susurra una frase al oído de un participante, quien debe repetirla a otro, y así hasta el final del grupo. El último dice la frase en voz alta para ver cuánto cambió.

   - Objetivo: mejora la atención auditiva, la memoria y el sentido del humor.

5. El mercado de palabras

   - Descripción: cada persona tiene una tarjeta con una palabra y debe encontrar a alguien con una palabra relacionada (ejemplo: "médico" y "hospital"). Luego, explican por qué van juntas.

   - Objetivo: fomenta la asociación de ideas, la interacción y el diálogo.

6. Mímica de emociones

- Descripción: se dan tarjetas con diferentes emociones (alegría, miedo, sorpresa) y la persona debe representarlas sin hablar mientras los demás adivinan.

- Objetivo: desarrolla la expresión corporal y el reconocimiento de emociones en los demás.

7. ¿Quién soy?

- Descripción: cada persona tiene en la frente una tarjeta con el nombre de un objeto, animal o personaje famoso. Debe hacer preguntas a los demás para adivinar quién es.

- Objetivo: estimula la comunicación, la deducción y la socialización.

8. La palabra prohibida

- Descripción: se elige una palabra que no se puede decir (ejemplo: "sí"). Luego, se hacen preguntas a los participantes tratando de hacer que la digan.

- Objetivo: mejora la atención, la capacidad de improvisación y la interacción grupal.

9. La entrevista divertida

- Descripción: se forman parejas y cada uno hace preguntas al otro sobre su vida o gustos. Luego, presentan a su compañero al grupo.

- Objetivo: refuerza la empatía, la escucha activa y el conocimiento mutuo.

10. El objeto misterioso

- Descripción: se esconde un objeto en una bolsa y los participantes deben hacer preguntas para descubrir qué es. Solo pueden responderse con "sí" o "no".

- Objetivo: fomenta la curiosidad, la comunicación efectiva y el pensamiento lógico.

11. La canción compartida

   - Descripción: se empieza a cantar una canción conocida y, en ciertos momentos, el grupo debe completarla. También pueden inventar una letra nueva.

   - Objetivo: potencia la memoria musical, la coordinación grupal y la expresión emocional.

12. El dado de la conversación

   - Descripción: se lanza un dado con preguntas como "¿Cuál es tu color favorito?" o "¿Qué harías si fueras invisible?". La persona que lo lanza responde y luego le pregunta a otro.

   - Objetivo: mejora la espontaneidad, la toma de turnos y el diálogo.

13. La cadena de cumplidos

   - Descripción: cada persona dice algo positivo sobre la persona a su derecha, sin repetir lo que ya se ha dicho.

   - Objetivo: refuerza la autoestima, la comunicación afectiva y el compañerismo.

14. Adivina el sonido

   - Descripción: se reproducen sonidos cotidianos (timbre, lluvia, risa) y los participantes deben identificar de qué se trata y contar un recuerdo relacionado.

   - Objetivo: mejora la percepción auditiva y la evocación de recuerdos compartidos.

15. Las palabras encadenadas

   - Descripción: se empieza con una palabra y el siguiente debe decir otra que empiece con la última letra de la anterior (ejemplo: "sol" → "luna" → "amor").

   - Objetivo: potencia la atención, la rapidez mental y la colaboración grupal.

5.6 OBSERVACIÓN DEL USUARIO EN SITUACIONES ESPECIALES, FIESTAS Y EVENTOS

Las situaciones especiales, como fiestas y eventos dentro de una institución, pueden ser momentos de gran disfrute para las personas dependientes, pero también pueden presentar ciertos desafíos. Durante estas actividades, los profesionales deben prestar especial atención a la **observación del usuario**, ya que los cambios en el entorno pueden afectar su comportamiento, nivel de confort y seguridad.

Algunas personas pueden disfrutar de estos eventos sin problema, mientras que otras pueden sentirse desorientadas, ansiosas o incluso abrumadas por el ruido, la cantidad de personas o los cambios en su rutina. Es por eso por lo que la observación en estos momentos es clave para detectar cualquier signo de incomodidad o necesidad de apoyo adicional.

5.6.1 Técnicas básicas de observación

Observar no significa solo mirar, sino **interpretar lo que sucede** y anticiparse a posibles problemas. Para ello, existen algunas técnicas básicas que ayudan a que la observación sea efectiva:

- ▸ **Observación directa y discreta:** se trata de mirar atentamente la conducta del usuario sin invadir su espacio personal ni generar incomodidad. Esto permite notar si hay cambios en su expresión facial, postura o actitud.

- ▸ **Registro de comportamientos:** si un usuario muestra signos de estrés o inquietud, es útil tomar nota mental o escrita de qué lo ha provocado y cómo reacciona, ya que esta información puede ser clave para futuras intervenciones.

- ▸ **Uso de indicadores emocionales y físicos:** hay que prestar atención a signos como la respiración acelerada, manos temblorosas, evitación del contacto visual o aislamiento, ya que pueden ser señales de malestar.

- ▸ **Comparación con su comportamiento habitual:** si un usuario suele disfrutar de la música, pero en una fiesta se muestra nervioso o irritable, es un indicio de que algo no está bien.

Además, es fundamental adaptar la observación a las necesidades de cada persona. Por ejemplo, en personas con dificultades para expresarse verbalmente, la observación de su lenguaje corporal es clave para entender si están disfrutando o si necesitan salir del evento.

Ejemplo

FICHA MODELO PARA LA OBSERVACIÓN DEL USUARIO EN SITUACIONES ESPECIALES, FIESTAS Y EVENTOS

Nombre del usuario: _____

Fecha del evento: _____

Lugar del evento: _____

Facilitador o responsable de la observación: _____

_____

Tipo de evento: ☐ Fiesta   ☐ Actividad cultural   ☐ Evento grupal

Otro: _____

1. Comportamiento general durante el evento

▶ Actitud del usuario:

☐ Relajado/a y participativo/a
☐ Indiferente
☐ Inquieto/a o desorientado/a
☐ Reacio/a o con signos de malestar

▶ Nivel de interacción con el grupo:

☐ Activo/a y sociable
☐ Participa pero con reservas
☐ Observa sin participar
☐ Evita la interacción

▼ Reacciones a los estímulos del evento:

☐ Disfruta de la actividad sin problemas

☐ Se muestra incómodo con ciertos estímulos (especificar cuáles)

☐ Presenta signos de ansiedad o estrés

☐ Requiere apoyo constante

Observaciones adicionales: _____

_____

_____

2. Detección de signos de malestar o crisis

▼ Indicadores físicos y emocionales observados:

☐ Agitación o movimientos repetitivos

☐ Cambios en la expresión facial (tristeza, miedo, enojo)

☐ Dificultad para comunicarse o expresar sus necesidades

☐ Intenta alejarse o aislarse del grupo

☐ Responde con agresividad o frustración

▼ Posibles desencadenantes:

☐ Ruido excesivo

☐ Cambios en la rutina

☐ Sobrecarga sensorial (luces, olores, multitudes)

☐ Interacción con otras personas

☐ No identificado

Descripción detallada de la situación: _____

_____

_____

_____

3. Intervención realizada

▼ Medidas aplicadas para manejar la situación:

☐ Cambio de ubicación a un espacio más tranquilo

☐ Explicación calmada y adaptada a su nivel de comprensión

☐ Uso de técnicas de regulación (respiración, contacto físico si es aceptado, objeto de apoyo)

☐ Acompañamiento individual hasta su recuperación

☐ Se requirió intervención del equipo interdisciplinar

Observaciones sobre la efectividad de la intervención: _____

_____

_____

4. Comunicación y seguimiento

▼ ¿Es necesario reportar la incidencia al equipo interdisciplinar?

☐ Sí, por crisis grave o repetitiva

☐ No, fue un episodio puntual y controlado

▼ ¿Se proponen recomendaciones para futuras actividades?

☐ Reducir estímulos sensoriales

☐ Permitir tiempos de descanso estructurados

☐ Asignar un acompañante de referencia

☐ Ofrecer opciones alternativas de participación

☐ Otras: _____

Firma del responsable: _____

Fecha de elaboración del informe: _____

Sabías que...

El lenguaje no verbal es clave para comprender el estado emocional y físico de una persona, especialmente en personas dependientes que pueden tener dificultades para expresar verbalmente sus necesidades o malestar. A continuación, se presenta una lista de señales específicas que pueden indicar la presencia de un problema:

- Fruncimiento del ceño o tensión en la cara
  Puede indicar confusión, molestia o frustración.

- Boca apretada o labios temblorosos
  Signo de ansiedad, tristeza o incomodidad.

- Evitar el contacto visual
  Puede reflejar vergüenza, miedo o incomodidad en la situación.

- Sonrisa forzada o ausencia de expresión
  Puede ser una señal de incomodidad, apatía o estado depresivo.

- Hombros encogidos o encorvados
  Posible señal de inseguridad, miedo o tristeza.

- Tensión muscular evidente
  Puede indicar estrés, ansiedad o una respuesta defensiva.

- Alejamiento del grupo o inclinación hacia atrás
  Puede reflejar rechazo o desconfianza hacia la situación o las personas presentes.

- Movimientos rígidos o agitados
  Puede ser signo de sobrecarga sensorial, nerviosismo o incomodidad física.

- Apretar las manos, frotarse las palmas o tocarse la cara repetidamente
  Indicios de ansiedad o incomodidad.

- Cruzar los brazos con fuerza
  Puede ser una señal de rechazo, defensa o inseguridad.

▶ Rascarse la cabeza o el cuello constantemente
Indica confusión, incomodidad o nerviosismo.

▶ Movimientos repetitivos o balanceo del cuerpo
Puede reflejar un intento de autorregulación emocional, estrés o sobrecarga sensorial.

▶ Mirada esquiva o evasiva
Puede ser una señal de incomodidad, miedo o deseo de evitar la interacción.

▶ Mirada fija e intensa sin parpadear mucho
Puede indicar desconfianza, desafío o sobrecarga emocional.

▶ Poca reacción visual ante estímulos
Posible señal de desconexión emocional o problemas cognitivos.

▶ Desviación de la mirada cuando se habla con alguien
Puede reflejar vergüenza, inseguridad o falta de interés.

▶ Respiración acelerada o entrecortada

▶ Puede indicar ansiedad, estrés o miedo.

▶ Sudoración excesiva sin razón aparente
Puede ser signo de angustia o malestar emocional.

▶ Palidez repentina o enrojecimiento facial
Posible indicador de incomodidad, ansiedad o reacción emocional intensa.

▶ Temblores en las manos o en la voz
Puede reflejar nerviosismo, miedo o enojo reprimido.

▶ Aislamiento o falta de interés en la actividad grupal
Puede reflejar tristeza, depresión o fatiga.

▶ Cambio brusco de comportamiento (de alegre a irritable o apático)
Posible señal de malestar emocional o físico.

▶ Renuncia a participar en actividades que antes disfrutaba
Puede indicar aburrimiento, desmotivación o problemas emocionales.

- Risa nerviosa o exagerada en momentos inapropiados
  Posible intento de ocultar ansiedad o incomodidad.

- Retraerse o apartarse cuando alguien se acerca
  Puede ser una señal de miedo, incomodidad o trauma.

- Buscar contacto físico excesivo con otras personas
  Puede reflejar necesidad de seguridad o apoyo emocional.

- Rigidez al recibir un abrazo o una palmada en el hombro
  Posible indicio de desconfianza o incomodidad con el contacto.

- Evitar completamente el contacto físico
  Puede indicar una barrera emocional o sensorial.

Por ejemplo

En un centro. Nos encontramos en un centro de día para personas mayores con deterioro cognitivo leve y moderado. Hoy se ha organizado una fiesta temática con música y juegos, en la que los participantes pueden bailar, conversar y disfrutar de un ambiente festivo. Uno de los usuarios, Don Manuel, de 78 años, generalmente es una persona tranquila y sociable, pero durante la actividad, el cuidador nota ciertos cambios en su comportamiento que llaman su atención.

FICHA DE OBSERVACIÓN DEL USUARIO EN SITUACIONES ESPECIALES, FIESTAS Y EVENTOS

Nombre del usuario: Manuel R.

Fecha del evento: 10 de marzo de 2025

Lugar del evento: sala de actividades del centro de día

Facilitador o responsable de la observación: Sara López (cuidadora de referencia)

Tipo de evento: ☐ Fiesta   ☐ Actividad cultural   ☑ Evento grupal

Otro: _____

1. Comportamiento general durante el evento

▾ Actitud del usuario:

☐ Relajado/a y participativo/a

☐ Indiferente

☑ Inquieto/a o desorientado/a

☐ Reacio/a o con signos de malestar

▾ Nivel de interacción con el grupo:

☐ Activo/a y sociable

☐ Participa pero con reservas

☑ Observa sin participar

☐ Evita la interacción

▾ Reacciones a los estímulos del evento:

☐ Disfruta de la actividad sin problemas

☑ Se muestra incómodo con ciertos estímulos (ruido fuerte de la música)

☐ Presenta signos de ansiedad o estrés

☐ Requiere apoyo constante

Observaciones adicionales: Manuel comenzó el evento sentado y observando. No quiso unirse al baile, aunque en otras ocasiones lo ha disfrutado. Muestra cierta inquietud al escuchar música a volumen alto y evita mirar a los otros participantes.

2. Detección de signos de malestar o crisis

▾ Indicadores físicos y emocionales observados:

☐ Agitación o movimientos repetitivos

☑ Cambios en la expresión facial (frunce el ceño, parece confundido)

☑ Dificultad para comunicarse o expresar sus necesidades (responde con frases cortas y evasivas)

- ☑ Intenta alejarse o aislarse del grupo
- ☐ Responde con agresividad o frustración
- ▶ Posibles desencadenantes:
  - ☑ Ruido excesivo
  - ☐ Cambios en la rutina
  - ☐ Sobrecarga sensorial (luces, olores, multitudes)
  - ☐ Interacción con otras personas
  - ☐ No identificado

Descripción detallada de la situación: Manuel parecía confundido cuando comenzó la música a un volumen alto. No respondió con su habitual sonrisa cuando se le animó a participar. En su lugar, miró a su alrededor, frunció el ceño y optó por sentarse en una esquina.

3. Intervención realizada

- ▶ Medidas aplicadas para manejar la situación:
  - ☑ Cambio de ubicación a un espacio más tranquilo
  - ☑ Explicación calmada y adaptada a su nivel de comprensión
  - ☑ Uso de técnicas de regulación (respiración, contacto visual, conversación pausada)
  - ☐ Acompañamiento individual hasta su recuperación
  - ☐ Se requirió intervención del equipo interdisciplinar

Observaciones sobre la efectividad de la intervención: se le llevó a una zona con menos ruido y se le habló en un tono calmado. Manuel reaccionó mejor cuando se bajó el volumen de la música. Tras unos minutos, comenzó a relajarse y accedió a hablar con otros compañeros.

4. Comunicación y seguimiento

▼ ¿Es necesario reportar la incidencia al equipo interdisciplinar?
- ☑ Sí, por crisis leve pero repetitiva
- ☐ No, fue un episodio puntual y controlado

▼ ¿Se proponen recomendaciones para futuras actividades?
- ☑ Reducir estímulos sensoriales (bajar el volumen de la música en actividades similares)
- ☑ Permitir tiempos de descanso estructurados (crear zonas de relajación)
- ☑ Asignar un acompañante de referencia en eventos grupales
- ☐ Ofrecer opciones alternativas de participación
- ☐ Otras: _____

Firma del responsable: Sara López

Fecha de elaboración del informe: 10 de marzo de 2025

La observación de Manuel durante el evento muestra que no se sintió cómodo con el volumen de la música y que esto le generó confusión y aislamiento. En eventos anteriores, había participado sin problemas, lo que indica que este cambio en su comportamiento podría deberse a una mayor sensibilidad a los estímulos sonoros, posiblemente relacionada con su deterioro cognitivo.

La intervención aplicada fue adecuada, ya que se redujo el ruido y se le llevó a un espacio más tranquilo, permitiéndole relajarse y reincorporarse progresivamente a la actividad. Este episodio no fue una crisis grave, pero sí una señal de que Manuel podría necesitar ajustes en futuras actividades para garantizar su bienestar.

El equipo interdisciplinar debe tomar en cuenta esta observación para adaptar futuros eventos, estableciendo estrategias como mantener un volumen de música moderado, crear zonas de descanso o asignar un cuidador de referencia para supervisar su reacción ante situaciones similares. Además, sería recomendable hablar con sus familiares o revisar su historial médico para descartar problemas auditivos que puedan estar afectando su sensibilidad al ruido.

5.6.2 Intervención en situaciones de crisis

A pesar de la planificación y la supervisión, puede haber momentos en los que un usuario experimente una crisis durante una fiesta o evento. Esto puede manifestarse en forma de **ataques de ansiedad, comportamientos agresivos, bloqueos emocionales o reacciones de pánico**. En estos casos, la intervención debe ser rápida, respetuosa y efectiva.

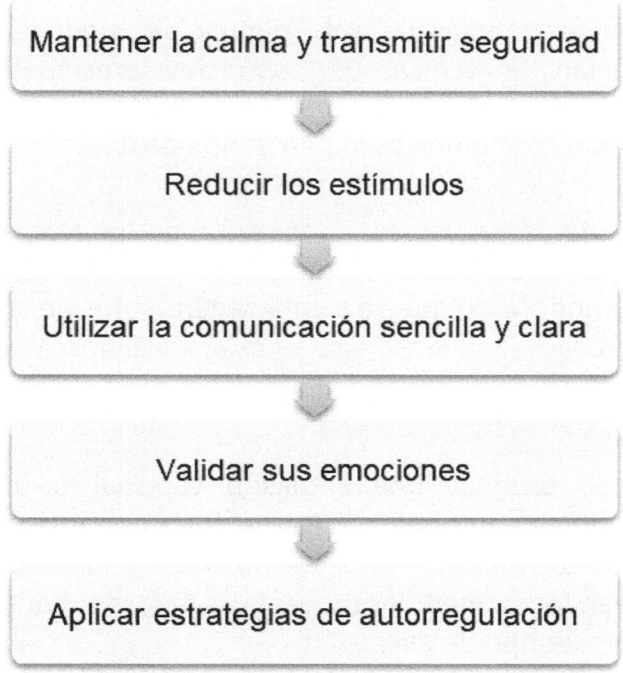

▸ **Mantener la calma y transmitir seguridad:** si el profesional se muestra nervioso o alterado, el usuario puede sentirse aún más ansioso. Lo mejor es usar un tono de voz tranquilo y adoptar una postura relajada.

▸ **Reducir los estímulos:** si el evento es muy ruidoso o está muy concurrido, se debe intentar llevar al usuario a un espacio más tranquilo donde pueda calmarse.

▶ **Utilizar la comunicación sencilla y clara:** explicarle lo que está pasando de forma breve y directa puede ayudar a reducir su confusión. Frases como *"Veo que estás incómodo, vamos a un lugar más tranquilo"* pueden ser muy útiles.

▶ **Validar sus emociones:** si el usuario está molesto o angustiado, es importante reconocer sus sentimientos sin minimizarlos. Se pueden usar frases como *"Entiendo que esto te agobie, estoy aquí para ayudarte"*.

▶ **Aplicar estrategias de autorregulación:** algunas personas se benefician de técnicas de respiración, presión en las manos (como apretar una pelota antiestrés) o incluso contacto físico si lo toleran (como una mano en el hombro).

Después de la crisis, es importante no obligar al usuario a reincorporarse a la actividad de inmediato. Hay que darle tiempo y espacio, asegurándose de que se sienta seguro antes de sugerir volver.

5.6.3 Comunicación de incidencias al equipo interdisciplinar

Cuando se produce una situación especial o una crisis, es fundamental que esta información llegue al equipo interdisciplinar. No se trata solo de documentar lo ocurrido, sino de garantizar que en el futuro se puedan tomar medidas preventivas para mejorar la experiencia del usuario en este tipo de eventos.

Para comunicar una incidencia de manera efectiva, se recomienda seguir estos pasos:

▶ **Describir lo sucedido con claridad:** indicar qué pasó, cuándo, dónde y cómo reaccionó la persona afectada.

▶ **Incluir observaciones específicas:** en lugar de decir *"Estaba nervioso"*, es más útil anotar *"Mostró inquietud, movía las manos constantemente y evitaba el contacto visual"*.

▶ **Explicar las medidas tomadas:** detallar cómo se intervino y si la estrategia funcionó o si fue necesario probar otra opción.

⬝ **Proponer recomendaciones para futuras ocasiones:** si se ha identificado un desencadenante claro (como la música alta o la sobrecarga sensorial), es útil sugerir alternativas para minimizar el impacto en eventos futuros.

Esta información puede registrarse en informes de seguimiento, reuniones de equipo, fichas individuales de cada usuario u hojas de incidencias. Compartir estos datos ayuda a que el equipo pueda **trabajar de manera coordinada y mejorar la atención** en próximas situaciones similares.

¿Qué son las hojas de incidencia?

Las hojas de incidencia son documentos utilizados en instituciones y centros de atención para registrar eventos, incidentes o situaciones relevantes que requieren un seguimiento especial. Estas situaciones pueden estar relacionadas con alteraciones en el comportamiento de una persona dependiente, problemas de seguridad, conflictos, accidentes, fallos en el servicio o cualquier otra circunstancia que necesite ser documentada y comunicada al equipo de trabajo.

El objetivo principal de una hoja de incidencia es dejar constancia escrita de lo ocurrido, asegurando que toda la información relevante quede registrada de manera clara y objetiva. Esto permite tomar medidas adecuadas para resolver el problema, prevenir que vuelva a ocurrir y coordinar las acciones necesarias dentro del equipo interdisciplinar.

¿Cuándo se debe rellenar una hoja de incidencia?

No todas las situaciones requieren un registro formal, pero hay casos en los que es fundamental completar una hoja de incidencia. Algunas de estas situaciones incluyen alteraciones en el comportamiento de una persona dependiente, como episodios de agresividad, crisis de ansiedad, desorientación, rechazo a la alimentación o autolesiones. También es necesario documentar cualquier accidente o caída, incluso si parece leve, ya que puede tener consecuencias posteriores.

Otro caso importante es la desaparición o desorientación de una persona dentro de la institución o si sale de un área segura sin supervisión. Los conflictos entre usuarios, ya sean discusiones, peleas o agresiones físicas o verbales, también deben quedar registrados para prevenir futuros incidentes.

Los problemas relacionados con la medicación o la alimentación, como errores en la administración de fármacos, rechazo a tomar la medicación o atragantamientos, requieren un seguimiento especial y deben informarse. Además, cualquier fallo en el equipo o infraestructura del centro, como problemas con ascensores, puertas de seguridad, camas o sistemas de alarmas, debe documentarse para evitar riesgos y garantizar un ambiente seguro.

¿Qué información debe contener una hoja de incidencia?

Para que la hoja de incidencia sea útil, debe describir lo ocurrido de manera clara, objetiva y completa. Generalmente, incluye datos generales como el nombre de la persona afectada, la fecha, la hora y el lugar donde ocurrió la incidencia.

También debe contener una descripción detallada de lo sucedido, sin interpretaciones personales, indicando qué pasó, quiénes estaban presentes y qué consecuencias tuvo la situación. Es importante que se registren las medidas tomadas en el momento para solucionar o controlar la incidencia, como la aplicación de primeros auxilios, la intervención del equipo o cualquier ajuste en la actividad para garantizar la seguridad del usuario.

Además, se deben incluir los nombres de las personas involucradas o testigos del incidente y una propuesta de seguimiento si es necesario realizar cambios en la atención, evaluar la situación con un especialista o implementar medidas preventivas. Finalmente, el profesional que registra la incidencia debe firmar el documento para garantizar la veracidad del informe.

Por ejemplo

HOJA DE INCIDENCIA

Nombre del usuario: Beatriz Fernández

Fecha de la incidencia: 11 de marzo de 2025

Hora: 16:30 h

Lugar: sala común del centro de día

Profesional que registra la incidencia: Roberto Gómez (auxiliar de enfermería)

1. Descripción de la incidencia

Durante la actividad de manualidades en la sala común, Beatriz Fernández, usuaria de 82 años con deterioro cognitivo moderado, comenzó a mostrar signos de inquietud y agitación. En un primer momento, dejó de participar en la actividad, miró a su alrededor con expresión de confusión y comenzó a frotarse las manos repetitivamente.

Pocos minutos después, elevó el tono de voz y expresó con ansiedad que no sabía dónde estaba, preguntando repetidamente por su casa y por su familia. Cuando una profesional intentó calmarla hablándole con tono pausado, Beatriz rechazó el contacto y golpeó la mesa con la mano derecha. Su nivel de agitación aumentó hasta el punto de intentar levantarse de su asiento de forma brusca.

2. Medidas tomadas

- Se aplicó técnica de reorientación en el tiempo y el espacio, explicándole de forma calmada que estaba en el centro de día y que pronto vería a su familia.

- Se intentó redirigir su atención hacia una actividad más relajante, ofreciéndole una pelota antiestrés y animándola a respirar profundamente.

▼ Se le trasladó a un espacio más tranquilo para reducir estímulos y evitar que la situación escalara.

▼ Se evitó el contacto físico directo para no aumentar su sensación de ansiedad.

▼ Tras unos minutos, comenzó a calmarse, aunque continuó expresando dudas sobre su ubicación.

3. Personas involucradas o presentes

Irati Ruiz (terapeuta ocupacional)

Julio Martínez (usuario del centro, compañero de mesa)

Roberto Gómez (auxiliar de enfermería, registrando la incidencia)

4. Propuestas de seguimiento y recomendaciones

▼ Valorar junto con el equipo interdisciplinar si este episodio de desorientación ha sido puntual o si se repite con frecuencia.

▼ Informar a la familia sobre lo ocurrido para conocer si ha tenido episodios similares en casa.

▼ Evaluar la posibilidad de reducir el tiempo de permanencia en actividades grupales largas, en caso de que favorezcan la fatiga y la confusión.

▼ Establecer un protocolo de actuación en caso de futuras crisis de desorientación, priorizando el uso de elementos familiares (fotos, objetos personales) para favorecer la calma.

Firma del profesional: Roberto Gómez

Fecha de elaboración del informe: 11 de marzo de 2025

Sabías que...

Los sistemas digitales han revolucionado la forma en que los equipos organizan y gestionan la información. En el ámbito de la atención a personas dependientes, contar con plataformas que permitan centralizar la información y facilitar el acceso a todos los miembros del equipo es clave para mejorar la coordinación, reducir errores y ofrecer una atención más personalizada. A continuación, se presentan algunos ejemplos concretos de cómo estos sistemas pueden utilizarse en diferentes entornos.

Uno de los sistemas digitales más utilizados en hospitales, residencias y centros de día son las historias clínicas electrónicas (HCE). Estas plataformas permiten que los médicos, enfermeros, terapeutas y cuidadores accedan en tiempo real al historial de cada usuario, incluyendo sus antecedentes médicos, tratamientos en curso, medicación y observaciones diarias.

Por ejemplo, si un cuidador observa que una persona dependiente ha mostrado signos de desorientación en varias ocasiones durante la semana, puede registrar esta información en la HCE. Luego, el médico podrá revisar estos datos y determinar si es necesario ajustar su medicación o realizar una evaluación más profunda. Gracias a este sistema, se evita la pérdida de información entre turnos y se agiliza la toma de decisiones.

Algunas plataformas digitales están diseñadas específicamente para la gestión de residencias y centros de día. Estas aplicaciones permiten asignar tareas a los cuidadores, programar actividades, registrar incidencias y compartir información relevante entre los profesionales del centro.

Por ejemplo, si un terapeuta ocupacional organiza una sesión de musicoterapia para un grupo de residentes, puede programarla en la aplicación y notificar a los auxiliares que deben preparar a los usuarios con tiempo. Además, si algún residente no se encuentra bien o tiene una necesidad especial, se puede añadir una nota en la plataforma para que todos los profesionales estén informados y actúen en consecuencia.

Uno de los errores más comunes en la atención a personas dependientes es la duplicación u omisión de medicamentos debido a fallos en la comunicación entre turnos. Para evitar esto, existen plataformas digitales especializadas en el control y administración de medicación, donde los profesionales pueden registrar cada toma, recibir recordatorios y generar alertas en caso de que se detecten inconsistencias.

Por ejemplo, si un residente con Parkinson debe tomar su medicación tres veces al día, el sistema puede enviar alertas a los cuidadores para asegurarse de que la dosis se administra a la hora correcta. Además, si el usuario rechaza la medicación o presenta efectos adversos, esta información se puede registrar de inmediato para que el equipo médico tome decisiones basadas en datos actualizados.

En centros donde trabajan diferentes profesionales (médicos, fisioterapeutas, trabajadores sociales, psicólogos, etc.), es fundamental contar con herramientas digitales que permitan una comunicación fluida. Aplicaciones como Slack, Microsoft Teams o plataformas específicas para el sector sanitario facilitan el intercambio de información sin necesidad de reuniones presenciales constantes.

Por ejemplo, si un psicólogo nota que un usuario ha mostrado signos de depresión en las sesiones de terapia, puede compartir esta información con los cuidadores y enfermeros a través de un chat interno. De esta manera, todo el equipo puede estar alerta y aplicar estrategias de acompañamiento adaptadas a la situación del usuario.

Algunas residencias y centros han implementado plataformas digitales para que las familias puedan acceder a información sobre el estado de sus seres queridos. A través de estos sistemas, los familiares pueden consultar informes de salud, recibir actualizaciones sobre actividades y enviar mensajes al equipo de atención.

Por ejemplo, si un residente ha participado en una actividad especial, los cuidadores pueden subir fotos y comentarios sobre su estado de ánimo, permitiendo a la familia mantenerse conectada. Asimismo, si hay algún cambio en el tratamiento o en la rutina del usuario, los familiares pueden notificarse de inmediato a través de la plataforma.

5.7 RESUMEN

Las capacidades cognitivas incluyen la memoria, la atención, el lenguaje, el pensamiento lógico y la orientación. Para estimularlas, se utilizan estrategias como ejercicios de asociación de palabras, lectura y escritura adaptadas, resolución de problemas y dinámicas de conversación. La estimulación de la memoria puede realizarse mediante la reminiscencia, el uso de fotografías, la repetición de información clave o la creación de listas. La orientación temporal y espacial se trabaja con calendarios, relojes visibles y rutinas estructuradas. La percepción y la coordinación mental se potencian con ejercicios prácticos como rompecabezas, clasificación de objetos y actividades de reconocimiento.

La estimulación debe adaptarse a las capacidades individuales de cada persona. Para quienes conservan habilidades cognitivas más desarrolladas, se emplean ejercicios de planificación y toma de decisiones, como la organización de actividades diarias o la elección de tareas dentro de la institución. En casos de deterioro cognitivo avanzado, se priorizan actividades repetitivas que refuercen la seguridad y eviten la frustración, como la identificación de colores, formas y objetos familiares.

Los hábitos de autonomía personal incluyen actividades básicas de la vida diaria (ABVD) como el aseo, la alimentación, la vestimenta y la movilidad. Para fomentar la independencia en estos aspectos, se utilizan apoyos visuales, rutinas estructuradas y refuerzos positivos. La repetición de actividades refuerza la memoria procedural, facilitando la realización de tareas sin necesidad de supervisión constante.

En el aseo personal, se recomienda el uso de ayudas técnicas como cepillos de dientes con mangos adaptados, dispensadores de jabón automáticos y duchas con asideros para mejorar la seguridad. En la alimentación, se fomentan hábitos saludables mediante la autonomía en la elección de alimentos y la práctica de técnicas de motricidad para el uso de cubiertos. Para la vestimenta, se emplean sistemas de cierre sencillos, como velcros y cremalleras fáciles de manipular, y se entrena la secuencia lógica del vestido. En cuanto a la movilidad, se trabajan ejercicios para reforzar el equilibrio, la fuerza y la coordinación, utilizando andadores, barras de apoyo y otras herramientas de asistencia.

Algunas dificultades que pueden afectar la independencia incluyen la falta de motivación, la sobreprotección, la rigidez en las rutinas o un entorno poco adaptado. Para evitar la desmotivación, se recomienda personalizar las actividades según los intereses del usuario y establecer metas alcanzables. La sobreprotección de los cuidadores puede limitar el desarrollo de habilidades, por lo que es importante permitir que la persona intente realizar tareas antes de intervenir.

El entorno debe ser accesible y seguro para fomentar la autonomía. Se recomienda eliminar obstáculos físicos, proporcionar mobiliario ergonómico y adaptar los espacios a las necesidades individuales. También es esencial que el personal reciba formación continua en técnicas de estimulación y acompañamiento, asegurando que las personas dependientes mantengan su capacidad funcional el mayor tiempo posible.

5.8 PRUEBA DE AUTOEVALUACIÓN

1. **¿Cuál de las siguientes es una estrategia eficaz para la estimulación de la memoria en personas dependientes?**
   a) Realizar todas las tareas por ellos para evitarles estrés.
   b) Evitar la repetición de información para no generar frustración.
   c) **Utilizar la reminiscencia y el uso de fotografías para reforzar recuerdos.**
   d) Cambiar las rutinas diariamente para estimular la mente.

2. **¿Qué técnica se basa en dividir una tarea en pequeños pasos y enseñar desde la última acción hasta la primera?**
   a) Modelado.
   b) **Encadenamiento progresivo.**
   c) Refuerzo positivo.
   d) Desvanecimiento de ayudas.

3. **¿Cuál de los siguientes elementos favorece la orientación temporal y espacial de las personas dependientes?**

   a) Espacios con iluminación tenue y pocos estímulos visuales.

   b) **Calendarios, relojes visibles y rutinas estructuradas.**

   c) Cambios constantes en la disposición del mobiliario.

   d) Eliminar la referencia a fechas y horarios para evitar confusión.

4. **¿Qué objetivo principal tiene la aplicación del refuerzo positivo en la autonomía personal?**

   a) Reemplazar el esfuerzo del usuario con soluciones inmediatas.

   b) Disminuir la confianza del usuario en sus propias capacidades.

   c) **Motivar la realización de tareas mediante recompensas y estímulos.**

   d) Limitar el tiempo dedicado a cada actividad para acelerar el aprendizaje.

5. **¿Cuál de las siguientes opciones describe una ayuda técnica que favorece la autonomía en la alimentación?**

   a) **Platos con bordes altos y cubiertos adaptados.**

   b) Sustitución de comidas sólidas por batidos nutritivos.

   c) Evitar que la persona coma sola para prevenir accidentes.

   d) Servir la comida en platos grandes y profundos sin divisiones.

6. **¿Qué barrera puede dificultar la autonomía personal de una persona dependiente?**

   a) Permitir que el usuario participe en la toma de decisiones.

   b) **La sobreprotección por parte de los cuidadores.**

   c) Fomentar la independencia mediante refuerzo positivo.

   d) Establecer rutinas flexibles adaptadas a cada persona.

7. ¿Cuál es el propósito del desvanecimiento de ayudas en la enseñanza de tareas cotidianas?

a) Asegurar que la persona reciba apoyo constante en todas las actividades.

b) **Reducir gradualmente la asistencia hasta que pueda realizar la tarea por sí misma.**

c) Evitar que el usuario intente realizar la tarea para prevenir errores.

d) Sustituir la enseñanza de tareas por actividades recreativas.

8. ¿Qué tipo de actividad es útil para estimular la percepción y coordinación mental en personas dependientes?

a) **Rompecabezas y clasificación de objetos.**

b) Permanecer en reposo para evitar el agotamiento mental.

c) Realizar actividades físicas de alta intensidad.

d) Eliminar tareas manuales para evitar frustraciones.

9. ¿Cuál de las siguientes estrategias es recomendable para mejorar la autonomía en la vestimenta?

a) **Usar ropa con velcros y cremalleras adaptadas.**

b) Cambiar la ropa cada día sin seguir un orden lógico.

c) Hacer que la persona vista prendas complejas para forzar el aprendizaje.

d) Evitar que la persona participe en la elección de su vestimenta.

10. ¿Qué papel juega el personal asistencial en la promoción de la autonomía personal?

a) Sustituir completamente la independencia del usuario por asistencia permanente.

b) Evitar la estimulación para no generar frustración en los usuarios.

c) **Aplicar técnicas de enseñanza y estimulación adaptadas a cada persona.**

d) Mantener un enfoque único sin adaptar las estrategias a cada caso.

1. La técnica de _____ consiste en dividir una tarea en pequeños pasos, enseñándolos desde la última acción hasta la primera.

2. Para mejorar la _____ espacial y temporal, se utilizan calendarios, relojes visibles y rutinas estructuradas.

3. El _____ positivo es una estrategia que motiva a los usuarios a completar tareas mediante estímulos y recompensas.

4. La _____ es una técnica que ayuda a recordar eventos pasados mediante fotografías, relatos y objetos significativos.

5. En la alimentación, los _____ adaptados, como cucharas con mangos ergonómicos, facilitan la autonomía del usuario.

6. Para fomentar la independencia, es importante evitar la _____ _____, ya que puede limitar la capacidad del usuario para realizar tareas por sí mismo.

7. El _____ de ayudas es una estrategia que reduce progresivamente el apoyo hasta que la persona pueda realizar la tarea sin asistencia.

8. En la estimulación cognitiva, los _____ ayudan a reforzar la percepción, la memoria y la coordinación mental.

9. Para mejorar la autonomía en la vestimenta, se recomienda usar ropa con _____ en lugar de botones pequeños.

10. Los profesionales deben adaptar las estrategias de enseñanza y estimulación a las _____ individuales de cada usuario.

1. Encadenamiento	6. Sobreprotección
2. Orientación	7. Desvanecimiento
3. Refuerzo	8. Rompecabezas
4. Reminiscencia	9. Velcros
5. Cubiertos	10. Capacidades

UF0131.
Técnicas de comunicación con personas dependientes en instituciones

La comunicación es la base de cualquier relación de atención y acompañamiento, especialmente en el caso de personas dependientes que pueden presentar dificultades para expresarse o comprender su entorno. En esta unidad se estudian las barreras comunicativas, las estrategias para mejorar la interacción con los usuarios y sus familiares, y la importancia del lenguaje no verbal. También se abordan sistemas de comunicación alternativa y aumentativa, así como técnicas específicas para casos como el alzhéimer, con el objetivo de garantizar una comunicación efectiva que refuerce la autonomía y la calidad de vida de los usuarios en el entorno institucional.

6

Mejora del proceso de comunicación con el usuario

La comunicación es la base de una atención de calidad, ya que permite establecer un vínculo de confianza con los usuarios y comprender mejor sus necesidades. En este apartado se analizan las características del proceso comunicativo, los obstáculos que pueden dificultarlo y las estrategias para mejorar la interacción con las personas dependientes. Se abordan técnicas de comunicación verbal y no verbal, la adaptación del lenguaje institucional a cada usuario y la importancia de la relación con familiares y el entorno, garantizando así una comunicación más efectiva y accesible.

6.1 PROCESO DE COMUNICACIÓN: CARACTERÍSTICAS

Para comunicarse de manera efectiva con personas dependientes, es importante aplicar **técnicas adecuadas que faciliten la comprensión y la expresión**, especialmente cuando existen barreras derivadas de la edad, discapacidad o deterioro cognitivo. Una de las estrategias más útiles es la **escucha activa**, que implica prestar total atención a lo que la persona dice, mostrando interés y validando sus emociones con gestos o palabras de apoyo. Muchas veces, lo que las personas dependientes necesitan no es solo recibir información, sino sentirse escuchadas y comprendidas.

En lugar de dar explicaciones largas o complicadas, es mejor utilizar frases cortas, pausadas y adaptadas al nivel de comprensión de cada persona. Por ejemplo, si un usuario con deterioro cognitivo moderado pregunta varias veces por la hora de comer, en vez de responder con impaciencia, se puede decir con calma: *"Comeremos en una hora, te avisaré cuando sea el momento"*.

Muchas personas dependientes pueden tener dificultades para procesar el lenguaje oral, por lo que es importante reforzar el mensaje con **gestos, contacto visual, expresiones faciales y tono de voz adecuado**. Una sonrisa, una mirada tranquila o un gesto de aprobación pueden transmitir seguridad y confianza a la persona, facilitando la interacción.

Además, en algunos casos es necesario utilizar **sistemas alternativos de comunicación**, como pictogramas, tableros de comunicación o dispositivos electrónicos con voz sintetizada. Esto es especialmente útil para personas con dificultades del habla o trastornos del espectro autista, ya que les permite expresar sus necesidades sin depender únicamente del lenguaje verbal.

La paciencia y la empatía son dos valores esenciales en la comunicación con personas dependientes. Muchas veces, pueden repetir preguntas, tardar en responder o necesitar más explicaciones. En lugar de mostrar impaciencia, lo ideal es **darles el tiempo necesario para procesar la información y responder a su ritmo**. No hay que olvidar que la comunicación no es solo transmitir un mensaje, sino también construir una relación de confianza y respeto.

El proceso de comunicación es un intercambio de información que ocurre entre un **emisor** (quien envía el mensaje) y un **receptor** (quien lo recibe e interpreta). En el contexto de las instituciones donde se atiende a personas dependientes, este proceso tiene algunas particularidades que requieren especial atención.

Una de las principales características de la comunicación en este entorno es la **necesidad de adaptación**. No todas las personas dependientes comprenden la información de la misma manera, por lo que es fundamental **ajustar el mensaje** según sus capacidades cognitivas y emocionales. Por ejemplo, una persona con Alzheimer en fase avanzada no podrá procesar instrucciones complejas, por lo que es mejor darle indicaciones paso a paso, de forma pausada y con refuerzos visuales si es necesario.

La comunicación en instituciones no es solo verbal, sino que también incluye **elementos no verbales** como la expresión facial, el tono de voz y los gestos. Muchas veces, los usuarios interpretan estos elementos mejor que las propias palabras. Por ejemplo, si un cuidador dice *"No te preocupes"* con un tono apresurado y sin contacto visual, la persona puede no sentirse tranquilizada. En cambio, si se dice con una voz calmada, una mirada serena y una mano en el hombro, el mensaje se refuerza y la persona percibe la intención real detrás de las palabras.

La comunicación en entornos institucionales también debe ser **bidireccional**, lo que significa que no solo se transmite información, sino que también se escucha activamente a la persona dependiente. Muchas veces, los usuarios pueden tener dificultades para expresarse, pero eso no significa que no tengan necesidades, emociones o inquietudes que deseen compartir. Prestar atención a su lenguaje corporal, sus cambios de comportamiento y sus gestos ayuda a entender lo que no pueden expresar con palabras.

Además, el contexto en el que se produce la comunicación influye en su efectividad. En un entorno ruidoso o con distracciones, la persona puede tener más dificultades para concentrarse en el mensaje. Por ello, es recomendable comunicarse en espacios tranquilos, con una iluminación adecuada y sin elementos que puedan generar confusión.

Situación	Forma adecuada de comunicación
Un usuario con Alzheimer está desorientado y pregunta repetidamente por su familia	Hablar con voz pausada y tono calmado, utilizar palabras sencillas, reforzar con contacto visual y gestos tranquilizadores. Responder con paciencia y validar su emoción con frases como 'Sé que te gustaría verlos, están bien y pronto hablaremos con ellos'
Una persona con dificultades auditivas no entiende la indicación del cuidador	Hablar frente a la persona, vocalizando con claridad sin gritar. Usar apoyo visual como gestos o escribir la indicación si es necesario

Situación	Forma adecuada de comunicación
Un residente muestra signos de ansiedad antes de una consulta médica	Utilizar un tono de voz sereno y acompañar con contacto físico sutil (como una mano en el hombro). Explicar con frases breves lo que ocurrirá y reforzar con afirmaciones positivas
Un usuario con discapacidad motriz necesita ayuda para comer y se siente frustrado	Validar su frustración con frases como 'Entiendo que esto puede ser incómodo'. Permitirle participar en el proceso y preguntar cómo prefiere que se le ayude
Una persona con dificultades del habla intenta comunicar una necesidad urgente	Facilitarle un sistema alternativo de comunicación, como un tablero de pictogramas o una libreta para escribir. Esperar con paciencia su respuesta sin presionarlo
Un usuario rechaza participar en una actividad grupal porque se siente inseguro	Usar refuerzo positivo, explicarle que su participación es valiosa y ofrecerle un rol dentro de la actividad que le haga sentir seguro
Durante una crisis emocional, un usuario grita y gesticula con agitación	No responder con un tono autoritario. Mantener distancia respetuosa, hablar con calma y utilizar frases que transmitan seguridad, como 'Estoy aquí para ayudarte, dime qué necesitas'
Un residente con deterioro cognitivo no comprende por qué debe tomar su medicación	Explicar con frases cortas y tono amigable el motivo de la medicación. Usar ejemplos de cómo le beneficia y reforzar con gestos amables
Un usuario con autismo evita el contacto visual y no responde a preguntas directas	Evitar forzar el contacto visual, darle tiempo para responder y usar frases claras sin presionar. Acompañar la conversación con elementos visuales si es necesario
Un usuario nuevo en la residencia se muestra retraído y poco comunicativo	Darle espacio y tiempo para adaptarse. Fomentar interacciones con otros residentes sin obligarlo a participar, utilizando preguntas abiertas y lenguaje amable

6.2 BARRERAS EN LA COMUNICACIÓN, INTERFERENCIAS Y RUIDOS

Cuando hablamos con alguien, no siempre conseguimos transmitir lo que queremos de manera efectiva. Esto ocurre porque en la comunicación pueden surgir **barreras**, es decir, obstáculos que dificultan el entendimiento entre las personas. Algunas de estas barreras pueden ser **físicas**, como el ruido de fondo en una sala llena de gente o una mala conexión en una videollamada. Otras son **psicológicas**, como la ansiedad o el estrés, que pueden hacer que una persona no preste atención o malinterprete lo que se le dice. También hay **barreras semánticas**, que aparecen cuando usamos palabras o expresiones que la otra persona no comprende bien, ya sea porque son muy técnicas, demasiado abstractas o porque tienen un significado diferente para cada uno.

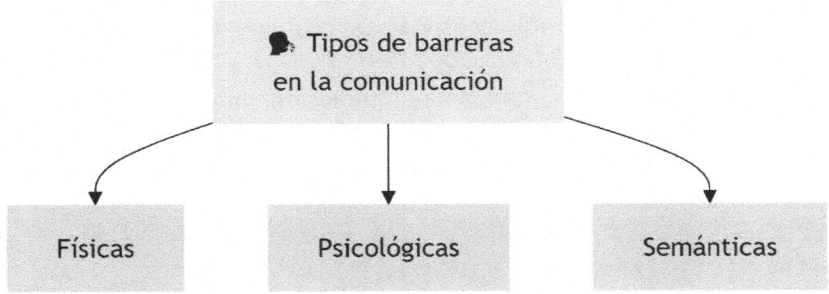

Además, existe lo que se conoce como **interferencias** y **ruidos** en la comunicación. El término "ruido" no se refiere solo a sonidos molestos, sino a cualquier elemento que distorsiona el mensaje. Puede ser una distracción en el entorno, una emoción intensa que nuble la comprensión o incluso una diferencia cultural que haga que un gesto o una palabra se interpreten de manera distinta. Por ejemplo, si un profesional habla demasiado rápido o con tecnicismos que el usuario no entiende, se genera un "ruido" en la comunicación que impide que el mensaje llegue con claridad.

Contexto	Barreras en la comunicación
Residencias de mayores	Dificultades auditivas y visuales, falta de adaptación del lenguaje, aislamiento social
Hospitales y centros de salud	Ruido ambiental, uso de términos técnicos, estrés y ansiedad del paciente
Atención domiciliaria	Distracciones en el hogar, falta de contacto visual, problemas de audición no tratados
Centros de día	Entorno ruidoso, cambios frecuentes de personal, falta de tiempo para interacciones individuales
Personas con discapacidad auditiva	Dificultades para oír instrucciones, ausencia de intérprete de lengua de signos, falta de adaptaciones visuales
Personas con deterioro cognitivo	Problemas de comprensión, desorientación, pérdida de memoria, dificultad para expresar ideas
Personas con trastornos del habla	Dificultad para articular palabras, problemas neurológicos, barreras con los dispositivos de comunicación alternativos
Personas con barreras emocionales	Resistencia a la interacción, miedo o ansiedad, desconfianza hacia el interlocutor

6.3 PAUTAS PARA MEJORAR LA COMUNICACIÓN CON EL USUARIO: CLARIDAD, SENCILLEZ, ATENCIÓN, EMPATÍA

Para que la comunicación sea efectiva, es fundamental seguir algunas **pautas básicas**. Lo primero es la **claridad**, es decir, asegurarse de que el mensaje está bien estructurado y es fácil de entender. Usar frases cortas, directas y sin demasiada información a la vez ayuda mucho a evitar confusiones. También es importante la **sencillez**, evitando términos demasiado complicados o explicaciones innecesarias. A veces, menos es más: lo mejor es hablar de manera natural y adaptarse al nivel de comprensión de la persona con la que estamos interactuando.

Otro aspecto clave es la **atención**. No basta con hablar bien, también hay que saber escuchar. Prestar atención a lo que la otra persona dice, hacer preguntas para asegurarnos de que ha entendido el mensaje y darle tiempo para responder son acciones esenciales para una comunicación fluida. Por último, pero no menos importante, está la **empatía**. Ponerse en el lugar del otro, entender sus emociones y responder con sensibilidad puede marcar la diferencia. En muchas ocasiones, la comunicación no es solo sobre transmitir información, sino también sobre hacer que el otro se sienta escuchado y comprendido.

Situación	Solución adecuada
Un usuario con Alzheimer pregunta repetidamente lo mismo porque no recuerda la respuesta	Responder con paciencia utilizando frases cortas y calmadas. No corregirlo bruscamente, sino reafirmar con amabilidad, por ejemplo: 'Sí, después de la merienda iremos al jardín, como siempre'
Una persona con problemas auditivos no entiende la indicación del cuidador	Hablarle de frente, vocalizar claramente y usar gestos para reforzar el mensaje. Si es necesario, escribir la indicación en papel o en una aplicación digital
Un usuario con deterioro cognitivo se frustra porque no entiende una explicación larga	Dividir la información en pasos más pequeños y usar ejemplos sencillos. Hacer pausas entre frases para que tenga tiempo de procesar lo que se dice
Un residente con afasia intenta expresarse pero no encuentra las palabras adecuadas	Usar preguntas cerradas o tableros de comunicación con imágenes para ayudarle a expresar lo que necesita. Evitar interrumpirlo y darle tiempo para responder
Una persona con ansiedad tiene dificultades para procesar la información rápidamente	Hablar en un tono calmado, pausado y con frases claras. Validar su emoción con frases como: 'Tómate tu tiempo, dime cuando estés listo'
Un usuario con discapacidad intelectual no comprende instrucciones complejas	Simplificar las instrucciones usando un lenguaje concreto y directo. Acompañar la indicación con demostraciones o apoyo visual si es posible
Un residente con pérdida visual no puede leer los avisos en la institución	Usar textos en braille o audioguías para informarle sobre avisos importantes. También se puede asignar un acompañante que le ayude con la lectura
Un usuario que se comunica en otro idioma no entiende lo que se le está diciendo	Usar apoyo visual, como imágenes o aplicaciones de traducción. Hablar despacio y con frases sencillas para facilitar la comprensión

Situación	Solución adecuada
Un usuario con autismo evita el contacto visual y no responde a preguntas directas	No forzar el contacto visual ni presionarlo para responder inmediatamente. Usar un lenguaje claro y permitir que se exprese de la manera en que se sienta cómodo
Un residente nuevo en el centro se muestra retraído y evita participar en actividades	Darle espacio y tiempo para adaptarse. Fomentar interacciones suaves sin presionarlo y ofrecerle tareas sencillas dentro del grupo para que se sienta integrado

6.4 TÉCNICAS BÁSICAS DE COMUNICACIÓN NO VERBAL

Aunque solemos centrarnos en las palabras, la comunicación no verbal es igual de importante. De hecho, en muchas situaciones transmite más que lo que decimos. Algunos de los elementos clave de la comunicación no verbal son la **expresión facial**, el **contacto visual**, la **postura corporal** y los **gestos**. Por ejemplo, una sonrisa puede generar confianza, mientras que un ceño fruncido puede hacer que el otro se sienta incómodo o juzgado.

El **contacto visual** es fundamental para mostrar interés y atención, pero debe ser natural. Mirar fijamente durante demasiado tiempo puede resultar intimidante, mientras que evitar la mirada puede transmitir inseguridad o desinterés. La **postura corporal** también juega un papel importante: una postura abierta y relajada invita a la conversación, mientras que cruzar los brazos o girar el cuerpo hacia otro lado puede indicar falta de interés o incomodidad.

Los **gestos** ayudan a reforzar lo que estamos diciendo. Por ejemplo, asentir con la cabeza mientras alguien habla muestra que estamos atentos y comprendemos su mensaje. También es importante el **tono de voz**, ya que no solo importa lo que se dice, sino cómo se dice. Un tono cálido y calmado genera confianza, mientras que un tono seco o demasiado alto puede generar rechazo o incomodidad.

Gesto	Significado en la comunicación no verbal
Cruzar los brazos	Puede indicar actitud defensiva, inseguridad o desacuerdo
Evitar el contacto visual	Muestra incomodidad, timidez, desconfianza o deseo de evitar la interacción
Asentir con la cabeza	Señal de acuerdo, comprensión o atención a lo que se dice
Fruncir el ceño	Expresión de enfado, confusión o concentración
Mirar hacia abajo	Suele reflejar tristeza, vergüenza o falta de confianza
Tocarse la cara repetidamente	Puede ser un signo de nerviosismo, incomodidad o engaño
Encoger los hombros	Indica duda, falta de certeza o desconocimiento
Sonrisa genuina	Transmite alegría, confianza y disposición positiva
Apretar los labios	Sugiere incomodidad, tensión o desacuerdo sin verbalizarlo
Inclinarse ligeramente hacia adelante	Muestra interés y participación activa en la conversación
Jugar con objetos (bolígrafos, ropa, etc.)	Puede ser una forma de liberar ansiedad, nerviosismo o impaciencia
Respiración acelerada	Suele asociarse a estrés, miedo o inseguridad
Postura rígida	Indica tensión, incomodidad o nerviosismo
Manos en los bolsillos	Puede transmitir desinterés, pasividad o falta de implicación
Contacto visual prolongado	Si es natural, muestra seguridad; si es excesivo, puede percibirse como amenaza o confrontación
Golpear con los dedos sobre una superficie	Signo de impaciencia o frustración
Manos abiertas con las palmas hacia arriba	Sugiere apertura, honestidad y disposición al diálogo
Manos cerradas en puño	Expresión de tensión, enfado o contención emocional
Cabeza ladeada	Señal de interés y escucha activa
Bajar la mirada y evitar interacción	Expresión de sumisión, timidez o inseguridad

6.5 ADAPTACIÓN DEL LÉXICO DE LA INSTITUCIÓN A LAS CARACTERÍSTICAS DEL USUARIO

Cuando se trabaja en una institución con personas dependientes, es fundamental que la comunicación sea clara y comprensible. Muchas veces, los profesionales utilizan términos técnicos propios del ámbito sanitario o asistencial que pueden resultar confusos para los usuarios. Por eso, es importante **adaptar el lenguaje a las características de cada persona**, garantizando que el mensaje sea entendido sin dificultad.

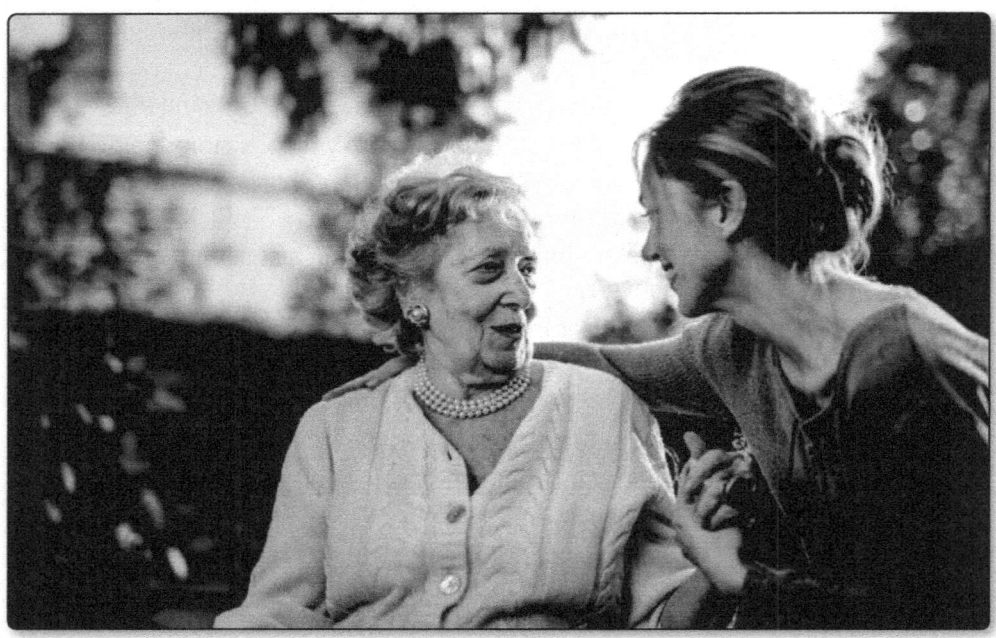

Para lograrlo, lo primero es conocer bien a la persona con la que se está hablando. No es lo mismo comunicarse con un usuario con **deterioro cognitivo**, que quizás necesite frases más cortas y sencillas, que con alguien con una discapacidad auditiva, que puede requerir apoyo visual o gestual. En general, lo ideal es **utilizar un lenguaje sencillo, sin tecnicismos y sin frases demasiado largas**.

Por ejemplo, en lugar de decir: *"Vamos a proceder con la administración del tratamiento prescrito"*, es más fácil que el usuario entienda: *"Ahora te daré la medicina que te ayudará a sentirte mejor"*. Lo mismo ocurre con términos relacionados con las actividades del centro. Si un usuario pregunta qué va a hacer en la tarde, en lugar de responder *"participarás en una sesión de estimulación cognitiva"*, es mejor decir *"vamos a hacer unos juegos para ejercitar la mente"*.

Otro aspecto importante es **ajustar el tono de voz y la velocidad al hablar**. Muchas personas mayores, por ejemplo, pueden necesitar que se les hable un poco más despacio para procesar mejor la información. A su vez, el tono de voz debe ser cálido y cercano, evitando cualquier sensación de frialdad o distancia.

También es clave utilizar el **lenguaje no verbal** para reforzar el mensaje. Un gesto amable, una sonrisa o un contacto visual adecuado pueden ayudar mucho a que la comunicación sea más efectiva y a que el usuario se sienta comprendido.

Cuanto más claro sea el mensaje, menos dudas habrá y menos tiempo se perderá en aclaraciones innecesarias. Además, una comunicación adaptada a cada persona **refuerza la confianza y la seguridad del usuario en el entorno institucional**, haciéndolo sentir más cómodo y atendido.

6.6 COMUNICACIÓN CON LOS FAMILIARES Y EL ENTORNO DEL USUARIO

La comunicación con la familia y el entorno del usuario es un aspecto fundamental en las instituciones asistenciales. Los familiares no solo son una parte clave en el bienestar de la persona dependiente, sino que también necesitan estar informados sobre su estado, evolución y cualquier cambio relevante en su atención.

Para que esta comunicación sea efectiva, es importante que sea **transparente, frecuente y empática**. Los familiares suelen tener muchas dudas e inquietudes sobre la atención que recibe su ser querido, por lo que los profesionales deben proporcionarles información de manera clara y accesible. En este sentido, es recomendable evitar un lenguaje excesivamente técnico o alarmista y, en su lugar, **explicar las cosas de manera sencilla y tranquilizadora**.

Por ejemplo, si un residente ha tenido una noche inquieta, en lugar de decir: *"Ha presentado episodios de insomnio y agitación nocturna con tendencia a la deambulación"*, se puede explicar: *"Anoche le costó dormir y estuvo algo inquieto, pero estuvimos pendientes y logramos que descansara un poco"*. De esta manera, la familia recibe la información sin sentirse alarmada innecesariamente.

Los familiares también tienen necesidades emocionales y preocupaciones que deben atenderse. Por eso, no solo hay que informar, sino también **permitir que expresen sus dudas, inquietudes y sugerencias**. En estos casos, frases como *"Entiendo que estés preocupado, dime cómo podemos ayudarte"* pueden hacer una gran diferencia en la relación con la familia.

Además, la comunicación no debe limitarse a momentos de crisis o problemas. Mantener un contacto regular con la familia para informarles sobre el bienestar del usuario, sus avances en terapias o incluso anécdotas positivas del día a día **genera confianza y fortalece la relación entre la institución y el entorno del usuario**.

En algunos centros, se utilizan herramientas digitales como aplicaciones o plataformas donde los familiares pueden recibir actualizaciones sobre la atención de su ser querido. Estas herramientas son una gran ayuda, pero nunca deben reemplazar el contacto humano. Siempre que sea posible, es recomendable realizar reuniones periódicas con las familias para aclarar dudas y reforzar la confianza en el equipo de profesionales.

Por último, es importante recordar que la familia también forma parte del proceso de cuidado. Mantenerlos informados y hacerlos sentir incluidos en la atención de su ser querido **ayuda a que la persona dependiente se sienta más acompañada y segura en la institución**.

7

Utilización de técnicas de comunicación alternativa y aumentativa

Algunas personas dependientes presentan dificultades para expresarse o comprender la información de manera convencional, por lo que es necesario utilizar sistemas de comunicación adaptados a sus necesidades. En esta sección se estudian los distintos métodos alternativos y aumentativos, incluyendo el uso de lenguajes visuales como BLISS, SPC y LSE, así como ayudas técnicas que facilitan la interacción. También se analizan estrategias específicas para la comunicación con personas con alzhéimer, asegurando que cada usuario tenga herramientas para expresarse y participar activamente en su entorno.

7.1 NECESIDADES ESPECIALES DE COMUNICACIÓN

No todas las personas pueden comunicarse de la misma manera. Algunas tienen dificultades para expresarse verbalmente, comprender lo que se les dice o procesar la información de manera habitual. Estas **necesidades especiales de comunicación** pueden deberse a distintas condiciones, como discapacidades físicas, problemas auditivos, deterioro cognitivo, trastornos del espectro autista o incluso accidentes que afectan el habla.

En instituciones donde se atiende a personas dependientes, identificar estas necesidades es fundamental para garantizar que cada usuario pueda expresarse y ser comprendido. Una persona con afasia, por ejemplo, puede tener dificultades para encontrar las palabras adecuadas, mientras que otra con sordera puede requerir apoyos visuales o el uso de lengua de signos. También hay casos en los que el problema no es la expresión, sino la comprensión, como ocurre con quienes tienen Alzheimer o alguna discapacidad intelectual.

La falta de una comunicación adaptada puede generar frustración, aislamiento e incluso problemas de conducta. Por eso, es importante adaptar las estrategias de comunicación para cada persona, asegurándose de que reciba la información de una manera que pueda comprender y responda con los medios que mejor le funcionen.

En algunos casos, es necesario utilizar herramientas específicas que faciliten la comunicación de las personas dependientes. Los sistemas alternativos y aumentativos de comunicación (SAAC), como tableros de comunicación, aplicaciones móviles o dispositivos electrónicos, son herramientas que permiten a los usuarios expresar sus necesidades de manera clara y accesible. Para personas con discapacidad auditiva, el lenguaje de signos es fundamental, y es importante que el personal esté capacitado para entender y utilizar este medio de comunicación. Además, la escritura simplificada, con información escrita en letras grandes y oraciones sencillas, resulta clave para garantizar la comprensión en usuarios con dificultades cognitivas o visuales.

7.2 ESTRATEGIAS Y RECURSOS DE INTERVENCIÓN COMUNICATIVA

Para mejorar la comunicación con personas que tienen necesidades especiales, es necesario aplicar estrategias y utilizar recursos adecuados que faciliten la interacción.

Una de las estrategias más importantes es la **individualización del método de comunicación**. No todas las personas necesitan lo mismo, por lo que es fundamental conocer sus capacidades y adaptar la forma en la que se interactúa con ellas. En algunos casos, se puede reforzar el lenguaje verbal con imágenes, gestos o palabras clave que faciliten la comprensión.

Otra estrategia efectiva es el **uso de la comunicación multimodal**, es decir, combinar distintos canales para transmitir el mensaje. Si una persona tiene dificultades para entender las palabras, se puede acompañar la explicación con gestos, dibujos o textos escritos. Por ejemplo, si se le indica a un usuario que es hora de ir al comedor, se puede reforzar la indicación señalando el reloj o mostrándole una imagen del comedor.

La **paciencia y el ritmo de la conversación** también juegan un papel clave. Muchas personas con dificultades en la comunicación necesitan más tiempo para procesar la información y responder. Hablarles pausadamente, sin prisas ni interrupciones, ayuda a reducir su ansiedad y les da seguridad para expresarse.

Además, es útil recurrir a **recursos de apoyo** como tableros de comunicación con pictogramas, aplicaciones digitales que convierten texto en voz, o sistemas de comunicación por escritura en casos de personas que no pueden hablar, pero pueden escribir. La elección del recurso dependerá de cada usuario y de sus necesidades específicas.

Circunstancia	Individualización del método de comunicación	Uso de la comunicación multimodal	Paciencia y ritmo de la conversación	Recursos de apoyo
Un usuario con Alzheimer olvida las indicaciones dadas	Repetir la información de manera sencilla y reforzar con gestos	Utilizar apoyos visuales y reforzar con indicaciones verbales	Repetir con calma y evitar correcciones bruscas	Carteles con recordatorios visuales y fotos familiares
Una persona con sordera no comprende la información verbal	Adaptar la comunicación con lengua de signos o escritura	Hablar, escribir y utilizar gestos de apoyo	Dar tiempo a la persona para procesar la información	Tableros de comunicación o aplicaciones de texto a voz
Un usuario con autismo evita el contacto visual y no responde directamente	Permitir que use métodos alternativos de respuesta	Combinar pictogramas, gestos y palabras clave	Permitir pausas sin forzar la respuesta inmediata	Uso de tarjetas de pictogramas para expresar necesidades
Una persona con afasia tiene dificultad para encontrar palabras	Usar tableros de comunicación con imágenes y palabras clave	Usar imágenes, texto y apoyo gestual simultáneamente	No apresurar la conversación y reforzar con expresiones faciales	Cuadernos de comunicación con palabras clave

Circunstancia	Individualización del método de comunicación	Uso de la comunicación multimodal	Paciencia y ritmo de la conversación	Recursos de apoyo
Un usuario con ansiedad se bloquea al recibir demasiada información	Reducir la cantidad de información en cada intercambio	Explicar verbalmente y reforzar con tarjetas de apoyo	Esperar a que la persona se sienta lista para responder	Listas visuales de pasos a seguir para reducir ansiedad
Una persona con parálisis cerebral no puede hablar, pero comprende bien	Utilizar dispositivos electrónicos de comunicación	Integrar tecnología con métodos visuales y auditivos	Asegurar que pueda expresar lo que necesita a su ritmo	Teclados especiales o aplicaciones interactivas
Un usuario con discapacidad intelectual necesita instrucciones claras	Explicar instrucciones en pasos simples	Mostrar ejemplos concretos además de explicaciones verbales	Evitar instrucciones rápidas y hacer confirmaciones	Imágenes ilustrativas para cada paso del proceso
Una persona con demencia se desorienta y no reconoce su entorno	Apoyar con referencias espaciales claras y repetición de información	Acompañar explicaciones con objetos de referencia	Hablar pausadamente y observar su comprensión	Señalización clara en las áreas de la institución
Un usuario con problemas motores no puede señalar ni escribir con facilidad	Proporcionar herramientas adaptadas como comunicación por mirada	Incorporar elementos auditivos y táctiles según necesidad	Dar margen para que use los dispositivos necesarios	Tecnología adaptada con pulsadores de acceso
Una persona con trastorno del lenguaje procesa información lentamente	Asegurar pausas y confirmaciones en la conversación	Usar lenguaje hablado junto con señales visuales	Reducir la velocidad del habla y repetir si es necesario	Tarjetas con indicaciones escritas de forma clara
Un usuario con TEA se siente incómodo con cambios inesperados en la rutina	Utilizar planificación visual y anticipar los cambios	Ofrecer pictogramas y refuerzos estructurados	Dejar tiempo para la adaptación al contexto	Cuadernos de planificación anticipada con horarios

Circunstancia	Individualización del método de comunicación	Uso de la comunicación multimodal	Paciencia y ritmo de la conversación	Recursos de apoyo
Una persona con ELA ha perdido la capacidad de hablar	Implementar dispositivos de comunicación alternativa	Utilizar voz sintetizada y escritura para la comunicación	No interrumpir y dar alternativas para la respuesta	Software especializado en comunicación alternativa
Un usuario con disartria tiene dificultades para articular palabras	Reforzar el mensaje con ejemplos prácticos	Asegurar la combinación de texto y sonidos aclaratorios	Permitir que se tome el tiempo necesario	Cuadernos con dibujos y palabras asociadas
Una persona mayor con pérdida auditiva no capta bien las frases rápidas	Vocalizar claramente y asegurarse de la comprensión	Acompañar el habla con escritura en tiempo real	Hablar despacio y repetir si hace falta	Audífonos o amplificadores de sonido personalizados
Un usuario con baja visión no puede leer documentos impresos	Facilitar información en formatos accesibles	Incluir textos en braille y opciones de audio	Asegurar que tenga tiempo para interpretar la información	Letras grandes y opciones de lectura en audio
Una persona con mutismo selectivo evita hablar en ciertos contextos	Permitir que use estrategias no verbales para comunicarse	Facilitar dibujos o esquemas para reforzar el mensaje	No exigir respuesta inmediata, esperar su iniciativa	Cuadernos con expresiones preestablecidas
Un usuario con retraso madurativo necesita más tiempo para responder	Esperar su respuesta sin interrumpir	Repetir información con diferentes medios	Evitar interrupciones mientras procesa el mensaje	Herramientas visuales que faciliten la estructuración
Una persona con problemas neurológicos olvida palabras al hablar	Reformular la información con sinónimos	Usar lenguaje simplificado junto con imágenes	Dar espacio para pensar sin presionarlo	Glosarios simplificados con ejemplos visuales
Un usuario con limitaciones cognitivas confunde instrucciones largas	Dividir la explicación en partes más comprensibles	Explicar mediante demostraciones visuales y habladas	Confirmar comprensión antes de seguir adelante	Listas numeradas con pasos en secuencia

Circunstancia	Individualización del método de comunicación	Uso de la comunicación multimodal	Paciencia y ritmo de la conversación	Recursos de apoyo
Una persona con miedo social evita interactuar verbalmente con otros	Evitar la presión y permitir comunicación escrita o visual	Incluir vídeos o material gráfico en la conversación	Permitir momentos de descanso en la conversación	Uso de chat digital o comunicación escrita

Recurso

De población con discapacidad que tiene diagnosticadas determinadas enfermedades crónicas según la enfermedad por edad y sexo. Unidades: tasa por 1000 habitantes de 6 y más años:

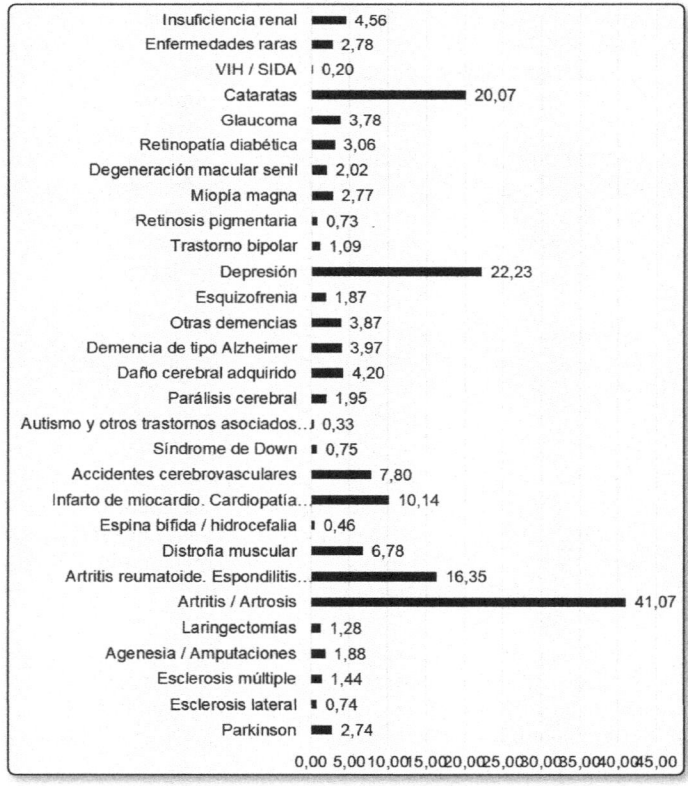

Elaboración propia a través de datos extraídos del INE.

	Total Ambos sexos
Total	89,70
Lesión Medular	2,56
Parkinson	2,74
Esclerosis lateral	0,74
Esclerosis múltiple	1,44
Agenesia / Amputaciones	1,88
Laringectomías	1,28
Artritis / Artrosis	41,07
Artritis reumatoide. Espondilitis anquilopoyética	16,35
Distrofia muscular	6,78
Espina bífida / hidrocefalia	0,46
Infarto de miocardio. Cardiopatía isquémica	10,14
Accidentes cerebrovasculares	7,80
Síndrome de Down	0,75
Autismo y otros trastornos asociados al autismo	0,33
Parálisis cerebral	1,95
Daño cerebral adquirido	4,20
Demencia de tipo Alzheimer	3,97
Otras demencias	3,87
Esquizofrenia	1,87
Depresión	22,23
Trastorno bipolar	1,09
Retinosis pigmentaria	0,73
Miopía magna	2,77
Degeneración macular senil	2,02
Retinopatía diabética	3,06
Glaucoma	3,78
Cataratas	20,07
VIH / SIDA	0,20
Enfermedades raras	2,78
Insuficiencia renal	4,56

7.3 SISTEMAS ALTERNATIVOS DE COMUNICACIÓN

Cuando una persona no puede comunicarse de manera oral o le resulta muy difícil hacerlo, se pueden utilizar **sistemas alternativos de comunicación** que le ayuden a expresarse y comprender mejor su entorno. Estos sistemas están diseñados para compensar las dificultades del habla y pueden ser de distintos tipos, según las capacidades y necesidades del usuario.

Uno de los más conocidos es el **sistema de comunicación por pictogramas**, que utiliza imágenes para representar palabras o conceptos. Muchas personas con autismo, por ejemplo, se benefician de este sistema porque les permite señalar lo que quieren decir sin necesidad de hablar. Un tablero con dibujos de comida, baño, emociones y acciones básicas puede ser de gran ayuda para quienes tienen dificultades en la comunicación verbal.

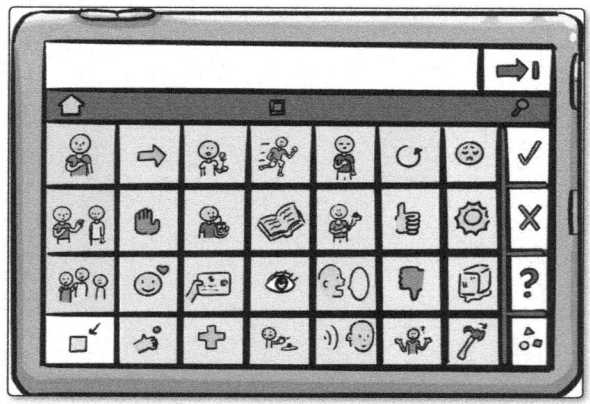

Otro sistema muy utilizado es la **comunicación gestual o lengua de signos**, especialmente en personas con discapacidad auditiva o dificultades en el habla. Aunque aprender lengua de signos requiere práctica, existen gestos básicos que pueden facilitar la interacción diaria con usuarios que dependen de este método.

En algunos casos, se recurre a **dispositivos electrónicos de comunicación aumentativa**, como aplicaciones que convierten texto en voz o teclados especiales que permiten a las personas escribir en lugar de hablar. Estos recursos son especialmente útiles para personas con parálisis cerebral, esclerosis lateral amiotrófica (ELA) o cualquier otra condición que afecte su capacidad de hablar.

Por último, una alternativa sencilla pero efectiva es el uso de **tableros de letras o palabras**, donde el usuario puede señalar lo que quiere decir. Este método es muy útil para personas con afasia o que han perdido temporalmente el habla debido a una lesión o enfermedad.

Lo más importante al elegir un sistema alternativo de comunicación es asegurarse de que sea **fácil de usar, accesible y adecuado para la persona**. No todos los usuarios se sienten cómodos con el mismo método, por lo que es fundamental probar diferentes opciones y adaptar el sistema a sus capacidades y necesidades. La comunicación es un derecho de todos, y con las herramientas adecuadas, cualquier persona puede encontrar una forma de expresarse y ser comprendida.

7.3.1 Concepto y clasificación

Los **Sistemas Alternativos y Aumentativos de Comunicación (SAAC)** son conjuntos de estrategias, herramientas y recursos diseñados para facilitar la comunicación de personas que tienen dificultades para expresarse mediante el habla. Estos sistemas pueden utilizarse de forma temporal o permanente, dependiendo de las necesidades individuales de cada persona.

Características principales de los SAAC

- **Alternativos:** sustituyen el lenguaje oral cuando este no es posible. Ejemplo: una persona que no puede hablar utiliza un tablero de comunicación para expresar sus necesidades.
- **Aumentativos:** complementan el habla cuando esta es limitada o poco comprensible. Ejemplo: una persona con dificultades en la pronunciación utiliza gestos o dispositivos electrónicos para reforzar su mensaje.
- **Personalizables:** se adaptan a las capacidades físicas, cognitivas y sensoriales del usuario. Ejemplo: un niño con parálisis cerebral puede usar un comunicador dinámico que responde a ligeros movimientos de cabeza.

▸ **Incluyentes:** pueden ser utilizados por personas de todas las edades y con diferentes tipos de discapacidades, como trastornos del espectro autista, afasia, parálisis cerebral o discapacidad intelectual.

Tipos de SAAC

▸ **No tecnológicos:**

- **Lengua de signos:** sistema de comunicación basado en gestos, utilizado principalmente por personas con discapacidad auditiva.

- **Pictogramas:** imágenes simples y claras que representan objetos, acciones o conceptos.

- **Tableros de comunicación:** paneles con dibujos, palabras o fotos que permiten al usuario señalar para expresar sus ideas.

- **Gestos y expresiones:** movimientos corporales o faciales utilizados como medio de comunicación.

▸ **Tecnológicos:**

- **Comunicadores electrónicos simples:** dispositivos que emiten mensajes grabados al presionar un botón.

- **Comunicadores dinámicos:** tablets o dispositivos avanzados que permiten la creación de mensajes mediante pictogramas o texto.

- **Software de comunicación:** programas que transforman texto escrito en voz o que organizan símbolos para crear mensajes.

- **Apps específicas:** aplicaciones móviles diseñadas para facilitar la comunicación, como "LetMeTalk" o "Proloquo2Go".

Imagina un usuario con deterioro cognitivo leve que necesita comprender el horario de actividades. El personal puede explicarlo verbalmente con frases sencillas, mientras señala un cartel con pictogramas que representen cada actividad. Por ejemplo, el dibujo de un plato para el desayuno o un libro para la hora de lectura. Este enfoque asegura que la información sea clara y accesible.

A continuación, se presentan ejemplos concretos, tanto tecnológicos como no tecnológicos, que ilustran cómo los **SAAC** pueden facilitar la comunicación en diferentes contextos:

Sistemas no tecnológicos

1. **Lengua de signos española (LSE):** utilizada principalmente por personas sordas o con discapacidad auditiva. Es un sistema visual-gestual con su propia gramática.

   - Un niño con sordera utiliza LSE para interactuar con sus compañeros en un aula inclusiva:

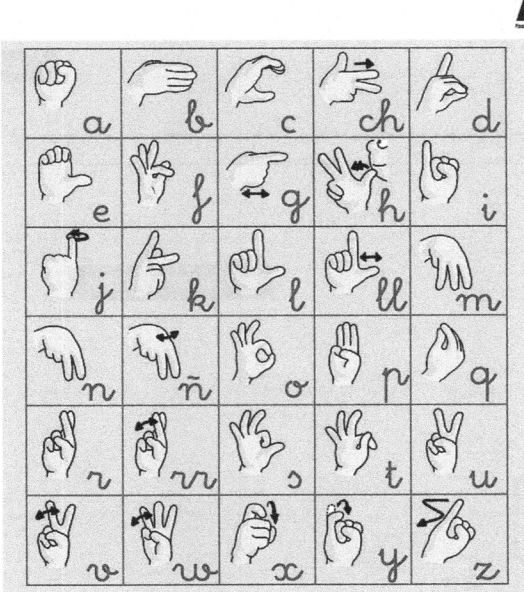

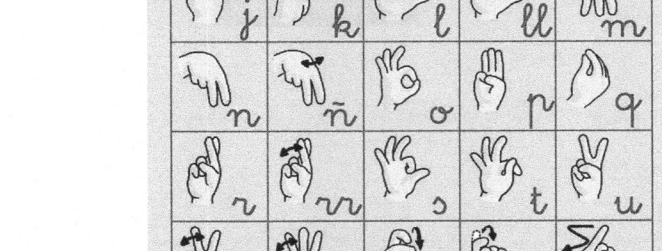

2. **Tableros de comunicación:** paneles con imágenes, pictogramas o palabras que el usuario señala para expresar sus ideas.

   - Un adulto con afasia señala imágenes en un tablero para pedir comida o comunicar que necesita ayuda.

3. **Pictogramas ARASAAC:** imágenes simples y accesibles diseñadas por el portal ARASAAC (Centro Aragonés de Recursos para la Educación Inclusiva).

- En una institución sociosanitaria, los pictogramas se colocan en el comedor para indicar "desayuno", "almuerzo" o "agua":

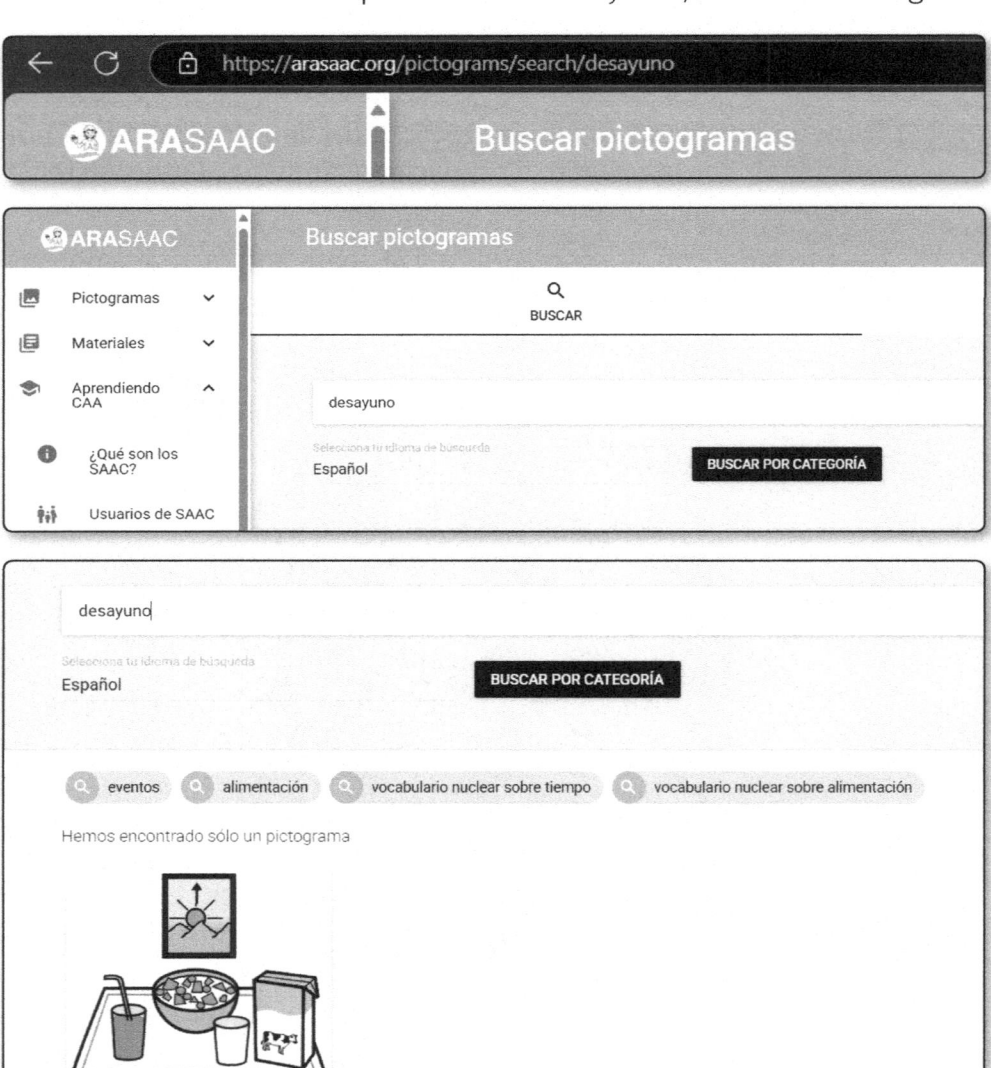

4. **Gestos naturales:** movimientos de las manos o del cuerpo que se utilizan para comunicar ideas básicas, como "hola", "sí" o "no".
   - Una persona con discapacidad motora levanta un pulgar para indicar aprobación:

5. **Cuadernos de comunicación personalizados:** libretas con imágenes y palabras relevantes para las necesidades diarias del usuario.
   - Un adolescente con parálisis cerebral usa un cuaderno con imágenes de actividades escolares para interactuar con sus profesores.

Sistemas tecnológicos

Comunicadores electrónicos simples: dispositivos con botones que emiten mensajes grabados.

Un niño con trastorno del espectro autista (TEA) utiliza un comunicador con frases pregrabadas, como "quiero agua" o "necesito ayuda".

1. **Proloquo2Go:** aplicación para iOS que utiliza pictogramas y texto para crear frases que se convierten en voz sintetizada.
   - Una persona con parálisis cerebral usa la app en su tablet para conversar con su familia:

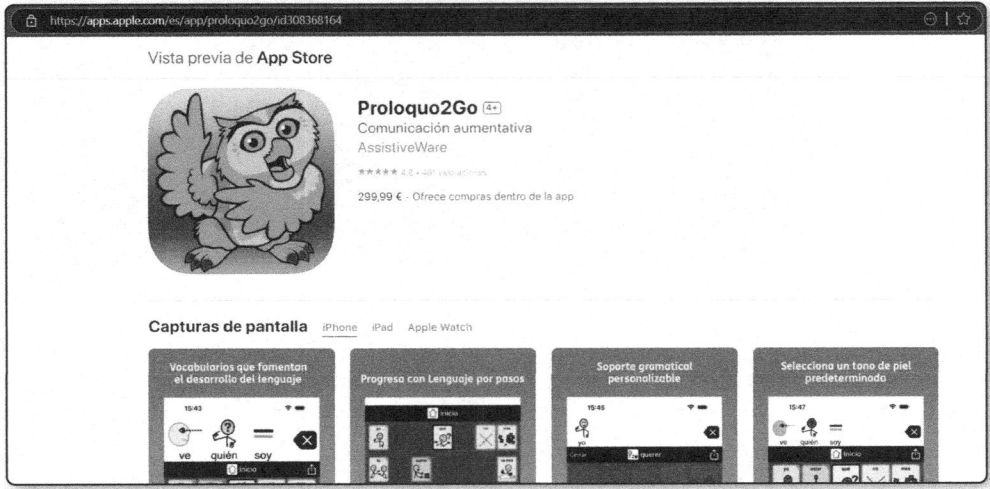

2. **LetMeTalk:** aplicación gratuita basada en pictogramas, disponible para Android e iOS.

- Un adulto con discapacidad intelectual utiliza la app para pedir su comida favorita en un restaurante:

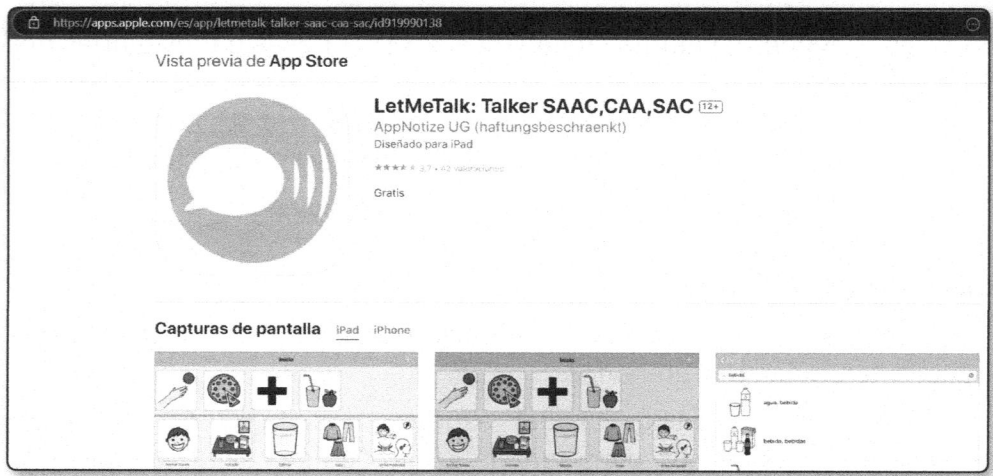

3. **Dynavox:** dispositivo especializado con pantalla táctil que combina texto, pictogramas y voz sintetizada.

- Un paciente en rehabilitación tras un accidente cerebrovascular usa Dynavox para comunicarse en sesiones de terapia:

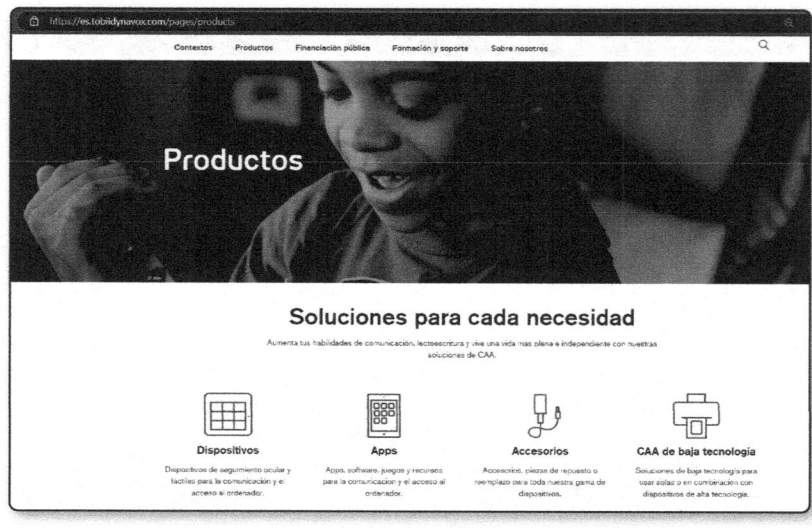

4. **Teclado virtual con predicción de palabras:** programa que facilita la escritura para personas con movilidad reducida.

   - Una persona con ELA utiliza un teclado virtual con predicción de texto para redactar correos electrónicos.

5. **Ratón adaptado a movimientos de cabeza (HeadMouse):** permite controlar un ordenador o tablet mediante los movimientos de la cabeza.

   - Un joven con tetraplejia utiliza HeadMouse para navegar por internet y participar en redes sociales.

6. **Eye-tracking (seguimiento ocular):** tecnología que detecta el movimiento de los ojos para seleccionar opciones en una pantalla.

   - Una persona con parálisis total usa un sistema de seguimiento ocular para comunicarse escribiendo mensajes en un ordenador.

7. **Comunicadores de voz con pictogramas dinámicos:** pantallas que permiten al usuario elegir imágenes que forman frases completas.

   - Un adulto con discapacidad cognitiva usa un comunicador de voz para expresar que quiere participar en una actividad grupal.

Utilizar un lenguaje adecuado mejora la comprensión y fortalece la relación entre el personal y los usuarios. Los usuarios se sienten valorados y comprendidos, lo que aumenta su participación en las actividades y refuerza su autoestima. Además, una comunicación efectiva previene malentendidos y fomenta un ambiente de confianza.

7.3.2 Uso del vocabulario básico de la atención sociosanitaria en instituciones de atención social en los lenguajes alternativos usuales: BLISS, SPC y LSE

Algunas personas pueden tener dificultades leves, como necesitar un lenguaje más claro y pausado, mientras que otras pueden requerir sistemas alternativos de comunicación. En estos casos, se utilizan herramientas que les ayudan a comunicarse sin depender completamente del habla. Entre estos sistemas destacan los lenguajes alternativos como **BLISS, SPC (Símbolos Pictográficos para la Comunicación) y LSE (Lengua de Signos Española)**, los cuales permiten que las personas con dificultades en el lenguaje verbal puedan expresarse de forma efectiva.

Para garantizar que todos los usuarios reciban la información que necesitan y puedan comunicarse con los profesionales de atención sociosanitaria, es fundamental conocer y utilizar **lenguajes alternativos** que se adapten a sus capacidades.

7.3.2.1 BLISS

El **Sistema Bliss** es un método de comunicación alternativa y aumentativa basado en símbolos gráficos. Fue desarrollado en los años 40 por Charles K. Bliss con la idea de crear un sistema de escritura universal que no dependiera del lenguaje hablado. Con el tiempo, se adaptó para su uso en personas con dificultades en la comunicación oral, especialmente aquellas con parálisis cerebral, discapacidad motriz severa o dificultades en el lenguaje verbal.

Es un lenguaje gráfico basado en símbolos que representan conceptos y palabras. Estos símbolos pueden combinarse para formar mensajes más complejos. Se utiliza especialmente con personas que tienen dificultades motoras o del habla, como aquellas con parálisis cerebral o discapacidad motriz severa. En las instituciones, este sistema es muy útil para indicar necesidades básicas, emociones, acciones y objetos comunes, como comida, baño, dolor o descanso.

Por ejemplo, un usuario que no puede hablar pero que utiliza Bliss podría señalar un símbolo de un plato para indicar que tiene hambre o un icono de una cama si quiere descansar. Los cuidadores pueden aprender este sistema para facilitar la comunicación y responder de manera rápida y adecuada a las necesidades de la persona.

Bliss utiliza símbolos visuales en lugar de palabras escritas o habladas. Cada símbolo representa una palabra o concepto y se pueden combinar para formar frases más complejas. Estos símbolos pueden utilizarse en tableros de comunicación, dispositivos electrónicos o incluso aplicaciones digitales, permitiendo a las personas que lo usan expresar necesidades, emociones, acciones y objetos de su entorno.

El sistema está compuesto por pictogramas y símbolos abstractos que representan palabras o ideas. A diferencia de otros sistemas de pictogramas más detallados, Bliss utiliza símbolos simples y estilizados que pueden combinarse para crear nuevos significados.

Cada símbolo Bliss se puede clasificar en tres categorías:

- **Símbolos icónicos** → Representan objetos o acciones de manera visual, como una figura de una persona caminando para indicar "andar".

- **Símbolos arbitrarios** → No tienen una relación visual directa con la palabra, pero se han diseñado para representar conceptos abstractos, como un círculo dividido para simbolizar "tiempo".

- **Símbolos combinados** → Se crean combinando dos o más símbolos para expresar ideas más complejas. Por ejemplo, el símbolo de "comer" junto con el de "manzana" puede significar "quiero comer una manzana".

El usuario selecciona los símbolos que representan lo que quiere decir. Dependiendo de su nivel de movilidad, puede señalar con el dedo, usar una tabla de comunicación con seguimiento ocular o utilizar dispositivos electrónicos que convierten los símbolos en voz sintetizada.

El sistema Bliss es especialmente útil para personas que no pueden hablar o tienen dificultades motoras graves, como aquellas con:

- Parálisis cerebral.
- Esclerosis lateral amiotrófica (ELA).
- Distrofias musculares.
- Afasia severa.
- Dificultades motrices que impiden el habla o la escritura.

Por ejemplo

Imagina que Elsa, una usuaria de un centro de día que no puede hablar claramente debido a una discapacidad motriz, quiere expresar lo siguiente a su cuidadora:

"Estoy cansada, quiero ir a mi habitación a descansar".

¿Cómo usaría Elsa el Sistema Bliss para comunicarse?

▾ Paso 1: Elsa buscaría en su tablero o en su dispositivo electrónico los símbolos adecuados para expresar esta idea.

▾ Paso 2: seleccionaría los símbolos según las categorías y colores propios del Sistema Bliss, por ejemplo:

- Símbolo de persona (naranja), indicando que el mensaje se refiere a ella misma ("yo").
- Símbolo de cansancio o cansancio (azul, sentimientos o sensaciones).
- Símbolo de querer (verde, acción o deseo).
- Símbolo de "ir" o "desplazarse" (color verde también, indicando acción).
- Símbolo de "habitación" o "cuarto" (color amarillo, al ser un nombre concreto).

Así, combinando símbolos, Elsa construiría un mensaje visual con el significado claro:

"Yo (persona) + cansada + querer + ir + habitación".

▾ Paso 3: el profesional, al observar los símbolos seleccionados, interpretaría rápidamente lo que Elsa quiere decir. Podría verbalizar para confirmar el mensaje diciendo:

"Entiendo que estás cansada y quieres ir a descansar a tu habitación, ¿verdad, Elsa?".

Si Elsa asiente o indica conformidad con gestos o señales, se confirma que el mensaje se ha entendido correctamente.

7.3.2.2 SPC (SÍMBOLOS PICTOGRÁFICOS PARA LA COMUNICACIÓN)

El **SPC** es otro sistema de comunicación alternativa que emplea pictogramas para representar palabras y frases. Es muy utilizado por personas con **autismo, discapacidad intelectual o dificultades en el lenguaje**. Estos símbolos pueden organizarse en tableros de comunicación o dispositivos electrónicos para que el usuario señale lo que quiere decir.

Por ejemplo, si un usuario necesita ir al baño, en lugar de hablar, puede señalar el pictograma correspondiente. También pueden utilizarse pictogramas para explicar instrucciones de una manera más visual y comprensible, como en el caso de un usuario con Alzheimer que puede beneficiarse de indicaciones con imágenes para seguir una rutina.

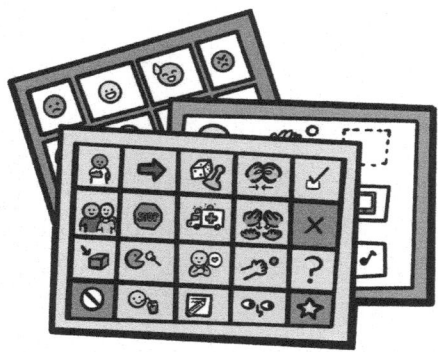

En un entorno sociosanitario, los símbolos SPC pueden colocarse en diferentes espacios para indicar ubicaciones como "comedor", "sala de actividades", "baño", o utilizarse en conversaciones para preguntar cosas simples como *"¿Tienes frío?"* o *"¿Quieres agua?"*.

El sistema SPC clasifica sus símbolos en varias categorías, cada una identificada con un color específico para facilitar su uso y comprensión según el tipo de palabra. Estas categorías son:

- ▸ **Personas**: agrupa los símbolos relacionados con individuos concretos, representando principalmente personas. Se identifican con el color amarillo.

- ▸ **Acciones**: incluye verbos, es decir, acciones como "comer", "correr" o "jugar". Se representan en color verde.

▼ **Descriptivos**: engloba adjetivos o algunos adverbios, es decir, palabras que describen cómo son las cosas o cómo ocurren las acciones, por ejemplo, "grande", "pequeño", "rápido" o "lento". Se identifican con el color azul.

▼ **Nombres**: aquí están los sustantivos que no entran en otras categorías específicas, como "mesa", "casa" o "libro". Se representan en color naranja.

▼ **Miscelánea**: esta categoría reúne palabras abstractas o conceptos más generales que no encajan en las anteriores, por ejemplo, "más", "menos" o "todo". Aparecen en color blanco.

▼ **Social**: esta categoría está destinada a las palabras o expresiones utilizadas habitualmente en la interacción social, como saludos, despedidas o frases de cortesía como "gracias", "por favor" o "perdón". El color utilizado es rosa.

7.3.2.3 LSE (LENGUA DE SIGNOS ESPAÑOLA)

La **Lengua de Signos Española (LSE)** es el sistema de comunicación visual utilizado por personas sordas o con dificultades auditivas. Se basa en gestos manuales, expresiones faciales y movimientos corporales para transmitir información.

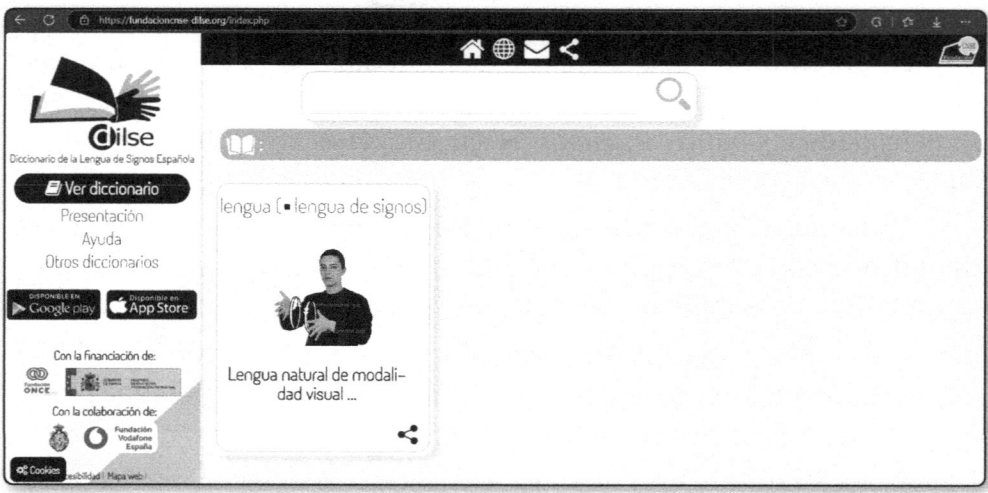

En instituciones sociosanitarias, es fundamental que el personal tenga conocimientos básicos de LSE para interactuar con usuarios que la utilicen. Aprender signos básicos como "comida", "baño", "dolor", "descanso" o "ayuda" puede marcar una gran diferencia en la calidad de atención y en la autonomía de la persona.

Algunas personas con discapacidad auditiva también pueden leer los labios, pero esto no siempre es suficiente. La combinación de LSE con apoyo escrito o pictogramas facilita enormemente la comunicación y evita malentendidos.

La siguiente imagen que has compartido corresponde al **Banco de imágenes y signos en Lengua de Signos Española (LSE)** de la Fundación CNSE (Confederación Estatal de Personas Sordas):

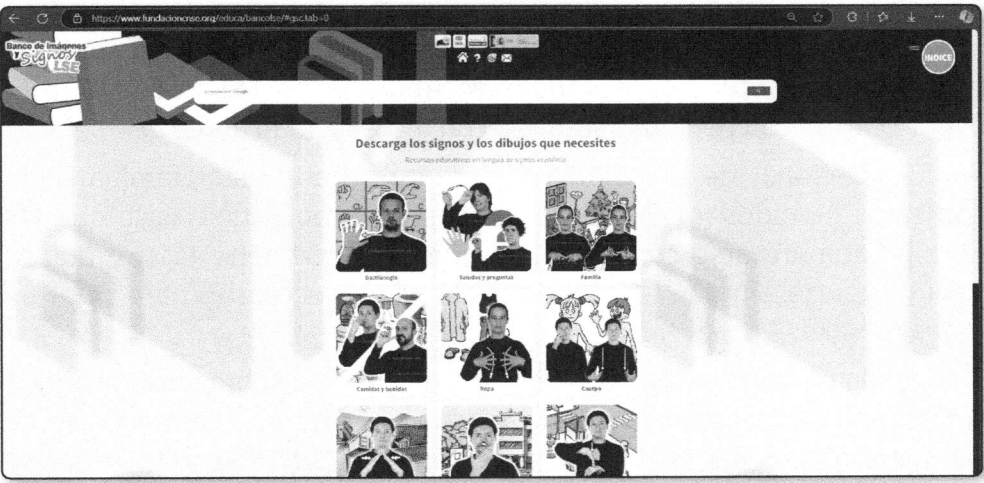

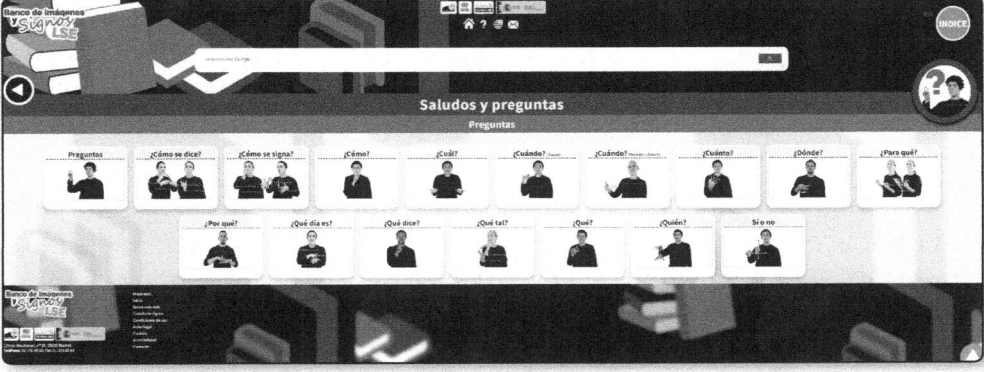

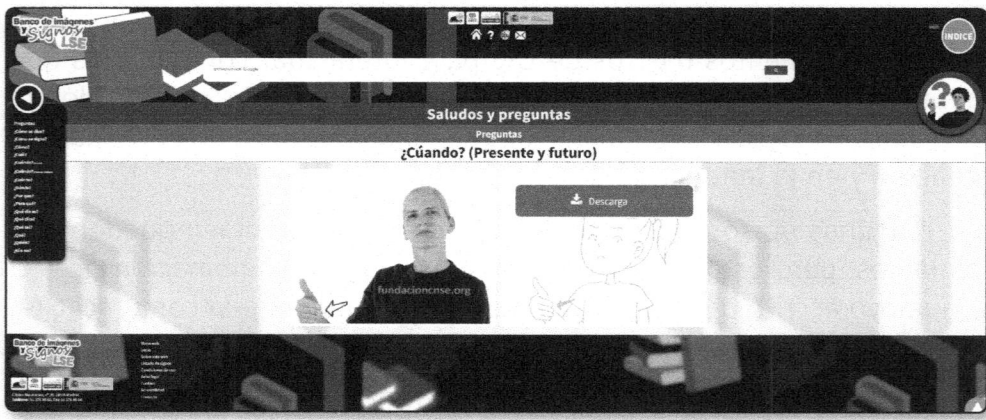

Es un recurso educativo donde se pueden descargar ilustraciones y signos específicos de la Lengua de Signos Española, organizados por temas como dactilología (alfabeto manual), saludos y preguntas, familia, comidas y bebidas, ropa, cuerpo, entre otras categorías. Es una herramienta especialmente útil para aprender vocabulario en LSE, facilitando la comunicación con personas sordas o con discapacidad auditiva.

El personal de atención sociosanitaria debe estar familiarizado con estos métodos y aprender al menos el vocabulario básico que les permita comunicarse con personas que los necesiten. No se trata de ser un experto, sino de tener las herramientas necesarias para **crear un entorno inclusivo y accesible para todos**.

Cada persona es diferente, por lo que es importante identificar qué sistema funciona mejor para cada usuario y adaptar la comunicación a sus capacidades. De esta manera, se garantiza que **todos los usuarios puedan participar activamente en su cuidado y expresar sus necesidades de manera efectiva**.

Sabías que...

La página "Aumentativa 2.0", es un portal interactivo especializado en Comunicación Aumentativa y Alternativa (CAA). Está diseñado para proporcionar recursos educativos, materiales didácticos y herramientas prácticas para facilitar la comunicación de personas con dificultades para expresarse verbalmente.

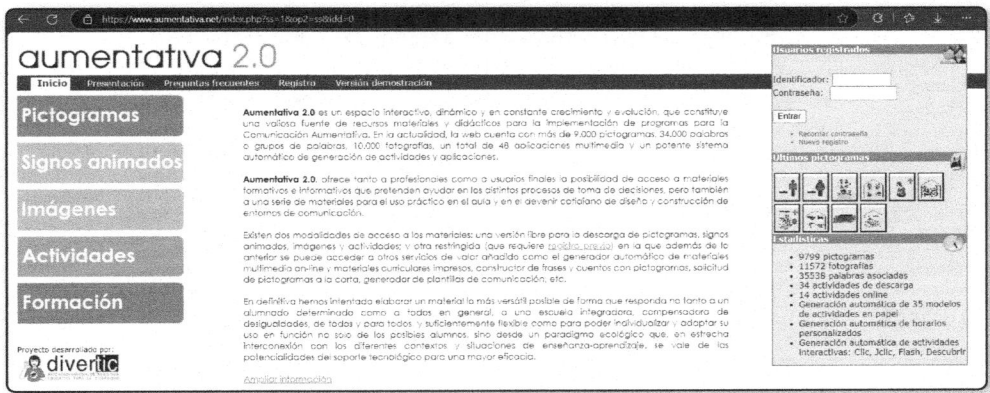

Ofrece diversos materiales, entre ellos más de 9.000 pictogramas, miles de fotografías, actividades multimedia y aplicaciones interactivas. Estos materiales pueden descargarse gratuitamente o mediante registro, dependiendo del tipo de recurso.

La web está estructurada en varias secciones clave:

▰ Pictogramas: imágenes visuales simplificadas que representan conceptos o palabras.

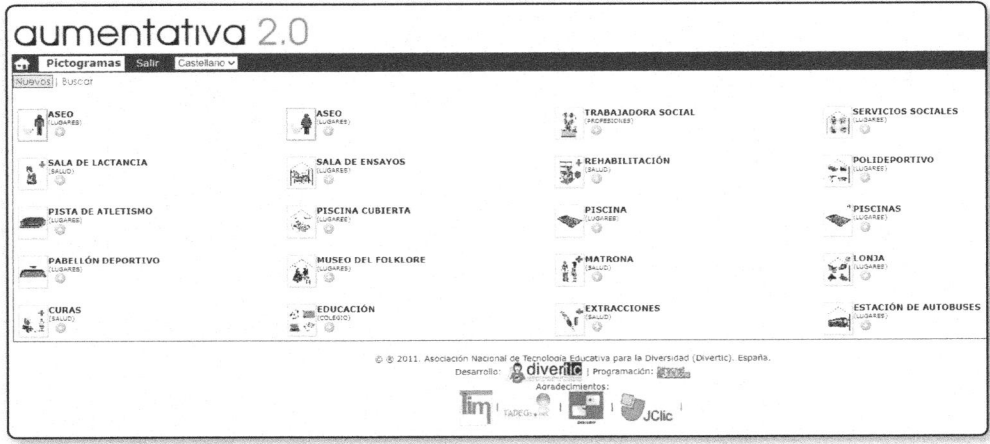

▰ Signos animados: símbolos en movimiento que ilustran claramente cómo realizar los gestos del Sistema de Comunicación Total-Habla Signada de Benson Schaeffer.

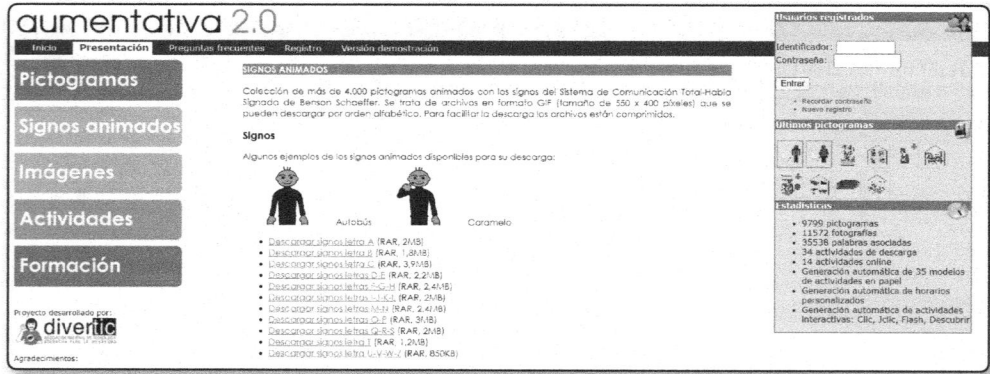

▶ Imágenes: fotografías que complementan la comunicación visual.

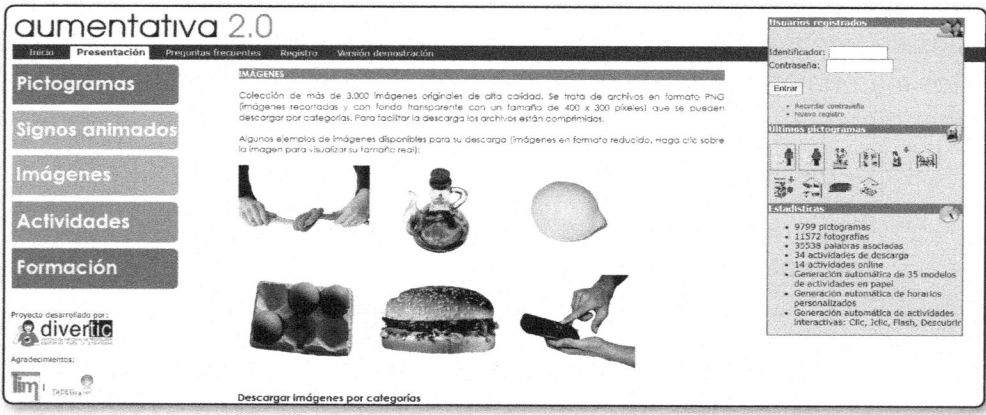

▶ Actividades: ejercicios y recursos prácticos para aprender y aplicar comunicación aumentativa.

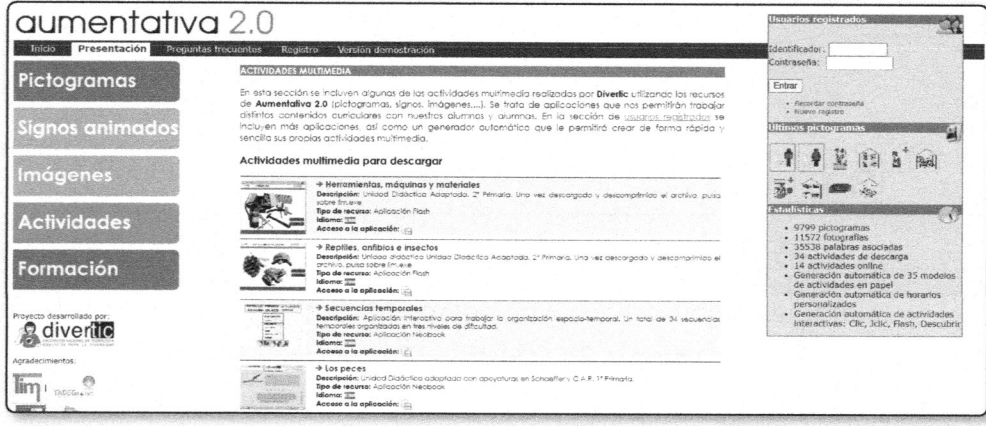

▼ Formación: materiales educativos y formativos para profesionales y familias.

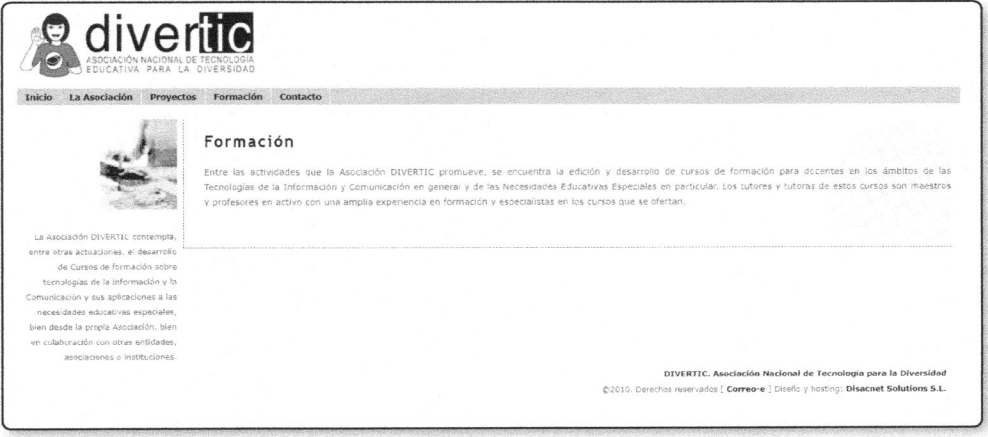

7.4 AYUDAS TÉCNICAS PARA LA COMUNICACIÓN ALTERNATIVA Y AUMENTATIVA

Las ayudas técnicas para la comunicación alternativa y aumentativa son recursos o herramientas que facilitan la comunicación de las personas que tienen dificultades para expresarse mediante el lenguaje oral. Estas herramientas permiten a la persona comunicarse usando símbolos, imágenes, gestos o dispositivos electrónicos adaptados.

Entre estas ayudas técnicas encontramos, por ejemplo, **tableros de comunicación** que contienen pictogramas, imágenes o palabras escritas. Son muy fáciles de utilizar: la persona señala o indica el símbolo adecuado para expresar lo que necesita, siente o piensa. Imagina que un usuario no puede hablar claramente; con un tablero de comunicación podría señalar el dibujo de un vaso de agua para indicar que tiene sed, o una imagen de una cama para expresar que está cansado.

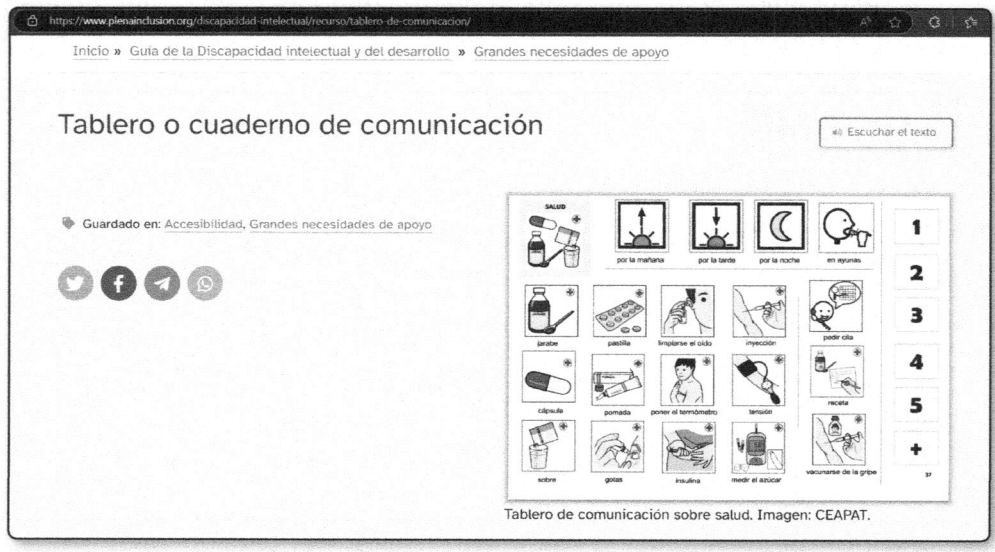

Tablero de comunicación sobre salud. Imagen: CEAPAT.

Otra opción común son los **comunicadores electrónicos**. Estos dispositivos permiten transformar símbolos o texto escrito en voz hablada mediante sintetizadores de voz. Por ejemplo, alguien que tiene limitaciones físicas y no puede señalar directamente un pictograma, podría seleccionar las imágenes mediante botones adaptados o seguimiento visual, haciendo que el dispositivo exprese verbalmente su mensaje.

También existen aplicaciones informáticas o móviles especialmente diseñadas para la comunicación aumentativa, que facilitan una comunicación más independiente y adaptada a cada persona. Aplicaciones como Proloquo2Go o LetMeTalk permiten construir frases combinando imágenes y texto que el dispositivo convierte en voz, facilitando enormemente la interacción social.

7.5 TÉCNICAS DE COMUNICACIÓN CON ENFERMOS DE ALZHÉIMER

El Alzheimer es una enfermedad neurodegenerativa que afecta principalmente al cerebro, produciendo un deterioro progresivo e irreversible de las funciones cognitivas. Se caracteriza por una pérdida gradual de la memoria, especialmente de eventos recientes, junto con dificultades para el razonamiento, el lenguaje, la orientación espacial y temporal, y alteraciones en el comportamiento y el estado de ánimo.

En España, alrededor de 800.000 personas padecen la enfermedad de Alzheimer, según estimaciones de la Sociedad Española de Neurología (SEN). Esta patología representa aproximadamente el 60% de los casos de demencia en el país. Sin embargo, existe un alto grado de infradiagnóstico, ya que cerca del 30% de los casos no se han identificado clínicamente. Esta discrepancia se observa en los datos del Instituto Nacional de Estadística (INE), que en 2020 registró solo 239.600 personas diagnosticadas, una cifra significativamente menor a la estimada por la SEN.

El Alzheimer afecta en mayor proporción a las mujeres mayores de 80 años, lo que refleja un componente demográfico vinculado al envejecimiento de la población. Según el INE, esta enfermedad representa el 5,55% del total de personas con discapacidad en España. Su prevalencia aumenta con la edad: afecta al 12,36% de los mayores de 80 años (siendo 10,64% en hombres y 13,2% en mujeres), al 4,76% de las personas entre 65 y 79 años y solo al 0,49% en menores de 64 años.

Personas diagnosticadas de Alzheimer en España por grupo de edad y sexo

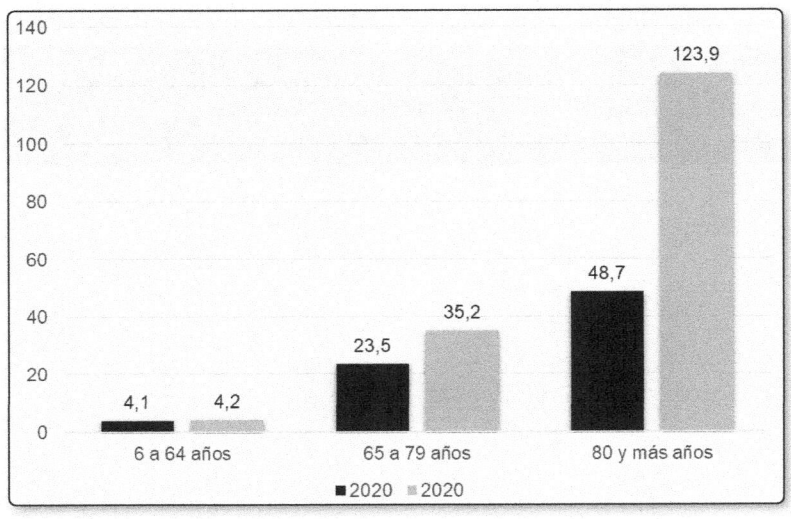

Año	Periodo	Parámetro	Total	6 a 64 años	65 a 79 años	80 y más años
2020	Año	Hombre	76,3	4,1	23,5	48,7
2020	Año	Mujer	163,2	4,2	35,2	123,9
2020	Año	Total	239,6	8,3	58,7	172,6

En términos de mortalidad, el Alzheimer sigue una tendencia ascendente debido al envejecimiento poblacional. En 2020, se registraron 15.571 muertes por esta enfermedad, lo que representó el 3,15% del total de defunciones en España. Las cifras muestran una relación directa con la edad, alcanzando el 4,73% de las muertes entre los 85 y 89 años y el 4,48% entre los 90 y 94 años. Esta tendencia se ha mantenido a lo largo de las últimas décadas, con una mayor incidencia en mujeres debido a su mayor esperanza de vida.

El impacto de la pandemia de COVID-19 en 2020 también influyó en las estadísticas de mortalidad. Aunque la mortalidad por Alzheimer se redujo en porcentaje respecto al total de defunciones, esto se debe al incremento generalizado de muertes por otras causas. Sin embargo, la distribución por edades se mantuvo constante, reflejando la vulnerabilidad de las personas mayores ante esta enfermedad.

Mortalidad por Alzheimer en España durante el año 2020, por grupo de edad

Grupo de edad	Muertes en total (2020)	Muertes por Alzheimer (2020)	Porcentaje de las muertes por Alzheimer sobre el total (2020)
Total	493.776	15.571	3,15
Menor de 1	890	0	0
1-4	188	0	0
5-9	139	0	0
10-14	189	0	0
15-19	379	0	0
20-24	609	0	0
25-29	823	0	0
30-34	1.224	1	0,08

Elaboración propia a través de datos extraídos del INE.

La causa exacta del Alzheimer aún no se conoce completamente, pero está relacionada con la acumulación anormal de proteínas en el cerebro, específicamente placas de beta-amiloide y ovillos neurofibrilares de proteína tau. Estas acumulaciones interfieren en la comunicación neuronal y provocan que las células nerviosas mueran de manera progresiva.

Conforme avanza la enfermedad, la persona pierde autonomía y capacidad para realizar tareas cotidianas, llegando en fases avanzadas a depender completamente del cuidado de otras personas. El Alzheimer suele manifestarse primero con pequeños olvidos o confusiones leves, pero con el tiempo avanza hasta producir un estado severo de desorientación y desconexión con el entorno.

Actualmente no existe cura para el Alzheimer, aunque sí tratamientos que pueden ralentizar su progresión y mejorar la calidad de vida de los pacientes y sus familias. Además de medicamentos específicos, es importante proporcionar al paciente estimulación cognitiva, social y emocional, así como cuidados personalizados que ayuden a mantener la dignidad y el bienestar en todas las etapas de la enfermedad.

El impacto en la vida social de una persona con Alzheimer es significativo. En las primeras etapas, es común que las personas **se sientan frustradas o avergonzadas** por sus olvidos, lo que puede hacer que se **aíslen voluntariamente** para evitar situaciones incómodas. A medida que la enfermedad avanza, la interacción con el entorno se vuelve más complicada, ya que pueden perder la capacidad de seguir una conversación, reconocer lugares familiares o incluso comprender el contexto social.

El **papel de la familia y los cuidadores** es fundamental en la vida de alguien con Alzheimer. A menudo, los familiares asumen la responsabilidad del cuidado, lo que puede generar un impacto emocional y físico significativo. El estrés y la sobrecarga del cuidador son problemas frecuentes, especialmente cuando la persona enferma pierde la capacidad de comunicarse o empieza a necesitar ayuda constante para las actividades básicas, como vestirse, comer o asearse.

A nivel comunitario, la enfermedad plantea desafíos en términos de **adaptación de espacios públicos y servicios de salud**. Muchas ciudades están implementando programas de **"ciudades amigables con el Alzheimer"**, con entornos adaptados y formación a profesionales para mejorar la calidad de vida de quienes padecen esta enfermedad. Además, es clave el apoyo psicológico y social para los cuidadores, ya que su bienestar es determinante para el cuidado adecuado de la persona afectada.

Además del impacto en la memoria y la capacidad cognitiva, el **Alzheimer también afecta las emociones y la conducta** de la persona que lo padece. Es común que en las primeras fases experimenten ansiedad, depresión o confusión, ya que son conscientes de que su capacidad para recordar y realizar actividades cotidianas está disminuyendo. En algunos casos, pueden presentar **cambios bruscos de humor, irritabilidad o incluso desconfianza hacia sus seres queridos**, lo que puede generar tensiones en el entorno familiar.

A medida que la enfermedad avanza, la persona con Alzheimer **pierde progresivamente su independencia**, lo que impacta directamente en su vida social. Ya no puede participar en conversaciones como antes porque se le **olvidan las palabras o el hilo de lo que se estaba diciendo**, lo que hace que **evite reuniones o eventos**. Incluso puede llegar un punto en el que no reconozca a sus amigos o familiares cercanos, lo que puede ser doloroso tanto para ella como para quienes la rodean. Este aislamiento **no siempre es intencional**, sino una consecuencia de la enfermedad que dificulta la comunicación y la interacción con los demás.

El impacto social del Alzheimer también se extiende a la comunidad en la que vive la persona afectada. Muchas veces, los espacios públicos y los servicios de salud **no están adaptados** para atender adecuadamente sus necesidades. Por ejemplo, una persona con Alzheimer puede desorientarse con facilidad y perderse incluso en lugares familiares. En respuesta a esto, cada vez más ciudades están adoptando medidas como **señalización más clara, formación para comerciantes y programas de concienciación** que permiten una mayor inclusión de las personas con esta enfermedad.

Cuidar a una persona con Alzheimer requiere **paciencia, tiempo y apoyo emocional**, lo que puede llevar a que muchos cuidadores sufran **estrés, ansiedad o incluso depresión** debido a la carga que implica. Es por ello por lo que los especialistas insisten en la importancia de **redes de apoyo, terapias de respiro y acceso a recursos especializados**, para que quienes cuidan también puedan mantener su bienestar.

A nivel médico y científico, el Alzheimer sigue siendo un **gran desafío**. Aunque existen tratamientos que pueden ralentizar algunos síntomas en ciertas personas, **no hay una cura definitiva**. La investigación sigue avanzando en la búsqueda de medicamentos más eficaces y en el desarrollo de estrategias de prevención, como una alimentación saludable, la actividad física y la estimulación cognitiva. También se están explorando **nuevas terapias con inteligencia artificial y análisis genéticos**, que podrían ayudar a detectar la enfermedad en sus primeras fases y mejorar la calidad de vida de quienes la padecen.

Comunicarse con personas que padecen Alzheimer puede ser un gran reto, porque esta enfermedad afecta progresivamente la memoria, la comprensión y la capacidad de expresión. Sin embargo, existen técnicas sencillas y efectivas para facilitar una comunicación más fluida y satisfactoria.

Una técnica clave es utilizar **frases cortas, claras y sencillas**. Evita expresiones complejas o preguntas abiertas que podrían confundir o frustrar a la persona. En lugar de preguntarle "¿Qué quieres hacer hoy?", es mejor ofrecer opciones concretas y sencillas, como: "¿Prefieres ir a dar un paseo o escuchar música?". De este modo, la persona podrá elegir sin sentirse abrumada.

También es muy importante mantener el **contacto visual** y usar un tono de voz tranquilo, pausado y afectuoso. Las personas con Alzheimer responden mejor cuando perciben que quien les habla lo hace desde la calma y la paciencia. Si notamos que la persona se pone nerviosa o frustrada, es preferible hacer una pausa y dar tiempo para que pueda tranquilizarse antes de continuar con la conversación.

Otra técnica muy útil es **apoyarse en el lenguaje no verbal y el contacto físico respetuoso**, ya que muchas veces la comunicación gestual transmite mejor el mensaje que las palabras. Por ejemplo, si la persona parece desorientada, tocar suavemente su mano o su hombro puede transmitirle seguridad y calma.

Además, utilizar recursos visuales como fotografías o imágenes relacionadas con su vida cotidiana o recuerdos importantes ayuda mucho a mantener su atención y facilitar la comunicación. Por ejemplo, enseñar fotos familiares puede ayudar a estimular su memoria y generar conversaciones significativas y reconfortantes.

Situación	Mejor forma de comunicarse
La persona olvida quién eres	Preséntate con calma y utiliza fotos o recuerdos para ayudar
Se muestra desorientada en casa	Guía con señales visuales y utiliza rutinas diarias
No recuerda cómo hacer una tarea sencilla	Divide la tarea en pasos y ofrece apoyo sin presionar
Está agitada o ansiosa	Habla con voz suave, valida sus sentimientos y distráela con algo agradable
Se frustra porque no encuentra palabras	Anima con paciencia, sugiere palabras y utiliza gestos
Cree que está en otro tiempo o lugar	No la corrijas, sigue la conversación con su realidad
Se resiste a bañarse	Convierte el baño en una actividad relajante, con música o elementos familiares
Se enoja sin razón aparente	Evita confrontaciones, cambia de tema o dale espacio
No reconoce su reflejo en el espejo	Cubre los espejos si le asustan y explícale con suavidad
Repite la misma pregunta constantemente	Responde con paciencia y ofrece distracciones
Acusa a alguien de robarle algo	No discutas, ayúdala a buscar y valida su preocupación
Se pierde en lugares conocidos	Asegúrate de que lleve identificación y crea un entorno seguro
Olvida que ha comido y quiere más comida	Sirve porciones pequeñas y establece horarios regulares

Situación	Mejor forma de comunicarse
Tiene dificultades para vestirse	Ofrece ropa fácil de poner y reduce la cantidad de opciones
Se despierta en la noche confundida	Mantén luces suaves y un ambiente tranquilo
Muestra cambios bruscos de humor	Mantén la calma y trata de identificar la causa del malestar
No comprende lo que se le dice	Habla despacio, con frases simples y con contacto visual
Se niega a tomar la medicación	Explícale con calma y prueba con diferentes presentaciones
Se siente sola y busca compañía	Hazle sentir valorada con afecto y actividades en grupo
Tiene dificultad para reconocer a sus seres queridos	Usa fotos, menciona nombres y evita insistir si se frustra

7.6 RESUMEN

La comunicación con personas dependientes en instituciones es esencial para proporcionar una atención de calidad, fortaleciendo la autonomía y el bienestar del usuario. Esta comunicación tiene particularidades, como la necesidad de adaptar el lenguaje según las capacidades cognitivas, emocionales o sensoriales de cada usuario. Por ejemplo, con personas que presentan deterioro cognitivo es útil emplear frases cortas, pausadas, claras y reforzadas por gestos o contacto visual que transmitan calma y seguridad. La escucha activa, la paciencia y la empatía son claves para que la interacción sea efectiva y reconfortante.

En el proceso comunicativo suelen aparecer barreras como dificultades auditivas, estrés, problemas de comprensión, ansiedad o limitaciones físicas. Estas barreras pueden complicar el intercambio de información y generar frustración. Por eso, es importante utilizar técnicas específicas, como mensajes cortos y claros, un tono cálido y pausado, además de reducir interferencias ambientales como ruido excesivo o distracciones. También se recomienda emplear espacios tranquilos, apoyo visual y reforzar la comunicación verbal con gestos y contacto visual adecuado.

Para aquellas personas que presentan mayores dificultades en el habla o la comprensión, existen sistemas alternativos y aumentativos de comunicación (SAAC). Estos incluyen métodos no tecnológicos como pictogramas, tableros de comunicación o lengua de signos, y tecnológicos como aplicaciones digitales, comunicadores electrónicos o dispositivos con síntesis de voz. Estos sistemas se adaptan a diferentes necesidades y facilitan que las personas puedan expresar sus deseos, emociones y necesidades de forma autónoma y accesible, lo que aumenta su participación en la vida institucional.

La comunicación efectiva no se limita solo a la interacción con el usuario, sino que también implica a sus familiares y entorno. Mantener una comunicación transparente, sencilla y empática con la familia refuerza la confianza y mejora el bienestar del usuario. Además, es importante que el personal sociosanitario conozca y utilice adecuadamente los sistemas alternativos de comunicación como BLISS, SPC o LSE, garantizando así una atención más inclusiva y accesible para todas las personas dependientes.

7.7 PRUEBA DE AUTOEVALUACIÓN

1. **¿Cuál es el objetivo principal de la comunicación con personas dependientes en instituciones?**

    a) Dar órdenes de manera clara y rápida.

    b) **Facilitar la autonomía y el bienestar del usuario.**

    c) Evitar interacciones prolongadas con los usuarios.

    d) Garantizar que el usuario siga siempre las instrucciones del personal.

2. **¿Cuál de estas barreras puede dificultar la comunicación con una persona dependiente?**

    a) Hablar despacio y con claridad.

    b) Utilizar gestos para reforzar el mensaje.

    c) **Hablar en un entorno ruidoso con muchas distracciones.**

    d) Mantener contacto visual y un tono de voz calmado.

3. **¿Qué estrategia es recomendable para comunicarse con una persona con Alzheimer en fase avanzada?**

   a) **Usar frases cortas y sencillas, acompañadas de gestos.**

   b) Insistir en que recuerde lo que ha olvidado.

   c) Dar explicaciones largas y detalladas para estimular su memoria.

   d) Hablarle más fuerte si no comprende la información.

4. **¿Cuál de estos métodos es un sistema alternativo y aumentativo de comunicación?**

   a) **Lengua de signos.**

   b) Hablar más alto y rápido.

   c) Evitar la comunicación con la persona dependiente.

   d) Ignorar las preguntas repetitivas.

5. **En la comunicación con una persona con discapacidad auditiva, es recomendable:**

   a) Hablarle de espaldas para que se concentre en el sonido.

   b) **Vocalizar claramente y apoyarse en gestos o escritura si es necesario.**

   c) Usar términos técnicos complejos para que se esfuerce en entender.

   d) Elevar la voz para que pueda escucharlo mejor.

6. **Si un usuario con afasia tiene dificultades para hablar, ¿qué recurso puede ayudarlo a comunicarse?**

   a) **Un tablero de pictogramas o imágenes.**

   b) Preguntarle constantemente hasta que logre responder.

   c) Dejarlo en silencio para que no se frustre.

   d) Hablarle rápido para que practique la comprensión.

7. ¿Cuál de las siguientes opciones es una técnica adecuada para mejorar la comunicación con personas dependientes?

a) **Usar frases cortas y reforzar con lenguaje no verbal.**

b) Hablar rápido para no perder tiempo.

c) Evitar el contacto visual para no incomodar al usuario.

d) Ignorar las señales no verbales del usuario.

8. ¿Qué sistema de comunicación aumentativa se basa en símbolos gráficos combinables para formar mensajes?

a) **Bliss.**

b) Lengua de signos.

c) Comunicación escrita en papel.

d) Hablar con gestos exagerados.

9. Cuando un usuario con ansiedad tiene dificultades para procesar la información, lo recomendable es:

a) Darle instrucciones rápidas y seguidas.

b) **Hablar con calma, pausadamente y en un entorno tranquilo.**

c) Evitar hablarle para no alterar su estado emocional.

d) Presionarlo para que responda más rápido.

10. Si un usuario con autismo evita el contacto visual y no responde de inmediato, lo adecuado sería:

a) Insistir hasta que haga contacto visual.

b) **Usar un lenguaje claro y darle tiempo para responder sin presión.**

c) Hablarle más fuerte para que preste atención.

d) No intentar comunicarme con él.

1. **Para mejorar la comunicación con personas dependientes, es fundamental practicar la _____ activa.**

2. **La comunicación _____ es tan importante como la verbal, ya que transmite emociones y refuerza el mensaje.**

3. **En la comunicación con personas con Alzheimer, es recomendable utilizar frases _____ y claras.**

4. **Para facilitar la comprensión, es importante adaptar el _____ _____ a las capacidades del usuario.**

5. **Los sistemas de comunicación alternativa y aumentativa, como el _____, ayudan a personas con dificultades del habla.**

6. **Cuando un usuario con ansiedad tiene problemas para procesar información, se debe hablar con un tono _____ y pausado.**

7. **En instituciones, es importante eliminar _____ que dificulten la comunicación, como ruidos excesivos.**

8. **La lengua de _____ es una herramienta fundamental para comunicarse con personas con discapacidad auditiva.**

9. **Un tablero de _____ permite que personas con dificultades en el habla puedan expresar sus necesidades señalando imágenes.**

10. **La _____ es clave en la comunicación con personas dependientes, ya que permite comprender sus emociones y necesidades.**

Respuestas correctas:

1. escucha	6. calmado
2. no verbal	7. barreras
3. cortas	8. signos
4. lenguaje	9. pictogramas
5. Bliss	10. empatía

Casos prácticos finales

CASO PRÁCTICO: Plan de intervención para favorecer la integración y el bienestar de una persona dependiente en un entorno institucional

Sofía Martínez, de 78 años, se ha ingresado en la residencia "Los Olivos" tras haber sufrido una fractura de cadera. Anteriormente, vivía sola en su domicilio con apoyo intermitente de una cuidadora contratada por su familia. Su movilidad se ha visto reducida y ha manifestado sentimientos de tristeza y aislamiento tras su ingreso en la institución. Aunque es una mujer sociable y activa, ha mostrado dificultades para adaptarse al nuevo entorno.

El equipo de profesionales de la residencia ha detectado que Sofía se muestra reacia a participar en actividades grupales y evita interactuar con otros residentes. Pasa la mayor parte del tiempo en su habitación y ha expresado su deseo de volver a casa, aunque su situación física no se lo permite. Su familia está preocupada por su estado emocional y busca estrategias para mejorar su bienestar.

El alumnado deberá diseñar un plan de intervención psicosocial que favorezca la adaptación de Sofía a la residencia y mejore su bienestar emocional. Para ello, se deberán identificar estrategias y acciones concretas para:

1. Facilitar la adaptación de Sofía a su nuevo entorno.
2. Fomentar su participación en actividades y la creación de vínculos sociales.
3. Reforzar su autonomía y autoestima.
4. Garantizar la colaboración entre la institución, la familia y el equipo profesional.

Tareas

El alumnado deberá trabajar en los siguientes aspectos:

1. Análisis de la situación:

    - Identificar los principales factores que pueden estar dificultando la adaptación de Sofía.

    - Analizar los riesgos asociados a la falta de integración en una residencia.

    - Describir cómo influye el entorno en el bienestar emocional de una persona dependiente.

2. Diseño del plan de intervención:

    - Establecer estrategias de acogida y acompañamiento durante las primeras semanas.

    - Proponer actividades adaptadas a los intereses de Sofía que fomenten su participación y autonomía.

    - Diseñar un plan de socialización progresiva con otros residentes.

    - Incorporar técnicas de apoyo emocional y estimulación cognitiva.

3. Rol del equipo profesional:

    - Determinar las funciones de los auxiliares de enfermería, terapeutas ocupacionales, trabajadores sociales y psicólogos en la intervención.

    - Explicar cómo la colaboración interdisciplinar mejora la atención a Sofía.

4. Participación de la familia:

    - Diseñar estrategias para mantener el vínculo entre Sofía y su familia.

    - Proponer medidas que permitan que su entorno familiar participe en su proceso de adaptación.

5. Evaluación y seguimiento:

   • Definir indicadores para medir la efectividad del plan.

   • Establecer un sistema de seguimiento y ajustes en la intervención.

6. Entrega del trabajo

   El alumnado deberá presentar un informe detallado con:

   • Diagnóstico inicial de la situación de Sofía.
   • Estrategias y actividades propuestas.
   • Justificación de la elección de cada acción.
   • Rol de cada profesional en la aplicación del plan.
   • Plan de evaluación del impacto de la intervención.

7. Reflexión

   Al finalizar el caso práctico, el alumnado deberá reflexionar sobre:

   • La importancia de la atención psicosocial en la integración de personas dependientes.

   • Las dificultades que pueden surgir en el proceso de adaptación a una institución.

   • El papel de los profesionales sociosanitarios en la mejora de la calidad de vida de los usuarios.

CASO PRÁCTICO: Utilización del ambiente como factor favorecedor de la autonomía personal, comunicación y relación social

Carlos Gómez, de 85 años, ha ingresado recientemente en el centro sociosanitario "Hogar Serenidad" debido a una pérdida progresiva de movilidad y dificultades en la comunicación tras un ictus. Carlos ha mostrado signos de aislamiento, baja autoestima y una notable dependencia del personal para realizar actividades cotidianas. Su familia y los profesionales del centro están preocupados porque, aunque su capacidad cognitiva es buena, parece haber perdido la motivación para relacionarse y desarrollar sus habilidades de forma autónoma.

Durante las primeras semanas, se ha observado que Carlos pasa la mayor parte del tiempo en su habitación, evitando los espacios comunes y las actividades grupales. Afirma sentirse incómodo con el entorno y no se orienta bien dentro del centro. Además, ha manifestado frustración porque los objetos que necesita con frecuencia no están accesibles y la disposición del mobiliario dificulta su movilidad con el andador.

El equipo interdisciplinar del centro considera que la adaptación del ambiente puede ser clave para mejorar la autonomía, la comunicación y la relación social de Carlos.

El alumnado deberá diseñar un plan de intervención ambiental para mejorar la autonomía de Carlos, favorecer su comunicación y estimular su integración social dentro del centro. Para ello, se deberán identificar estrategias y acciones concretas para:

1. Adaptar el entorno físico para facilitar la movilidad y la accesibilidad.

2. Diseñar estrategias que favorezcan la orientación y la identificación de espacios dentro del centro.

3. Incorporar elementos que refuercen la motivación y la interacción social.

4. Mejorar la organización de los objetos y materiales para facilitar su uso independiente.

Tareas

El alumnado deberá trabajar en los siguientes aspectos:

1. Análisis de la situación:

- Identificar los factores ambientales que dificultan la autonomía de Carlos.

- Evaluar los riesgos asociados a una mala disposición del mobiliario y la señalización del centro.

- Analizar cómo el entorno puede influir en la motivación y la comunicación.

2. Diseño del plan de intervención:

- Reorganizar la disposición del mobiliario en la habitación y los espacios comunes.

- Proponer estrategias de señalización y orientación para facilitar el desplazamiento dentro del centro.

- Seleccionar materiales y recursos que fomenten la comunicación y la participación social.

- Adaptar la iluminación, colores y elementos decorativos para generar un ambiente acogedor y motivador.

3. Rol del equipo profesional:

- Definir el papel del personal sociosanitario en la aplicación del plan.

- Explicar cómo la intervención ambiental mejora la calidad de vida y la integración de Carlos.

4. Participación de la familia:

- Establecer estrategias para que la familia contribuya a la personalización del entorno de Carlos.

- Diseñar actividades en las que puedan participar familiares y residentes para reforzar los lazos afectivos.

5. Evaluación y seguimiento:

- Determinar indicadores de mejora en la autonomía y la interacción social de Carlos.

- Proponer mecanismos de ajuste del plan en función de la evolución del usuario.

6. Entrega del trabajo

   El alumnado deberá presentar un informe detallado con:

- Diagnóstico inicial del ambiente y sus barreras para la autonomía de Carlos.

- Propuestas de modificación del entorno físico y su justificación.

- Estrategias para fomentar la orientación y la comunicación.

- Rol de cada profesional en la aplicación del plan.

- Plan de evaluación del impacto de la intervención ambiental.

7. Reflexión

Al finalizar el caso práctico, el alumnado deberá reflexionar sobre:

- La importancia del ambiente en la autonomía y la calidad de vida de las personas dependientes.

- Las dificultades y beneficios de la adaptación del entorno en instituciones sociosanitarias.

- El impacto del ambiente en la interacción social y el bienestar emocional de los usuarios.

CASO PRÁCTICO: Intervención en procesos cognitivos en personas dependientes

María Torres, de 79 años, se ha ingresado en la residencia "Esperanza Activa" tras haber mostrado signos de deterioro cognitivo leve a moderado. Aunque puede realizar algunas actividades de forma autónoma, su memoria a corto plazo ha empeorado significativamente, lo que le dificulta recordar nombres, fechas y la ubicación de objetos personales. Además, ha comenzado a mostrar dificultades para mantener la atención en conversaciones largas y a confundirse al tomar decisiones simples, como elegir su ropa o recordar el horario de comidas.

El equipo del centro ha observado que María evita participar en actividades grupales, lo que podría deberse a la frustración que siente al notar su propia dificultad para seguir el ritmo de la conversación o recordar detalles importantes. Su familia está preocupada por el impacto de este deterioro en su calidad de vida y desea encontrar formas de estimular sus funciones cognitivas para ralentizar el proceso.

El alumnado deberá diseñar un plan de intervención cognitiva para mejorar la memoria, la atención, la percepción y el razonamiento de María. Para ello, se deberán identificar estrategias y acciones concretas para:

1. Estimular la memoria mediante actividades adaptadas a su capacidad actual.

2. Diseñar ejercicios que favorezcan la atención y la concentración.

3. Implementar técnicas para mejorar la percepción sensorial y la orientación en el entorno.

4. Diseñar estrategias que ayuden a María en la toma de decisiones y el razonamiento lógico.

Tareas

El alumnado deberá trabajar en los siguientes aspectos:

1. Análisis de la situación:
   - Identificar los principales problemas cognitivos de María.
   - Evaluar el impacto de su deterioro cognitivo en su vida diaria.
   - Analizar los factores que podrían estar contribuyendo a su falta de participación social.

2. Diseño del plan de intervención:
   - Proponer ejercicios de estimulación de la memoria (uso de fotografías, juegos de reminiscencia, diarios de actividades, etc.).
   - Diseñar actividades que refuercen la atención, como ejercicios de focalización y juegos de atención sostenida.
   - Adaptar el entorno y los estímulos sensoriales para mejorar la percepción y la orientación espacial.
   - Introducir ejercicios de resolución de problemas sencillos y toma de decisiones guiada.

3. Rol del equipo profesional:
   - Definir el papel del personal sociosanitario en la aplicación del plan.
   - Explicar cómo la colaboración entre terapeutas ocupacionales, psicólogos y cuidadores puede mejorar la intervención.

4. Participación de la familia:

- Establecer estrategias para que la familia refuerce las actividades cognitivas en sus visitas.

- Proponer herramientas que ayuden a la familia a mantener una comunicación efectiva con María.

5. Evaluación y seguimiento:

- Determinar indicadores de mejora en las funciones cognitivas de María.

- Diseñar un sistema de seguimiento y ajustes en la intervención en función de su evolución.

6. Entrega del trabajo

El alumnado deberá presentar un informe detallado con:

- Diagnóstico inicial del estado cognitivo de María y sus dificultades.

- Estrategias y actividades propuestas.

- Justificación de la elección de cada acción.

- Rol de cada profesional en la aplicación del plan.

- Plan de evaluación del impacto de la intervención.

7. Reflexión final

Al finalizar el caso práctico, el alumnado deberá reflexionar sobre:

- La importancia de la estimulación cognitiva en la calidad de vida de las personas dependientes.

- Cómo la falta de estimulación afecta la motivación y la autoestima de los usuarios.

- La relación entre el apoyo familiar y la evolución del deterioro cognitivo.

CASO PRÁCTICO: Mejora de la comunicación individual y grupal en una residencia para personas mayores

En la residencia "Hogar Serena", el equipo profesional ha detectado que varios residentes presentan dificultades en la comunicación, lo que afecta su bienestar emocional y su integración social. Entre ellos, destaca el caso de Antonio (85 años) y Rosa (79 años):

▸ Antonio sufrió un ictus hace un año y desde entonces tiene problemas para expresarse verbalmente. Se muestra frustrado cuando intenta hablar y los demás no lo entienden, lo que lo ha llevado a aislarse y participar menos en actividades grupales.

▸ Rosa padece un deterioro cognitivo leve que afecta su memoria y su capacidad para mantener conversaciones fluidas. Se siente insegura al hablar con otros residentes porque teme olvidar palabras o perder el hilo de la conversación.

Ambos han reducido su interacción social y han mostrado signos de desmotivación. Para ayudarles, el equipo ha decidido implementar un plan de intervención centrado en la mejora de la comunicación individual y grupal.

El alumnado deberá diseñar un plan de intervención con estrategias para:

1. Favorecer la comunicación individual de Antonio y Rosa con los profesionales y otros residentes.

2. Fomentar la confianza en la comunicación grupal, promoviendo su participación en actividades colectivas.

3. Utilizar técnicas de comunicación adaptadas a las dificultades específicas de cada persona.

4. Mejorar su bienestar emocional mediante un entorno comunicativo más accesible y seguro.

Tareas

1. Análisis de la situación

   - ¿Qué dificultades específicas enfrenta cada persona en su comunicación diaria?

   - ¿Cómo afecta la falta de comunicación a su bienestar emocional?

   - ¿Qué técnicas pueden ayudar a Antonio y Rosa a mejorar su capacidad de interacción?

2. Diseño del plan de intervención

   Para cada tipo de comunicación (individual y grupal), se deberán definir:

   - Técnicas adaptadas a sus necesidades.

   - Actividades prácticas para mejorar la interacción.

   - Materiales de apoyo como pictogramas, tableros de comunicación o estrategias de refuerzo positivo.

3. Entrega del trabajo

   El alumnado deberá presentar un informe que incluya:

   - Diagnóstico inicial de Antonio y Rosa.

   - Técnicas y actividades propuestas para mejorar la comunicación.

   - Justificación de cada técnica y su impacto esperado.

   - Evaluación del plan de intervención.

4. Reflexión

   El alumnado deberá reflexionar sobre:

   - ¿Cómo influyen las dificultades de comunicación en la integración social de las personas mayores?

   - ¿Por qué es importante adaptar la comunicación a las necesidades individuales?

   - ¿Cómo pueden las técnicas grupales mejorar la convivencia en una residencia?

CASO PRÁCTICO: Plan de intervención para mejorar la atención, orientación y razonamiento en un centro residencial

Elsa, de 82 años, reside en el centro sociosanitario "El Castillo". Tras sufrir un ictus hace dos años, ha experimentado dificultades en la atención, la orientación temporal y espacial, así como en el razonamiento lógico. A pesar de su deterioro cognitivo leve, María aún puede realizar algunas actividades diarias con apoyo, pero se distrae con facilidad, olvida fechas importantes y tiene problemas para tomar decisiones sencillas.

El equipo de la residencia ha detectado que Elsa:

- Se confunde con los días de la semana y los horarios de las comidas.
- Pierde objetos personales porque olvida dónde los dejó.
- Tiene dificultades para recordar los pasos de actividades cotidianas como vestirse.
- Se muestra insegura al tomar decisiones sobre qué ropa ponerse o qué actividad elegir.
- Le cuesta seguir instrucciones secuenciales en juegos o ejercicios de terapia ocupacional.

Para mejorar su calidad de vida y autonomía, se ha diseñado un plan de intervención que incluye técnicas específicas de estimulación cognitiva centradas en la atención, la orientación y el razonamiento.

El alumnado deberá diseñar un plan de intervención individualizado para Elsa con el fin de:

1. Mejorar su capacidad de atención mediante ejercicios estructurados.
2. Fortalecer su orientación espacial, temporal y personal con estrategias adaptadas.
3. Estimular su razonamiento lógico a través de actividades prácticas.
4. Reducir su ansiedad y aumentar su confianza en la toma de decisiones diarias.

Tareas

1. Análisis de la situación

   El alumnado deberá analizar los siguientes aspectos:

   - ¿Cómo afecta el deterioro cognitivo leve a la atención y el razonamiento de Elsa?
   - ¿Qué estrategias pueden mejorar su orientación en el centro residencial?
   - ¿Cómo se puede reforzar la capacidad de toma de decisiones en su día a día?

2. Diseño del plan de intervención

   Para cada área afectada (atención, orientación y razonamiento), se deberá proponer:

   - Ejercicios específicos que se puedan aplicar en la rutina de Elsa.
   - Materiales de apoyo como pictogramas, calendarios o tableros visuales.
   - Estrategias de acompañamiento que puedan aplicar auxiliares y terapeutas.

3. Entrega del trabajo

   El alumnado deberá presentar un informe con:

   - Diagnóstico inicial de María.
   - Estrategias aplicadas en cada área cognitiva.
   - Justificación de cada técnica y su efectividad.
   - Evaluación y seguimiento del caso.

4. Reflexión

   El alumnado deberá reflexionar sobre:

   - La importancia de la estimulación cognitiva en la calidad de vida de personas dependientes.
   - Cómo las estrategias de atención, orientación y razonamiento ayudan a reducir la dependencia.
   - El papel de la empatía y la personalización en la intervención con personas mayores.

CASO PRÁCTICO: Mejora de la comunicación con los usuarios en una residencia para personas mayores

La residencia "Los Pinares" acoge a personas mayores con distintos grados de dependencia. El equipo de profesionales ha detectado problemas en la comunicación con algunos usuarios, lo que dificulta su integración, su bienestar emocional y la calidad de la atención.

Entre los casos destacados se encuentran:

▸ María (82 años): tiene Alzheimer en fase inicial y se desorienta con frecuencia. Pregunta varias veces lo mismo y, cuando no recibe una respuesta clara o tranquilizadora, se pone ansiosa.

▸ Ramón (79 años): sufrió un ictus que afectó su capacidad de expresión verbal. Se frustra al no poder comunicar sus necesidades y evita interactuar con el personal y otros residentes.

▸ Dolores (85 años): tiene dificultades auditivas y muchas veces no comprende las indicaciones de los auxiliares. Como resultado, a veces no participa en las actividades o parece distante.

El equipo de la residencia ha decidido implementar un plan de intervención para mejorar la comunicación con estos usuarios, adaptando el lenguaje y empleando técnicas que faciliten la interacción y la expresión de sus necesidades.

El alumnado deberá diseñar un plan de intervención comunicativa con estrategias específicas para:

1. Facilitar la comprensión y expresión de los usuarios con dificultades cognitivas, del habla o auditivas.

2. Reducir la ansiedad y la frustración en las interacciones diarias.

3. Mejorar la comunicación no verbal y el uso de sistemas alternativos cuando sea necesario.

4. Fortalecer la relación entre usuarios, profesionales y familiares mediante un enfoque comunicativo adaptado.

Tareas

1. Análisis de la situación

   - ¿Qué barreras de comunicación enfrenta cada usuario?

   - ¿Cómo afectan estas dificultades a su bienestar y participación en la residencia?

   - ¿Qué estrategias pueden aplicarse para mejorar su comunicación?

2. Diseño del plan de intervención

   Para cada usuario, se deberán definir:

   - Técnicas de comunicación verbal y no verbal adaptadas a sus dificultades.

   - Actividades prácticas que mejoren la expresión y comprensión.

   - Sistemas alternativos de comunicación (pictogramas, tableros, tecnología asistida).

   - Estrategias para mejorar la comunicación con familiares.

3. Entrega del trabajo

   El alumnado deberá presentar un informe que incluya:

   - Diagnóstico inicial de María, Ramón y Dolores.

   - Técnicas y actividades propuestas para mejorar la comunicación.

   - Justificación de cada técnica y su impacto esperado.

   - Evaluación del plan de intervención.

4. Reflexión

   El alumnado deberá reflexionar sobre:

   - ¿Por qué es importante adaptar la comunicación a cada usuario?

   - ¿Cómo afecta la comunicación al bienestar emocional de las personas dependientes?

   - ¿Qué beneficios aporta la implicación de los familiares en la comunicación?

CASO PRÁCTICO: Implementación de técnicas de comunicación alternativa y aumentativa en una residencia geriátrica

La residencia "Castamere" acoge a personas mayores con distintos grados de dependencia, muchas de ellas con dificultades en la comunicación verbal debido a diversas condiciones como Alzheimer, afasia, discapacidad auditiva o enfermedades neurodegenerativas. El equipo profesional ha detectado problemas de comunicación que afectan la calidad de la atención y el bienestar emocional de los residentes, generando frustración y aislamiento en algunos casos.

Para mejorar la interacción, la residencia ha decidido implementar un sistema de comunicación alternativa y aumentativa (CAA), adaptado a las necesidades de cada usuario.

El alumnado deberá diseñar un plan de intervención para:

1. Identificar las barreras comunicativas de los residentes.

2. Seleccionar los sistemas alternativos y aumentativos de comunicación más adecuados para cada caso.

3. Aplicar estrategias para mejorar la expresión y comprensión de los usuarios mediante el uso de pictogramas, tableros de comunicación, lengua de signos, dispositivos electrónicos, entre otros.

4. Evaluar la efectividad de las herramientas implementadas y proponer mejoras según la respuesta de los usuarios.

Tareas

1. Análisis de la situación

   - ¿Qué dificultades de comunicación enfrenta cada usuario?

   - ¿Cómo afectan estas dificultades a su autonomía y bienestar?

   - ¿Qué sistemas de comunicación podrían ser útiles para cada caso?

2. Diseño del plan de intervención

Para cada usuario seleccionado, se deberá definir:

- Método de comunicación alternativa o aumentativa (tableros de pictogramas, SPC, Bliss, LSE, dispositivos electrónicos, etc.).
- Estrategias de comunicación multimodal (gestos, apoyo visual, refuerzo auditivo).
- Actividades para estimular la comunicación y fomentar la interacción con el entorno.
- Estrategias para mejorar la comunicación con familiares y cuidadores.

3. Entrega del trabajo

El alumnado deberá presentar un informe que incluya:

- Diagnóstico de necesidades comunicativas de los residentes.
- Estrategias implementadas y justificación de cada una.
- Evaluación del impacto del plan de intervención.
- Propuesta de mejoras y ajustes según la respuesta de los usuarios.

4. Reflexión

El alumnado deberá reflexionar sobre:

- ¿Cómo influyen las barreras de comunicación en el bienestar de las personas dependientes?
- ¿Qué impacto tienen los sistemas de comunicación alternativa y aumentativa en la autonomía de los usuarios?
- ¿Qué estrategias han sido más efectivas en cada caso y por qué?

Actividades optativas finales

1. Explica el papel de la animación social en la integración y bienestar de los residentes en una institución sociosanitaria. ¿Qué tipo de actividades pueden resultar más efectivas y por qué?

2. Evalúa el impacto del entorno físico en la estabilidad emocional de los residentes. ¿De qué manera la personalización de los espacios y la adaptación del entorno pueden mejorar su calidad de vida?

3. Describe cómo el uso de tecnología, como la teleasistencia y la inteligencia artificial, puede mejorar la atención a personas dependientes en instituciones sociosanitarias. ¿Cuáles son sus principales ventajas y qué desafíos plantea su implementación?

4. Reflexiona sobre los desafíos en la convivencia dentro de una institución sociosanitaria. ¿Qué medidas se pueden adoptar para prevenir conflictos y promover relaciones positivas entre los residentes?

5. Explica cómo influye la Ley de Dependencia en la organización y funcionamiento de las instituciones sociosanitarias. ¿Qué aspectos consideras que podrían mejorarse para optimizar la atención a las personas dependientes?

6. Analiza la importancia del acompañamiento psicosocial en la adaptación de las personas dependientes a una institución sociosanitaria. ¿Qué estrategias pueden implementarse para reducir el impacto emocional del ingreso en estos centros?

7. Describe las diferencias entre los distintos tipos de instituciones sociosanitarias (residencias, centros de día, hospitales de media y larga estancia, viviendas tuteladas) y explica en qué casos es más recomendable cada una de ellas.

8. Evalúa el impacto de la atención interdisciplinar en la calidad de vida de las personas dependientes. ¿Cómo influye la colaboración entre profesionales de diferentes áreas en la atención integral de los residentes?

9. Reflexiona sobre el papel de la familia en el proceso de adaptación de una persona dependiente a una institución sociosanitaria. ¿Qué medidas pueden tomarse para fomentar su participación en el cuidado y bienestar del residente?

10. Analiza los factores que pueden generar resistencia o rechazo por parte de los residentes al ingresar en una institución sociosanitaria. ¿Qué estrategias se pueden aplicar para mitigar estos sentimientos y facilitar su integración?

11. Explica el papel de la estimulación cognitiva en el mantenimiento de la autonomía personal de los residentes en instituciones sociosanitarias. ¿Qué actividades pueden resultar más efectivas para mejorar sus capacidades cognitivas?

12. Describe los principales servicios que ofrecen las instituciones sociosanitarias para garantizar la autonomía y bienestar de las personas dependientes. ¿Cómo influyen estos servicios en la mejora de su calidad de vida?

13. Reflexiona sobre la importancia de la ética y el respeto a la dignidad de las personas dependientes en el ámbito sociosanitario. ¿Qué principios deben guiar la intervención de los profesionales que trabajan en estas instituciones?

14. Analiza los desafíos actuales en la gestión de los recursos sociosanitarios en España. ¿Cómo puede mejorarse la coordinación entre las administraciones públicas, las instituciones privadas y el tercer sector para optimizar la atención a las personas dependientes?

Prueba de evaluación final

1. **¿Cuál es el objetivo principal de la Ley de Dependencia en España?**
   a) Garantizar el acceso a la educación obligatoria.
   b) Regular el acceso a la sanidad pública.
   c) **Proporcionar apoyo y recursos a las personas en situación de dependencia.**
   d) Fomentar la creación de empleo en el sector sociosanitario.

2. **¿Qué tipo de institución permite a las personas mayores recibir atención durante el día pero regresar a su hogar por la noche?**
   a) Residencias.
   b) **Centros de día.**
   c) Viviendas tuteladas.
   d) Unidades de respiro familiar.

3. **¿Qué profesional se encarga de la estimulación cognitiva y el refuerzo de la autonomía personal en personas dependientes?**
   a) Psicólogo.
   b) Enfermero.
   c) **Terapeuta ocupacional.**
   d) Trabajador social.

4. **¿Cuál de estas actividades forma parte de la animación social en instituciones?**

   a) Administrar medicamentos.

   b) **Organizar talleres y actividades recreativas.**

   c) Realizar diagnósticos médicos.

   d) Gestionar ayudas económicas.

5. **¿Qué servicio permite que una persona dependiente reciba atención sin necesidad de trasladarse a un centro especializado?**

   a) **Teleasistencia.**

   b) Centros ocupacionales.

   c) Residencias geriátricas.

   d) Terapia grupal presencial.

6. **¿Cuál de estas estrategias favorece la adaptación de una persona a una institución sociosanitaria?**

   a) Reducir las visitas familiares para evitar distracciones.

   b) Impedir que el usuario personalice su habitación.

   c) **Fomentar su participación en actividades desde el inicio.**

   d) Establecer horarios rígidos sin flexibilidad.

7. **¿Cuál de estos factores puede dificultar la adaptación de una persona a una institución sociosanitaria?**

   a) Información previa sobre el centro.

   b) **Falta de apoyo familiar.**

   c) Personalización del entorno.

   d) Participación en actividades sociales.

8. **¿Qué prestación económica de la Ley de Dependencia está dirigida a familias que cuidan de una persona dependiente en su hogar?**

   a) Ayuda a la contratación de cuidadores profesionales.

   b) Prestación vinculada a un servicio.

   c) **Prestación para cuidados en el entorno familiar.**

   d) Subvención para ingreso en una residencia privada.

9. **¿Qué tipo de centro está dirigido a personas con discapacidad intelectual para mejorar sus habilidades laborales y personales?**

   a) Residencias de larga estancia.

   b) Centros de día.

   c) **Centros ocupacionales.**

   d) Hospitales de media estancia.

10. **¿Qué aspecto es fundamental en la comunicación con personas dependientes que presentan dificultades para expresarse?**

    a) Evitar mirarlos directamente para no incomodarlos.

    b) **Utilizar sistemas alternativos de comunicación si es necesario.**

    c) Hablarles en tono elevado para que comprendan mejor.

    d) Ignorar las barreras comunicativas y tratarlos como a cualquier persona.Respuesta: b

11. **¿Qué método ayuda a las personas dependientes a recordar eventos pasados a través de fotografías y objetos significativos?**

    a) Encadenamiento.

    b) **Reminiscencia.**

    c) Modelado.

    d) Teleasistencia.

12. **¿Qué técnica permite reducir la asistencia del cuidador de manera progresiva hasta que el usuario pueda realizar la tarea solo?**

    a) Refuerzo positivo.

    b) Modelado.

    c) **Desvanecimiento de ayudas.**

    d) Sobreprotección.

13. **¿Cuál de los siguientes es un ejemplo de ayuda técnica para mejorar la autonomía en la vestimenta?**

    a) **Ropa con velcros y cremalleras fáciles de manipular.**

    b) Uso de zapatos con cordones difíciles de atar.

c) Obligar al usuario a ponerse prendas complicadas para fomentar el aprendizaje.

d) Evitar que el usuario se vista solo para prevenir errores.

14. ¿Qué estrategia se basa en reforzar positivamente las conductas deseadas para fomentar la autonomía?

a) Modelado.

b) **Refuerzo positivo.**

c) Encadenamiento hacia atrás.

d) Teleasistencia.

15. ¿Cuál de estos elementos favorece la estimulación cognitiva en personas dependientes?

a) Espacios oscuros y en silencio absoluto.

b) Sustitución de las tareas cotidianas por ayuda externa permanente.

c) Reducción de actividades sociales para evitar el agotamiento.

d) **Ejercicios de asociación de palabras y rompecabezas.**

16. ¿Qué problema puede generar la sobreprotección en una persona dependiente?

a) Aumento de su autoestima y autonomía.

b) **Reducción de la motivación para realizar tareas por sí misma.**

c) Mayor capacidad para enfrentar retos nuevos.

d) Incremento de la independencia en sus actividades diarias.

17. ¿Qué técnica consiste en mostrarle al usuario cómo realizar una tarea para que la imite?

a) **Modelado.**

b) Refuerzo negativo.

c) Desvanecimiento de ayudas.

d) Encadenamiento progresivo.

18. ¿Cómo se puede fomentar la autonomía en la alimentación de una persona dependiente?

a) Ofreciéndole alimentos en trozos grandes sin adaptar la textura.

b) **Permitiéndole elegir entre varias opciones de comida y usar cubiertos adaptados.**

c) Alimentándola directamente para evitar que haga esfuerzos innecesarios.

d) Eliminando el uso de cubiertos para simplificar el proceso.

19. ¿Cuál de los siguientes es un factor que puede dificultar la autonomía personal?

a) La personalización de las actividades según las capacidades del usuario.

b) La existencia de rutinas estructuradas con apoyos visuales.

c) **La falta de estimulación y la ausencia de oportunidades para practicar habilidades.**

d) La promoción de la autodeterminación en las decisiones cotidianas.

20. ¿Qué papel tiene el entorno en la promoción de la autonomía personal?

a) No influye en el desarrollo de las habilidades del usuario.

b) **Debe adaptarse a las necesidades individuales mediante mobiliario accesible y ayudas visuales.**

c) Debe mantenerse sin cambios para que el usuario se acostumbre a las dificultades.

d) No es relevante, ya que lo importante es la asistencia constante del cuidador.

21. ¿Cuál es la base fundamental de la comunicación con personas dependientes?

a) Usar términos técnicos para mejorar su comprensión.

b) **Adaptarse a sus necesidades y capacidades individuales.**

c) Hablar rápido para no perder tiempo.

d) Evitar la comunicación para no generar ansiedad.

22. ¿Qué elemento de la comunicación no verbal transmite tranquilidad y confianza?

    a) Evitar el contacto visual.

    b) **Usar un tono de voz calmado y pausado.**

    c) Hablar en un tono autoritario.

    d) Movimientos bruscos al expresarse.

23. ¿Cuál es una barrera psicológica que puede afectar la comunicación?

    a) Uso de pictogramas.

    b) Expresión facial relajada.

    c) **Ansiedad o miedo.**

    d) Un entorno bien iluminado.

24. ¿Qué estrategia es útil para comunicarse con una persona con deterioro cognitivo leve?

    a) Hablar con frases largas y detalladas.

    b) Ignorar sus preguntas repetitivas.

    c) **Reforzar la información con apoyo visual y repeticiones.**

    d) Evitar responder sus dudas para no generar dependencia.

25. ¿Cuál es un sistema alternativo y aumentativo de comunicación?

    a) Escritura en papel.

    b) **Uso de pictogramas y tableros de comunicación.**

    c) Gritar más fuerte para que la persona entienda.

    d) Repetir la misma frase sin cambios.

26. ¿Cómo se debe hablar con una persona con Alzheimer en fase avanzada?

    a) Rápido y con frases complejas.

    b) **En un tono pausado, con frases sencillas y refuerzos visuales.**

    c) Evitando toda comunicación para no alterarla.

    d) Ignorando sus comentarios para no reforzar la confusión.

27. ¿Qué acción facilita la comunicación con una persona con discapacidad auditiva?

  a) Hablarle de espaldas para que escuche mejor.

  b) **Vocalizar claramente y reforzar con gestos o escritura.**

  c) Hablarle rápido para que se esfuerce más en comprender.

  d) No intentar comunicarme con ella.

28. ¿Qué función tienen los sistemas de comunicación alternativa?

  a) **Sustituir o reforzar la comunicación verbal en personas con dificultades.**

  b) Acelerar el proceso de aprendizaje en cualquier persona.

  c) Obligar al usuario a depender de dispositivos electrónicos.

  d) Hacer más complejo el lenguaje de los usuarios.

29. ¿Qué elemento es importante para garantizar una comunicación efectiva en una institución?

  a) Mantener un ambiente con ruido para estimular la atención.

  b) Utilizar un lenguaje técnico sin adaptaciones.

  c) **Crear un entorno tranquilo y sin distracciones.**

  d) Evitar la comunicación con usuarios que tienen dificultades.

30. ¿Cuál es un ejemplo de comunicación aumentativa?

  a) Hablar en un tono autoritario.

  b) **Utilizar un comunicador con pictogramas.**

  c) Evitar el contacto con el usuario.

  d) No ofrecer explicaciones sobre actividades diarias.

31. ¿Qué actitud es clave en la comunicación con personas dependientes?

  a) Impaciencia.

  b) **Empatía.**

  c) Indiferencia.

  d) Prisa.

32. ¿Qué puede dificultar la comunicación con una persona con deterioro cognitivo?

a) Frases cortas y repetitivas.

b) **Explicaciones largas y confusas.**

c) Uso de imágenes y gestos.

d) Hablar con calma y en un entorno tranquilo.

33. ¿Cuál es una buena práctica para comunicarse con un usuario que tiene ansiedad?

a) Evitar hablar con él.

b) **Explicar con calma y permitirle tiempo para responder.**

c) Hacer preguntas rápidas y seguidas.

d) Ignorar su estado emocional.

34. ¿Cómo se debe actuar cuando un usuario no comprende una indicación?

a) **Repetir el mensaje de manera más sencilla y con apoyo visual.**

b) Ignorar su dificultad y seguir adelante.

c) Explicarlo de forma más técnica para que lo entienda mejor.

d) Hablar más fuerte para que lo capte.

35. ¿Qué beneficio aporta la comunicación efectiva en una institución?

a) **Facilita la autonomía y la participación del usuario.**

b) Reduce la importancia del entorno en la atención.

c) Evita que los cuidadores tengan que interactuar con los usuarios.

d) Hace que los usuarios dependan completamente del personal.

36. ¿Cuál de las siguientes estrategias mejora la comunicación con una persona con demencia?

a) Corregir constantemente sus errores de memoria.

b) Hablarle con un tono de voz impaciente.

c) **Validar sus emociones y utilizar refuerzos visuales.**

d) Evitar responder sus preguntas para que no se frustre.

37. ¿Qué debe hacer un cuidador cuando un usuario con dificultades del habla intenta comunicarse?

a) **Darle tiempo y facilitarle medios alternativos de comunicación.**

b) Apresurarlo para que termine rápido.

c) Interrumpirlo si tarda demasiado en hablar.

d) Ignorar su esfuerzo y asumir lo que quiere decir.

38. ¿Cómo se puede fomentar la comunicación con una persona con autismo?

a) Forzar el contacto visual y exigir respuestas inmediatas.

b) **Darle tiempo para responder y usar apoyos visuales si es necesario.**

c) No hablarle para evitar generar ansiedad.

d) Usar frases complejas y figuradas para estimular su comprensión.

39. ¿Qué actitud facilita la comunicación con personas dependientes?

a) Impaciencia.

b) **Escucha activa y validación emocional.**

c) Dar instrucciones apresuradas.

d) Ignorar las señales no verbales del usuario.

40. ¿Qué aspecto de la comunicación no verbal puede generar confianza en un usuario?

a) **Mantener contacto visual adecuado y sonreír de forma natural.**

b) Cruzar los brazos y evitar mirar al usuario.

c) Utilizar un tono de voz brusco y seco.

d) No mostrar ninguna expresión facial.

Glosario

En el siguiente glosario se presentan términos relacionados con la atención psicosocial, la comunicación y la autonomía de personas dependientes en instituciones:

- **Accesibilidad:** condición que permite a las personas con discapacidad utilizar espacios, servicios y productos de manera autónoma.

- **Acompañamiento terapéutico:** estrategia de apoyo emocional y social para mejorar la calidad de vida de una persona.

- **Actividad de la vida diaria (AVD):** acciones básicas como vestirse, alimentarse y asearse.

- **Actividad instrumental de la vida diaria (AIVD):** tareas más complejas que requieren planificación, como manejar dinero o hacer compras.

- **Adaptación conductual:** modificación de hábitos y comportamientos para ajustarse a un entorno nuevo.

- **Adaptación:** proceso mediante el cual una persona se acostumbra a un nuevo entorno o situación.

- **Afectividad:** conjunto de emociones y sentimientos que influyen en la relación con los demás.

- **Afecto:** manifestación de sentimientos positivos o negativos hacia otra persona.

- **Agitación psicomotora:** estado de nerviosismo o inquietud que puede afectar a las personas mayores o con demencia.

- **Aislamiento social:** falta de interacción con otras personas, lo que puede afectar el bienestar emocional.

▸ **Alfabetización digital:** habilidad para usar herramientas tecnológicas en la vida cotidiana.

▸ **Alteraciones del lenguaje:** problemas en la producción o comprensión del habla.

▸ **Alzhéimer:** enfermedad neurodegenerativa que afecta la memoria, el pensamiento y la conducta.

▸ **Amnesia anterógrada:** dificultad para formar nuevos recuerdos después de un evento traumático.

▸ **Amnesia retrógrada:** pérdida de recuerdos previos a una lesión o enfermedad.

▸ **Animación sociocultural:** estrategia para fomentar la participación y el desarrollo social en comunidades o grupos.

▸ **Ansiedad social:** miedo intenso a la interacción con otras personas.

▸ **Ansiedad:** estado de inquietud o miedo ante situaciones percibidas como amenazantes.

▸ **Apatía:** falta de motivación o interés por actividades diarias.

▸ **Apoyo emocional:** conjunto de acciones para brindar seguridad y bienestar a una persona en situación de vulnerabilidad.

▸ **Apoyo psicosocial:** intervención que busca mejorar el bienestar emocional y social de una persona.

▸ **Apraxia:** incapacidad para realizar movimientos voluntarios a pesar de tener la capacidad física para hacerlo.

▸ **Aprendizaje significativo:** adquisición de conocimientos que la persona puede relacionar con su experiencia previa.

▸ **Atención centrada en la persona:** modelo de intervención que considera las necesidades y preferencias individuales.

▸ **Atención selectiva:** capacidad para centrarse en un estímulo específico mientras se ignoran otros.

▸ **Autoconcepto:** percepción que una persona tiene de sí misma.

▰ **Autodeterminación:** capacidad de una persona para tomar decisiones sobre su propia vida.

▰ **Autoestima:** valoración y percepción que una persona tiene sobre su propio valor y habilidades.

▰ **Autonomía personal:** habilidad de una persona para realizar actividades sin depender de otros.

▰ **Autorregulación emocional:** capacidad de gestionar y controlar las propias emociones.

▰ **Barreras arquitectónicas:** elementos físicos que dificultan el acceso de personas con movilidad reducida.

▰ **Barreras de comunicación:** factores que dificultan la transmisión y comprensión del mensaje entre interlocutores.

▰ **Bienestar emocional:** estado de equilibrio psicológico que permite afrontar la vida de manera positiva.

▰ **Bienestar social:** condiciones que garantizan la satisfacción de las necesidades básicas y la integración en la sociedad.

▰ **Bioética:** reflexión sobre dilemas éticos en el ámbito de la salud y la atención social.

▰ **BLISS:** sistema de comunicación mediante símbolos gráficos para personas con dificultades en el lenguaje oral.

▰ **Braille:** sistema de escritura táctil para personas con discapacidad visual.

▰ **Capacitación profesional:** formación especializada para mejorar habilidades en el ámbito laboral.

▰ **Carga emocional:** estrés o presión psicológica acumulada en profesionales del cuidado.

▰ **Ciclo vital:** etapas de desarrollo que atraviesa una persona a lo largo de su vida.

▰ **Código deontológico:** conjunto de normas éticas que rigen una profesión.

▶ **Cognición:** procesos mentales relacionados con el conocimiento, la percepción y el pensamiento.

▶ **Comportamiento prosocial:** acciones voluntarias que benefician a otros.

▶ **Comunicación alternativa:** estrategias utilizadas para sustituir o complementar el lenguaje hablado.

▶ **Comunicación aumentativa:** sistemas diseñados para mejorar la comunicación de personas con dificultades en el habla.

▶ **Comunicación no verbal:** transmisión de información a través de gestos, expresiones faciales y lenguaje corporal.

▶ **Conflicto:** situación de desacuerdo o enfrentamiento entre personas o grupos.

▶ **Confusión mental:** dificultad para pensar con claridad y recordar información.

▶ **Cuidador informal:** persona no profesional que brinda apoyo a una persona dependiente.

▶ **Cuidador profesional:** persona capacitada para atender a personas con dependencia.

▶ **Déficit de atención:** dificultad para mantener la concentración en una actividad.

▶ **Demencia senil:** deterioro progresivo de las funciones cognitivas en personas mayores.

▶ **Deontología profesional:** conjunto de normas éticas que regulan el ejercicio de una profesión.

▶ **Dependencia funcional:** necesidad de asistencia para realizar tareas básicas del día a día.

▶ **Dependencia:** necesidad de asistencia para la realización de actividades diarias.

▶ **Desorientación temporal:** dificultad para reconocer la fecha, el día o la hora.

▶ **Deterioro cognitivo:** pérdida de capacidades mentales como la memoria, la atención y el razonamiento.

▶ **Diagnóstico:** evaluación de una condición o problema basado en la observación y el análisis de síntomas.

▶ **Dinámicas de grupo:** técnicas para mejorar la interacción y el trabajo en equipo.

▶ **Discapacidad auditiva:** pérdida parcial o total de la capacidad para escuchar.

▶ **Discapacidad visual:** pérdida parcial o total de la capacidad para ver.

▶ **Discapacidad:** limitación en la capacidad de realizar ciertas actividades debido a una condición física, sensorial o intelectual.

▶ **Disgrafía:** dificultad en la escritura, afectando la claridad y organización del texto.

▶ **Dislalia:** trastorno del habla que afecta la articulación de los sonidos.

▶ **Dislexia:** dificultad en la lectura y escritura debido a problemas en el procesamiento del lenguaje.

▶ **Disnomia:** dificultad para recordar nombres de objetos o personas.

▶ **Distrofia muscular:** enfermedad genética que provoca debilitamiento progresivo de los músculos.

▶ **Dolor crónico:** malestar persistente durante un período prolongado.

▶ **Efecto Pigmalión:** influencia de las expectativas de los demás en el rendimiento de una persona.

▶ **Empatía:** capacidad de ponerse en el lugar del otro y comprender sus emociones.

▶ **Enfermedad neurodegenerativa:** patología que provoca la pérdida progresiva de funciones cerebrales.

▶ **Enfoque holístico:** método de intervención que considera a la persona en su totalidad (física, emocional y social).

▸ **Envejecimiento activo:** proceso que permite mantener una buena calidad de vida en la vejez.

▸ **Estimulación multisensorial:** técnicas que activan los sentidos para mejorar la percepción y cognición.

▸ **Estímulo:** factor que provoca una respuesta en una persona o en su entorno.

▸ **Estrategias de intervención:** métodos utilizados para mejorar la situación de una persona o grupo.

▸ **Estrés postraumático:** trastorno que surge después de experimentar un evento traumático.

▸ **Eutanasia:** proceso médico para aliviar el sufrimiento mediante la muerte asistida.

▸ **Expresión emocional:** manifestación de sentimientos a través de gestos, palabras o actitudes.

▸ **Expresión oral:** capacidad de comunicarse verbalmente de manera clara y efectiva.

▸ **Flexibilidad cognitiva:** capacidad de adaptarse a cambios en el entorno o en el pensamiento.

▸ **Gestión emocional:** habilidad para identificar, comprender y regular las emociones.

▸ **Habilidades comunicativas:** destrezas para transmitir y recibir información de forma efectiva.

▸ **Habilidades sociales:** conjunto de capacidades que permiten relacionarse adecuadamente con los demás.

▸ **Hiperactividad:** nivel elevado de movimiento e impulsividad.

▸ **Hiperalgesia:** sensibilidad extrema al dolor.

▸ **Hipocampo:** región del cerebro involucrada en la memoria y el aprendizaje.

▸ **Hipocinesia:** reducción anormal de los movimientos corporales.

▶ **Inclusión social:** integración de todas las personas en la sociedad, independientemente de sus condiciones.

▶ **Incontinencia urinaria:** pérdida involuntaria del control de la vejiga.

▶ **Independencia funcional:** capacidad de realizar actividades sin ayuda externa.

▶ **Inteligencia emocional:** capacidad de reconocer y gestionar las emociones propias y ajenas.

▶ **Interacción social:** relación entre individuos dentro de un contexto determinado.

▶ **Intervención psicosocial:** acciones dirigidas a mejorar el bienestar mental y social de las personas.

▶ **Intervención socioeducativa:** estrategia para mejorar la inclusión social y educativa de una persona.

▶ **Lenguaje de signos:** sistema de comunicación basado en gestos y expresiones faciales.

▶ **LSE (Lengua de Signos Española):** lengua utilizada por personas sordas en España para comunicarse.

▶ **Ludoterapia:** uso del juego con fines terapéuticos.

▶ **Mediación:** proceso de resolución de conflictos con la ayuda de un tercero neutral.

▶ **Memoria procedimental:** tipo de memoria que permite recordar cómo hacer cosas, como andar en bicicleta.

▶ **Memoria semántica:** almacén de conocimientos generales sobre el mundo.

▶ **Modificación de conducta:** técnicas utilizadas para cambiar comportamientos no deseados.

▶ **Motivación:** impulso que lleva a una persona a realizar determinadas acciones.

▶ **Musicoterapia:** uso de la música para mejorar el bienestar emocional y cognitivo.

▸ **Neuroplasticidad:** capacidad del cerebro para adaptarse y reorganizarse tras una lesión o aprendizaje.

▸ **Neurorehabilitación:** tratamiento para recuperar funciones cerebrales después de una lesión.

▸ **Neurotransmisores:** sustancias químicas que transmiten señales en el cerebro.

▸ **Observación sistemática:** método de análisis basado en la recopilación estructurada de información.

▸ **Orientación espacial:** capacidad de ubicarse en el espacio y reconocer la posición de los objetos.

▸ **Ortografía fonética:** método de escritura basado en la pronunciación de las palabras.

▸ **Pautas de comunicación:** directrices para mejorar la interacción entre personas.

▸ **Percepción sensorial:** interpretación de los estímulos captados por los sentidos.

▸ **Plasticidad cerebral:** capacidad del cerebro para adaptarse y reorganizarse.

▸ **PNL (Programación Neurolingüística):** técnica para mejorar la comunicación y el desarrollo personal.

▸ **Problemas de lateralidad:** dificultades en la coordinación entre el lado derecho e izquierdo del cuerpo.

▸ **Proceso cognitivo:** funcionamiento del cerebro en relación con la percepción, memoria y pensamiento.

▸ **Proceso de socialización:** aprendizaje de normas, valores y comportamientos para integrarse en la sociedad.

▸ **Psicología social:** estudio de cómo los pensamientos, sentimientos y comportamientos son influenciados por los demás.

▸ **Psicomotricidad fina:** coordinación de movimientos precisos, como escribir o abrochar un botón.

- **Psicomotricidad gruesa:** habilidad para realizar movimientos amplios, como correr o saltar.

- **Refuerzo positivo:** estrategia de aprendizaje basada en premiar conductas deseadas.

- **Rehabilitación cognitiva:** tratamiento para mejorar funciones mentales deterioradas.

- **Relación interpersonal:** vínculo entre dos o más personas basado en la comunicación y la interacción.

- **Resolución de conflictos:** estrategias para solucionar desacuerdos de forma pacífica.

- **Riesgo psicosocial:** factores que pueden afectar la salud mental y emocional de una persona.

- **Síndrome de Down:** condición genética que afecta el desarrollo intelectual y físico.

- **Sobrecarga del cuidador:** estrés y agotamiento experimentado por quienes cuidan a personas dependientes.

- **Socialización:** proceso mediante el cual una persona aprende a interactuar en su entorno social.

- **SPC (Símbolos Pictográficos para la Comunicación):** sistema de pictogramas utilizado en comunicación alternativa.

- **Teleasistencia:** servicio de apoyo remoto para personas mayores o dependientes.

- **Terapia asistida con animales:** uso de animales como apoyo terapéutico para mejorar el bienestar emocional.

- **Terapia ocupacional:** intervención para mejorar la autonomía en actividades diarias.

- **Tics:** movimientos involuntarios y repetitivos.

- **Trastorno del lenguaje:** dificultad en la comprensión y producción del habla.

- **Vulnerabilidad social:** riesgo de exclusión debido a circunstancias personales o contextuales.

SÍGUENOS EN INSTAGRAM Y ACCEDE GRATIS A NUESTRA BIBLIOTECA DIGITAL DURANTE 30 DÍAS.

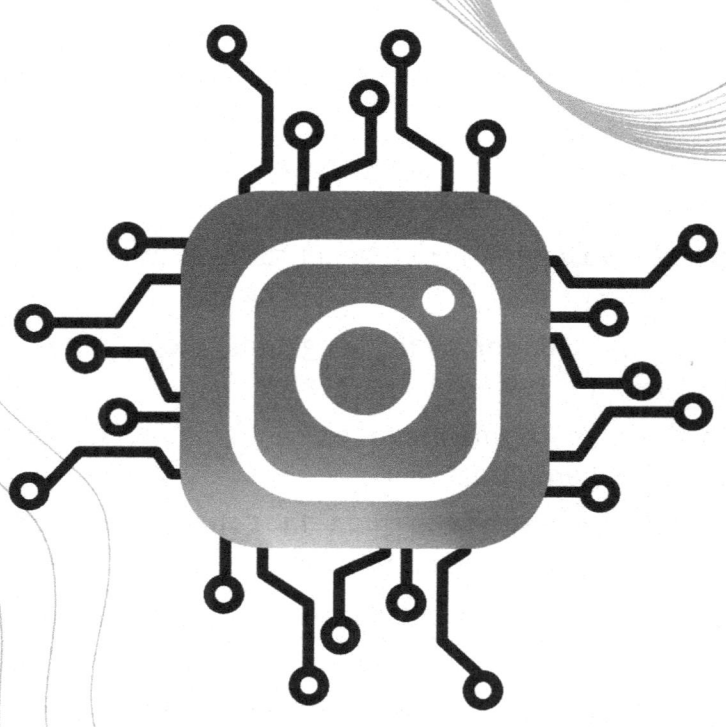

@grupoeditorialrama

¡ENVÍANOS TU MAIL POR PRIVADO!

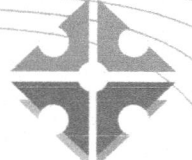

Grupo Editorial
ra-ma

40 ANIVERSARIO